Manuale psychischer Störungen bei Kindern und Jugendlichen

Martin Holtmann

Psychiatrische Syndrome nach Hirnfunktionsstörungen

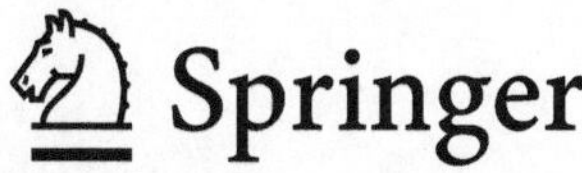
Springer

Priv.-Doz. Dr. med. Martin Holtmann
Klinik für Psychiatrie und Psychotherapie des
Kindes- und Jugendalters
Klinikum der Johann-Wolfgang-Goethe-Universität
Deutschordenstr. 50
60528 Frankfurt

ISBN-13   978-3-540-48850-7
Springer Medizin Verlag Heidelberg

Bibliografische Information der Deutschen Nationalbibliothek
Die Deutsche Nationalbibliothek verzeichnet diese Publikation in der Deutschen Nationalbibliografie;
detaillierte bibliografische Daten sind im Internet über http://dnb.d-nb.de abrufbar.

Springer Medizin Verlag

springer.de

© Springer Medizin Verlag Heidelberg 2008

Planung: Renate Scheddin
Projektmanagement: Renate Schulz
Lektorat: Dr. Christiane Grosser, Viernheim
Design: deblik Berlin

SPIN 11816720

Satz: medionet Prepress Services Ltd., Berlin
Druck: Stürtz GmbH, Würzburg

Gedruckt auf säurefreiem Papier   2126 – 5 4 3 2 1 0

Für Johanna, Luisa, Lolo, Lilo,
Krabbe und Pünktchen.

Vorwort

Psychiatrische Syndrome nach Hirnfunktionsstörungen umfassen psychische Krankheiten mit nachweisbarer Ätiologie in einer Hirnerkrankung, einer Hirnverletzung oder einer anderen Schädigung, die zu einer Hirnfunktionsstörung führt. Es handelt sich um Störungsbilder im Grenzgebiet von Kinder- und Jugendpsychiatrie, Neuropädiatrie, allgemeiner Kinderheilkunde und Neurochirurgie, bei denen für die Diagnostik und Therapie dringend erforderlich ist, dass diese verschiedenen Fachdisziplinen eng zusammenarbeiten.

Durch die eigene Begleitung von Kindern mit Hirnfunktionsstörungen, zunächst im Epilepsiezentrum Bethel, nun in der universitären Kinder- und Jugendpsychiatrie, ist mir wiederholt deutlich geworden, wie bei allen Vorteilen durch die zunehmende Spezialisierung in den Neurowissenschaften, der Kinderpsychiatrie und der Pädiatrie gemeinsame Aspekte in den Hintergrund zu treten drohen.

In diesem Buch wird daher der Versuch unternommen, das komplexe Wissen über die psychiatrischen Syndrome nach Hirnfunktionsstörungen kompakt und praxisnah zusammenzutragen, um so als Entscheidungshilfe bei der Diagnostik und Therapie dienen zu können.

Die ersten beiden Kapitel widmen sich der Geschichte der Störungsbilder (► Kap. 1) und ihrer Definition und Klassifikation (► Kap. 2).

Im Zentrum des Buches stehen zwei Kapitel, die sich den psychiatrischen Syndromen nach Hirnfunktionsstörungen auf unterschiedliche Weisen nähern: ausgehend vom psychopathologischen Befund, bei dem differenzialdiagnostisch an zugrunde liegende Hirnfunktionsstörungen gedacht werden sollte (► Kap. 3) und ausgehend von bekannten organischen Grunderkrankungen, die mit Hirnfunktionsstörungen einhergehen (► Kap. 4).

Verschiedene Aspekte der Entstehung der psychiatrischen Syndrome stellt ► Kap. 5 dar, während die ► Kap. 6 und 7 störungsspezifische Diagnostik und Differenzialdiagnostik behandeln. Möglichkeiten psychotherapeutischer, neuropsychologischer, pharmakotherapeutischer und rehabilitativer Interventionen werden in ► Kap. 8 vorgestellt.

Der letzte Teil (► Kap. 9 und 10) befasst sich mit Verlauf und Prognose der psychiatrischen Syndrome nach Hirnfunktionsstörungen und mit Schwerpunkten künftig zu leistender Forschungsarbeit.

Das Buch richtet sich an Mediziner, Psychologen, Pädagogen und Pflegekräfte, die an der Versorgung von psychisch erkrankten Kindern und Jugendlichen mit Hirnfunktionsstörungen mitwirken; darüber hinaus an alle Leser, die mehr über diese Gruppe von Kindern und Jugendlichen mit ihren komplexen Symptomen und Schwierigkeiten wissen möchten.

Frankfurt, im Herbst 2007
Martin Holtmann

Inhaltsverzeichnis

Ein Blick zurück:
Zur Geschichte der Störung

Spätestens seit den Zeiten der hippokratischen Medizin werden zwei Arten psychischer Erkrankungen unterschieden: solche, die im psychischen Bereich selbst entstehen, und solche, die sich auf medizinische Grunderkrankungen zurückführen lassen. Diese ätiologische Differenzierung in endogene und exogene psychiatrische Störungen wurde im Verlauf der (Medizin-)Geschichte weiterentwickelt. Eindrucksvolle klinische Berichte finden sich aus den Frühzeiten der Psychiatrie Anfang des 19. Jahrhunderts. So beschrieb etwa Christian Friedrich Nasse, der Begründer der »Zeitschrift für psychische Ärzte«, sehr genau mögliche organische Ursachen psychischer Auffälligkeiten: »Der Reiz, welcher das Gehirn bei Seelenverückungen so verändert, kann verschiedener Art sein: ein nach innen ragendes Schädeldach, ein Gewächs im Gehirn, oder auf Typhus« (zit. nach Nissen 1990). Nasse warnt aber davor, in jeder psychiatrischen Erkrankung eine Folge »von krankhaften Veränderungen im Schädel« zu sehen.

Das Bemühen, die Unterscheidung in endogene und exogene Störungen auch für das Kindesalter fruchtbar zu machen, ist seit den Anfängen einer alters- und entwicklungsgerechten Klassifikation zerebraler Erkrankungen in der zweiten Hälfte des 19. Jahrhunderts belegt. So weist H. Schüle (1878) in seinem »Handbuch der Geisteskrankheiten« darauf hin, dass »Defect- und Entartungszustände im Kindesalter … im Gefolge interkurrenter körperlicher Erkrankungen« auftreten können. Und in einer Fallserie gibt Berkhahn (1834–1917) für die Hälfte von 28 psychisch kranken Kindern an, dass die Ursache ihrer Auffälligkeiten in einer organischen Erkrankung gelegen habe (Infektionskrankheiten, Konvulsionen, Chorea, Epilepsie, Insolation, Hydrozephalus); bei drei weiteren sei die Störung »erblich«, drei hätten eine »verkehrte Erziehung« gehabt, fünf seien »durch Schreck« erkrankt, ein Kind »durch Lesen von Ritterromanen« und eines durch »sitzende Lebensweise

und schlechte Kost« (zit. nach Nissen 1990). Das Zusammenspiel organischer und psychosozialer Ursachen bei der Entstehung kindlicher psychischer Störungen wird von Kahlbaum (1884) geschildert. Es sei nicht selten, dass ein psychiatrischer Patient »in frühester Kindheit schwer krank gewesen sei, … (etwa) an einer Kopf- resp. Geisteskrankheit«. Zusätzlich seien die Kinder aber häufig durch den frühen Tod ihrer Eltern verunsichert worden.

Eine erste terminologische Abgrenzung und Differenzierung exogen verursachter psychischer Störungen erfolgte durch Bonhoeffer (1908) mittels der Begriffe der »exogenen psychischen Reaktionstypen« (im Rahmen internistischer Erkrankungen) und des »organischen Psychosyndroms« als Bezeichnung für zerebrale Erkrankungen mit chronischem Verlauf.

Häufige Ursachen hirnorganischer Psychosyndrome bei Kindern waren im 19. und beginnenden 20. Jahrundert, abhängig von den historischen Rahmenbedingungen, frühkindliche Ernährungsstörungen, Infektionen (etwa infolge der Encephalitis-lethargica-Epidemie 1919–1921), Kernikterus, später auch Impfschäden (insbesondere Enzephalitiden und Enzephalopathien nach Pockenimpfungen).

Unser heutiges Verständnis kinderpsychiatrischer Syndrome nach Hirnfunktionsstörungen ist immer noch massgeblich geprägt durch die grundlegenden Arbeiten von Rutter et al. (1970, 1976) im Rahmen der epidemiologischen Isle-of-Wight-Studien. Eine Längsschnittstudie an allen Kindern der Isle of Wight konnte einen starken Zusammenhang zwischen neurologischen Störungen und psychiatrischen Auffälligkeiten belegen. In Folgestudien wurde zudem aufgezeigt, dass diese Assoziation auch bei Berücksichtigung möglicher konfundierender Faktoren (wie etwa Intelligenz und körperliche Behinderung) bestehen blieb und auch für erworbene Hirnschädigungen gilt.

Auch die großen deutschen prospektiven Studien zur Entwicklungspsychopathologie von Kindern und Jugendlichen, die Rostocker Längsschnittstudie (ROLS) und die Mannheimer Risikokinderstudie, waren von Beginn an darauf ausgelegt, die Wechselwirkungen zwischen organischen Belastungen und psychosozialen Risikofaktoren und deren Effekte auf die kindliche Entwicklung zu erfassen (z. B. Laucht et al. 2000; Meyer-Probst u. Reis 1999). Insbesondere die ROLS zielte darauf ab, die Interaktionswirkungen zwischen frühkindlichen zerebralen Belastungsfaktoren und Umweltverhältnissen durchschaubarer zu machen, Ursachen und Bedingungen psychischer Entwicklungsunterschiede aufzuzeigen und die Kenntnisse zur prognostischen Urteilsbildung zu vertiefen (während Kinder mit schweren körperlichen Behinderungen und genetischen Erkrankungen in der Mannheimer Studie ausgeschlossen wurden).

Das Verständnis der Auswirkungen von Hirnfunktionsstörungen im Kindes- und Jugendalter, wie es in der vorliegenden Arbeit dargelegt wird, lässt sich nicht trennen von der Debatte um den Begriff der sog. minimalen zerebralen Dysfunktion (MCD). Andere Begriffe für die Symptomkonstellation, die mit der MCD verbunden wird, sind der von Lempp (1964) eingeführte Terminus eines »frühkindlich-exogenen Psychosyndroms« oder das von Corboz (1966) definierte »psychoorganische Syndrom im Kindes und Jugendalter« (POS). Anhand der Entwicklung der Diskussion um das MCD-Konstrukt lässt sich gut die methodische und wissenschaftliche Fortentwicklung der Kinder- und Jugendpsychiatrie sowie die zunehmende Differenzierung äthiopathogenetischer Vorstellungen nachvollziehen (Lehmkuhl u. Melchers 2001a). Mithilfe des MCD-Konzeptes war versucht worden, für eine Vielzahl von Lern- und Verhaltensstörungen, die durch psychosoziale Faktoren nicht zu erklären waren und für die ein »harter« Beleg einer Hirnschädigung nicht erbracht werden konnte,

dennoch eine plausible Erklärung zu finden. Die anfängliche Bedeutsamkeit des Konstruktes liegt darin, eine zuvor nicht erkannte und in ihrer Entwicklung beeinträchtigte Gruppe von Kindern näher beschreiben und untersuchen zu können. In dem Maße, in dem aber die hinter dem allgemeinen Begriff der MCD sich verbergenden spezifischeren Störungsbilder erkannt und beschrieben wurden, musste das MCD-Konzept infrage gestellt werden.

In diesem Zusammenhang stellt die Querschnittsuntersuchung von Esser und Schmidt (1987; vgl. auch Schmidt et al. 1987) einen entscheidenden Fortschritt und eine empirische Fundierung der Diskussion um Hirnfunktionsstörungen dar. An einer Feld- und Inanspruchnahmepopulation 8-jähriger Kindern wurden die Basisannahmen eines einheitlichen Syndroms, wie es für die MCD postuliert wurde, empirisch überprüft: einheitliche Psychopathologie, gemeinsame Ätiologie, erhöhte psychiatrische Störungsrisiken.

Esser und Schmidt (1987) konnten belegen, dass sich hinter der postulierten MCD kein einheitliches Syndrom verbirgt. Die Autoren schlugen vor, anstelle des MCD-Konstruktes auf das Konzept der Teilleistungsschwächen zurückzugreifen. Aber noch in neueren, insbesondere neuropädiatrischen und entwicklungsneurologischen Lehrbüchern, lebt die MCD ungeachtet aller Schwächen dieses Konstruktes als Terminus und zuweilen auch als Erklärungsmodell fort (etwa bei Michaelis u. Niemann 2004).

Neben den Fortschritten in Klassifikation und Diagnostik wurden auf der Grundlage neurowissenschaftlicher, psychiatrischer und psychologischer Erkenntnisse auch eine ganze Reihe von Interventionsmethoden entwickelt, um die häufig im Rahmen von Hirnfunktionsstörungen auftretenden motorischen, kognitiven, emotionalen, motivationalen und psychosozialen Störungen zu behandeln. Ein erster Schritt in der Entwicklung neuropsychologischer

Behandlungsmethoden erfolgte in den Hirnverletztenlazaretten des 1. Weltkrieges, in denen hirnverletzte Soldaten eine ihren Erfordernissen entsprechende Behandlung erfuhren (historischer Überblick in Gauggel 2003). Während des 2. Weltkrieges fand diese Entwicklung, u. a. aufgrund der Vertreibung vor allem jüdischer Wissenschaftler, zunächst ein Ende. Die Zusammenarbeit von Psychologen und Ärzten wurde dann bei der Erforschung des Zusammenhangs zwischen dem Aufbau und den Strukturen des Gehirns und seinen Funktionen seit Mitte der 60er Jahre des letzten Jahrhunderts wiederbelebt. Psychologen wurden in klinischen Einrichtungen bei der Diagnostik von Patienten mit Erkrankungen des Gehirns aktiv und gaben auch Hinweise auf die mögliche Lokalisation der Läsion. Solche Informationen waren damals insbesondere für Neurochirurgen von erheblicher Bedeutung, da diese noch nicht über bildgebende Verfahren wie beispielsweise die Computertomographie oder die Kernspintomographie verfügten.

Angesichts der Erkenntnis, dass das Gehirn selbst nach einer schwerwiegenden Schädigung noch eine erhebliche Plastizität besitzt, wurde seit den 60er Jahren des letzten Jahrhunderts das Augenmerk auch auf die systematische Entwicklung von neuropsychologischen Behandlungmethoden hirnfunktionsgestörter Patienten gelegt.

Demgegenüber steht die systematische Erforschung psychotherapeutischer und pharmakotherapeutischer Behandlungsansätze speziell für Kinder und Jugendliche mit Hirnfunktionstörungen und ihren psychiatrischen Folgen noch am Anfang.

Worum es geht: Definition und Klassifikation

2.1 Definition

Psychiatrische Syndrome nach Hirnfunktionsstörungen umfassen psychische Krankheiten mit nachweisbarer Ätiologie in einer Hirnerkrankung, einer Hirnverletzung oder einer anderen Schädigung, die zu einer Hirnfunktionsstörung führt.

> ❶ Praktisch alle bekannten psychopathologischen Symptome, Syndrome und Persönlichkeitsakzentuierungen können auch Resultat einer systemischen oder einer hirnorganischen Erkrankung sein, d. h., sie können prinzipiell auch durch Hirnfunktionsstörungen induziert werden (Lishman 1987).

Im klinischen Querschnittsbild sind die Syndrome nach Hirnfunktionsstörungen psychopathologisch oft nicht eindeutig von den bekannten endogenen oder psychogenen Störungen zu unterscheiden. Daher ist das Eingangskriterium für ihre Diagnose das Vorhandensein einer organischen Erkrankung, die anerkanntermaßen zu einer Funktionsstörung des Gehirns führen kann. Diese Funktionsstörung kann eine primäre Schädigung sein, bei Krankheiten, Verletzungen oder Störungen, die das Hirn direkt oder in besonderem Maße betreffen und deren Korrelat oft morphologisch fassbar ist. Die Funktionsstörung kann aber auch eine sekundäre Schädigung, z. B. bei Systemerkrankungen oder Störungen, die auf das Gehirn nur als eines von vielen anderen Organen oder Körpersystemen übergreifen.

In diesem Zusammenhang ist es notwendig, den Begriff der Hirnfunktionsstörung genauer einzugrenzen und zu operationalisieren. Esser und Schmidt (1987) schlagen vor Veränderungen der neurophysiologischen, neuropsychologischen und Leistungsparameter zu verwenden, um Hirnfunktionsstörungen objektiv zu erfassen.

In der Vergangenheit wurde eine Vielzahl von Begriffen zur Bezeichnung psychiatrischer Syndrome nach Hirnfunktionsstörungen eingeführt, so etwa

- akute exogene Reaktionstypen (Bonhoeffer),
- organisches Psychosyndrom (Bleuler),
- organische oder symptomatische Psychosen,
- hirnorganisches Psychosyndrom,
- psychoorganische Störung,
- organische Persönlichkeitsstörungen (von Baeyer),
- Durchgangssyndrom (Wieck),
- psychoorganisches Syndrom im Kindes und Jugendalter (Corboz),
- frühkindlich-exogenes Psychosyndrom (Lempp),
- körperlich begründbare psychische Störungen.

Die auf unterschiedlichen, z. T. divergierenden Konzepten beruhende und oft verwirrende historische Terminologie wurde durch die Einführung diagnostischer Manuale einheitlicher (Maurer u. Wetterling 2006). Aber noch in den aktuellen Versionen der Manuale zur Klassifikation psychischer Störungen, dem DSM-IV-TR (APA 2004) und der ICD-10 (WHO 1992), treten unterschiedliche Konzepte zu Tage. Der Bezug zur »körperlichen Begründbarkeit« ist aber in beiden Klassifikationssystemen gewahrt.

Die ICD-10 spiegelt das »klassische« Konzept exogener Störungen wider, demzufolge organische psychischen Syndrome als recht gut abgrenzbare Entität angesehen werden. Demzufolge werden dort »organische psychische Störungen« zusammen in einem Kapitel (F0) abgehandelt. Psychische Störungen, Persönlichkeits- und Verhaltensstörungen nach Hirnfunktionsstörungen bzw. Krankheiten oder Schädigungen des Gehirns finden sich speziell in den Kapiteln F06 und F07. Nicht ganz in Übereinstimmung mit diesem umfassenden Konzept finden sich allerdings einzelne Störungsbilder, die mit psychiatrischen Auffälligkeiten organischer Genese einhergehen, darüber hinaus verstreut in den Kapiteln F02 (Demenzen infolge von organischen Erkrankungen) und F8 (z. B. Landau-Kleffner-Syndrom). Durch Alkohol und andere psychotrope Substanzen induzierte psychische Störungen werden in der ICD-10 (wie auch im DSM-IV) in einer eigenständigen dia-

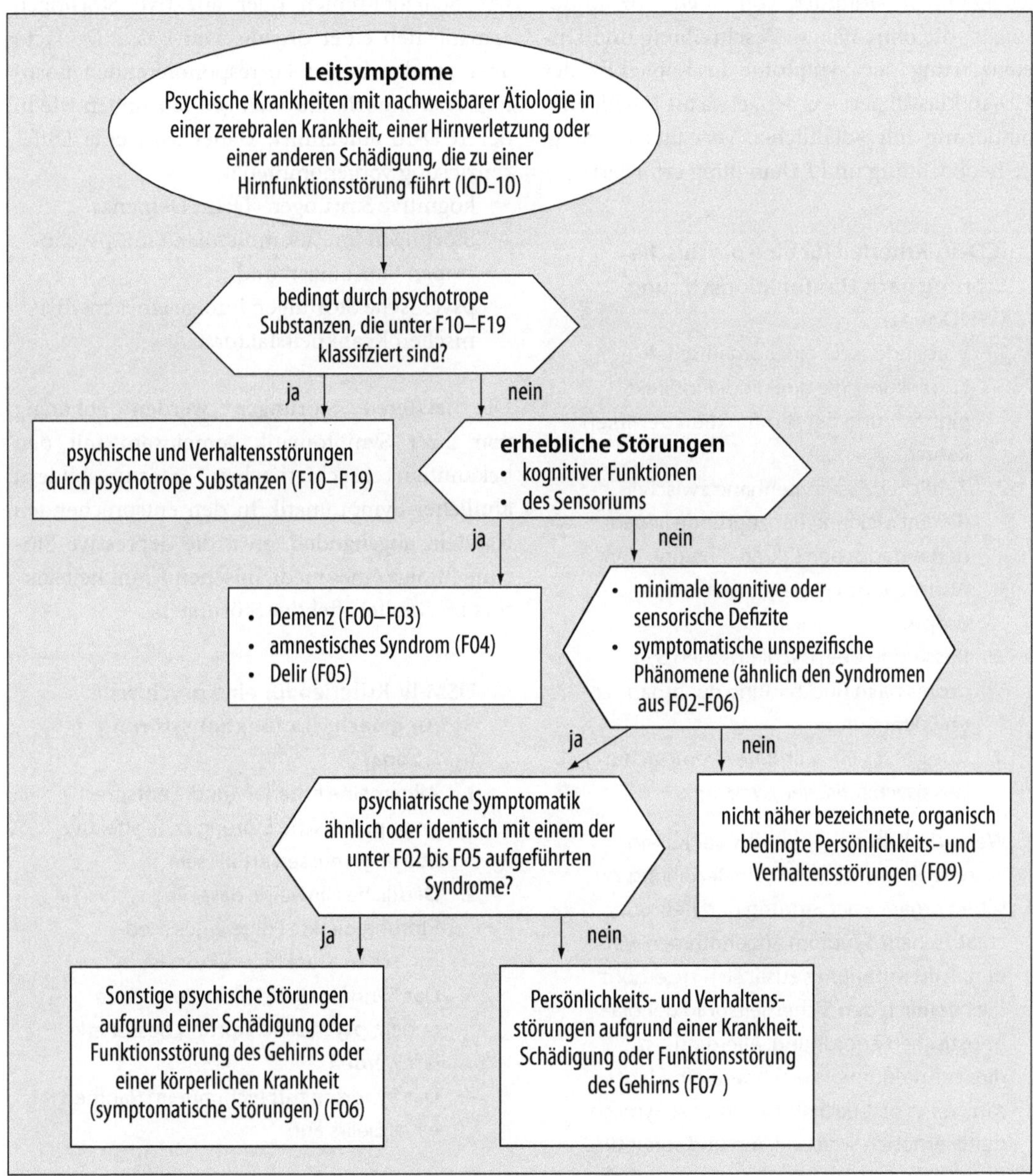

◘ Abb. 2.1. Klassifikation und Differenzialdiagnosen psychiatrischer Syndrome nach Hirnfunktionsstörungen. (Nach DGKJP et al. 2007)

gnostischen Rubrik geführt (F10–F19), obschon diese psychopathologischen Syndrome dem Wesen nach zur Gruppe der psychiatrischen Syndrome nach Hirnfunktionstörungen gehören (◘ Abb. 2.1). Ähnliches gilt für Verhaltensauffälligkeiten im Rahmen von Intelligenzminderungen, die ohne nähere Beschreibung und Differenzierung der Symptome in Kapitel F7 der ICD-10 klassifiziert werden, etwa als Intelligenzminderung mit »deutlicher Verhaltensstörung, die Beobachtung und Behandlung erfordert«.

ICD-10-Kriterien für eine psychische Störung nach Hirnfunktionsstörung (WHO 1992)

1. Vorhandensein einer organischen Erkrankung, die direkt oder indirekt eine Störung der Hirnfunktion bewirken kann.
2. Zeitlicher Zusammenhang zwischen der Entwicklung der zugrunde liegenden organischen Erkrankung und dem Auftreten des psychiatrischen Syndroms.
3. Besserung des psychiatrischen Syndroms nach Rückbildung der organischen Erkrankung.
4. Ausschluss einer anderen Verursachung des psychiatrischen Syndroms.

Wenn die Kriterien 1, 2 und 4 der ICD-10 zutreffen, kann eine kausale Beziehung zwischen organischer Störung und neuropsychiatrischem Syndrom angenommen werden. Trifft Kriterium 3 zusätzlich zu, erhöht dies deutlich den Sicherheitsgrad der diagnostischen Zuordnung. Allerdings ist dieses Kriterium praktisch wenig bedeutsam, da es erst nach Besserung der Symptomatik erhoben werden kann und somit für die therapeutische Entscheidung unerheblich ist.

Im DSM-IV findet sich im Unterschied zur ICD-10 kein eigenes Kapitel zu organischen psychischen Störungen; auf die explizite Qualifizierung als »organisch bedingt« wird verzichtet, um nicht anzudeuten, andere psychische Störungen wie Schizophrenien oder affektive Störungen ermangelten einer organischen Basis. De facto aber werden in der korrespondierenden nosologischen Rubrik die analogen Störungen wie in der ICD-10 aufgeführt. Dabei wird eine Differenzierung vorgenommen in

- kognitive Störungen (Delir, Demenz),
- Störungen im Zusammenhang mit psychotropen Substanzen und
- psychische Störungen infolge eines medizinischen Krankheitsfaktors.

Die letzteren Störungen werden abhängig von ihrer Symptomatik gemeinsam mit den bekannten psychiatrischen Störungsbildern ähnlicher Symptomatik in den entsprechenden Kapiteln abgehandelt, etwa die depressive Störung infolge eines medizinischen Krankheitsfaktors im Kapitel affektive Störungen.

DSM-IV-Kriterien für eine psychische Störung nach Hirnfunktionsstörung (APA 2004)

1. Allgemeine Kriterien für die entsprechende psychische Störung (z. B. affektive Störung) müssen erfüllt sein.
2. Deutliche Hinweise, dass die psychische Störung direkte Folge eines medizinischen Krankheitsfaktors ist.
3. Das Syndrom kann nicht durch eine andere psychische Störung besser erklärt werden.
4. Das Syndrom tritt nicht nur im Rahmen eines Delirs auf.

Nicht immer werden sich die neuropsychiatrischen Folgen einer Hirnfunktionsstörung zwanglos einer Kategorie der Klassifikationssysteme zuordnen lassen. Dies kann z. B. der Fall sein, wenn Patienten nur wenige Symptome aufweisen oder nicht alle Kriterien für das Vollbild eines psychiatrischen Syndroms erfüllen (»oligosymptomatische Fälle«; Wetterling 2002). In diesem Zusammenhang sei auf die Vor- und Nachteile kategorialer Klassifikationssysteme im Vergleich zu einer dimensionalen Betrachtungsweise verwiesen, auf die weiter unten eingegangen wird. Auch subsyndromale Störungen können aber zu erheblichen Einschränkungen bei den betroffenen Kindern und Jugendlichen führen. Daher werden in dieser Monographie auch neuropsychiatrische Störungen angeführt, die nicht das Vollbild einer Diagnose, etwa nach ICD-10, erfüllen.

2.2 Leitsymptome

Psychiatrische Syndrome nach Hirnfunktionsstörungen lassen sich in akute und chronische Formen unterteilen.

❗ Im Kindesalter kann jede akute Erkrankung, gleich ob infektiöser, raumfordernder, traumatischer oder metabolisch-toxischer Art, eine Hirnfunktionsstörung mit konsekutivem psychiatrischen Syndrom verursachen.

Zu diesen akuten Syndromen zählen demenzielle, delirante und amnestische Zustandsbilder sowie Intoxikationen. Diese akuten Krankheitsbilder werden im Folgenden nicht detailliert behandelt. Ausführliche Darstellungen zu ihrer Diagnostik und Behandlung finden sich etwa bei Wetterling (2002).

Demenzielle, delirante und amnestische Syndrome werden in ihren typischen kognitiven Störungen auch als psychoorganische Syndrome ersten Rangs bezeichnet (Kapfhammer 2001). Ihnen sind nosologisch als psychoorganische Syndrome zweiten Rangs zahlreiche chronische psychische Störungen an die Seite gestellt, die nicht diese symptomatologische Hinweiskraft auf organische Krankheitsprozesse besitzen.

Für die chronischen Syndrome lassen sich kaum pathognomonische, spezifische Leitsymptome abgrenzen, da praktisch alle beobachtbaren psychopathologischen Symptome, die im Rahmen »endogener« Störungen ohne feststellbare körperliche Schädigung auftreten, auch Folge einer Hirnfunktionsstörung sein können.

Ein einheitliches »organisches Psychosyndrom« kann nicht belegt werden. Der Unterschied zwischen psychiatrischen Auffälligkeiten »normaler« und hirnfunktionsgestörter Kinder und liegt offenbar in der quantitativen Ausprägung, nicht in der Verdichtung (Lehmkuhl u. Thoma 1989). Lässt man mit Fragebögen Eltern ein breites Verhaltensspektrum ihrer hirngesunden oder hirngeschädigten Kinder einschätzen, so ergeben sich zwar deutliche Gruppenunterschiede, wobei hirnfunktionsgestörte Kinder in ihrem Verhalten anhaltend und in einem hohen Prozentsatz, d. h. bis zu 60%, ausgeprägte Symptome aufweisen. Die Resultate der Faktorenstruktur zeigen allerdings für beide Gruppen überraschend hoch übereinstimmende Faktoren (Hyperkinese, soziale Anpassung, emotionale Labilität, Intelligenz und Konzentration). Hieraus schlussfolgern Lehmkuhl und Melchers (2001b), dass das hirnorganische Achsensyndrom im Wesentlichen strukturgleiche, psychische Funktionen bei hirngeschädigten wie gesunden Kindern kennzeichnet.

Daher ist es folgerichtig, dass im DSM-IV die nach Hirnfunktionsstörungen auftretenden Syndrome in den entsprechenden Kapiteln (z. B. zu psychotischen Störungen) aufgeführt und als »psychische Störung aufgrund eines medizinischen Krankheitsfaktors« bezeichnet werden, sodass neben den allgemeinen Kriterien für die organische psychische Störung die spezifischen

Kriterien des jeweiligen psychiatrischen Syndroms erfüllt sein müssen.

❗ Wesentliches Merkmal aller psychiatrischen Syndrome nach Hirnfunktionsstörungen sind auffällige und tiefgreifende Veränderungen mit einem zeitlichen Zusammenhang zwischen dem Auftreten des psychischen Syndroms und der zugrunde liegenden Erkrankung und einer Rückbildung der psychischen Störung, sollte sich die organische Grunderkrankung bessern.

Bei den chronischen psychiatrischen Syndromen infolge von Hirnfunktionsstörungen können sowohl kognitive Symptome auftreten als auch psychiatrische Symptome im engeren Sinn.

Somit werden im DSM organisch bedingte Störungen mit vorwiegend kognitiven Beeinträchtigungen von solchen mit vorwiegend psychischer Symptomatik voneinander getrennt. Die ICD-10 subsumiert die leichten kognitiven Störungen unter der Rubrik »sonstige organische Persönlichkeits- und Verhaltensstörungen (F07.8)«.

Veränderungen, die sich stärker auf den **kognitiven Bereich** erstrecken, äußern sich dann z. B. in einer Unfähigkeit oder reduzierten Fähigkeit, eigene Handlungen zu planen und ihre wahrscheinlichen Konsequenzen vorauszusehen, wie beim sog. Frontalhirnsyndrom. Kognitive Auffälligkeiten zeigen sich zudem etwa in Störungen der Merk- und Konzentrationsfähigkeit.

Neben kognitiven Störungen können sich Hirnfunktionsstörungen auch in Zustandsbildern mit **eindeutig psychiatrischem Charakter** manifestieren, so etwa in depressiven und psychotischen Störungen oder auch im emotionalen Bereich, wobei dann meist emotionale Labilität, Stimmungsumschwünge, Reizbarkeit, Wut und Aggressionszustände oder auch Apathie im Vordergrund stehen.

❗ Die Frage, ob eine bestimmte Folge einer Hirnfunktionsstörung kognitiver oder psychiatrischer Natur sei, ist nicht immer eindeutig zu beantworten, sind doch beide Domänen aufs Engste miteinander verknüpft.

Impulsivität etwa kann sowohl als kognitives Symptom imponieren, z. B. als impulsiver Arbeitsstil, aber auch als (unspezifisches) Symptom im Rahmen einer Vielzahl von psychiatrischen Störungsbildern, etwa bei Psychosen oder Störungen des Sozialverhaltens. Auch wenn die Grenzen zwischen den beiden Domänen fließend sind, wird im vorliegenden Band dennoch gelegentlich zwischen kognitiven und psychiatrischen Symptomen differenziert. Dies erscheint u. a. angebracht zur Verdeutlichung der besonderen Aufgaben, die verschiedenen Berufsgruppen im Rahmen des diagnostischen und therapeutischen Prozesses zukommen. So sind die Diagnostik und Therapie von Störungen kognitiver Basisfunktionen Aufgabenbereiche, bei denen die besonderen Kompetenzen von klinischen (Kinder-)Neuropsychologen zum Einsatz kommen. Demgegenüber werden beispielsweise psychotische Störungen infolge einer Anfallserkrankung vorrangig psychiatrische Kompetenz erfordern. In aller Regel sollte die Behandlung der Kinder in einem multiprofessionellen Team erfolgen, mit mehrdimensionaler Diagnostik, der Erstellung eines interdisziplinären Behandlungsplans, sowie der Indikation, Einleitung und Koordination von speziellen Behandlungsmaßnahmen durch verschiedene Berufsgruppen mit je eigenen Kompetenzen.

Die organisch bedingten Persönlichkeits- und Verhaltensstörungen gliedern sich im Kapitel F07 der ICD-10 in Untergruppen auf, deren Abgrenzung voneinander aufgrund der sich überlappenden Symptomatik nicht einfach ist:

- organische Persönlichkeitsstörung (F07.0),
- postenzephalitisches Syndrom (F07.1),

- organisches Psychosyndrom nach Schädel-Hirn-Trauma (F07.2),
- sonstige organische Persönlichkeits- und Verhaltensstörungen aufgrund einer Krankheit, Schädigung oder Funktionsstörung des Gehirns (F07.8).

Die Zuordnung der Symptomatik zu den einzelnen Syndromen ergibt sich meist aus der Klärung der Zusammenhangsfrage. Die Syndrome F07.0–F07.2 werden weiter unten im ▶ Abschn. »Organische psychiatrische Syndrome und Verhaltensauffälligkeiten« detaillierter behandelt.

Bei der Kategorie F07.8 in der ICD-10 (sonstige organische Persönlichkeits- und Verhaltensstörungen) handelt es sich um eine »Restkategorie«, die verschiedenste Störungsbilder umfasst, für die (noch) keine eigenen diagnostischen Kriterien formuliert sind oder um Fälle, die wegen ihres Ausprägungsgrades nicht die vollen Kriterien für eine Störung gemäß F07.0 erfüllen. Als noch einigermaßen abgrenzbares Syndrom lässt sich die »rechts-hemisphärisch bedingte affektive Störung« herausstellen, die durch eine Einschränkung der Fähigkeit, Emotionen auszudrücken oder zu erkennen, gekennzeichnet ist und die bei Patienten mit einer rechts-hemisphärischen Störung vorkommt. Diese wirken im ersten Eindruck oft depressiv, in Wirklichkeit sind sie aber nur unzureichend in der Lage, Emotionen auszudrücken. In die Rubrik F07.8 gehört ferner jedes andere umschriebene, aber nur vermutete Syndrom einer Persönlichkeits- oder Verhaltensstörung als Folge einer Krankheit, Schädigung oder Funktionsstörung des Gehirns, das nicht unter F07.0–F07.2 fällt; außerdem Zustandsbilder mit leichter kognitiver Störung, die noch nicht das Ausmaß einer Demenz bei kontinuierlich fortschreitenden Störungen erreicht haben.

2.3   Verhaltensphänotypen

Das Konzept der Verhaltensphänotypen (»behavioural phenotypes«) wurde erstmals von dem Pädiater Nyhan (1972) eingeführt, der am Beispiel des nach ihm benannten Lesch-Nyhan-Syndroms, einer genetisch bedingten Störung mit extremen Selbstverletzungen, aufzeigte, dass bestimmte charakteristische Verhaltensweisen und -auffälligkeiten häufig Bestandteil einzelner genetischer Syndrome sein können. Nyhan postulierte, es handele sich um organisch bedingte Verhaltensweisen, auch wenn die zugrunde liegenden Pathomechanismen nicht geklärt seien. Die Überlegungen zu den Verhaltensphänotypen wurden in den folgenden Jahren konzeptuell weiterentwickelt und führten u. a. zur Gründung einer Society for the Study of Behavioural Phenotypes (SSBP), mit umfangreicher Publikationstätigkeit (http://www.ssbp. co.uk). Als klassisch gilt mittlerweile die Definition in Anlehnung an Arbeiten von Flint und Yule (1994) und Dykens (1995), derzufolge ein Verhaltensphänotyp zu verstehen ist »als eine Kombination von bestimmten Entwicklungs- und Verhaltensmerkmalen, die bei Kindern und Erwachsenen mit einem definierten genetischen Syndrom mit einer höheren Wahrscheinlichkeit auftritt als bei Kindern und Erwachsenen mit einer Behinderung anderer Ursache« (Sarimski, 2003, S. 25). Das Muster charakteristischer Merkmale kann dabei motorische, kognitive, sprachliche und soziale Auffälligkeiten umfassen. In manchen Fällen stellt der Verhaltensphänotyp eine definierte psychiatrische Störung dar, in anderen Fällen treten besondere Verhaltensweisen auf, die üblicherweise nicht als Symptome einer definierten psychiatrischen Störung auftreten (Seidel 2002).

❶ Das Konzept der Verhaltensphänotypen spiegelt die klinische Erfahrung wider, dass viele Individuen mit einem bestimmten genetischen Syndrom bestimmte, relativ spezifische Gemeinsamkeiten in ihrer Entwicklung und ihrem Verhalten zeigen.

Dies bedeutet aber nicht eine pauschale Zuschreibung unveränderlicher psychischer Eigenschaften in dem Sinne, dass die syndromtypischen Merkmale für jeden von einem Syndrom Betroffenen in gleicher Weise oder auf jeder Entwicklungsstufe zutreffen müssten oder dass das Verhaltensmuster unveränderlich genetisch festgeschrieben und keiner Intervention zugänglich sei (Sarimski 2003). Während einige Verhaltensweisen relativ spezifisch und charakteristisch für bestimmte Syndrome sind, gelten andere Auffälligkeiten als unspezifisch und finden sich bei einer Vielzahl von Kindern mit geistiger Behinderung unterschiedlichster Genese. Nicht in jedem Einzelfall einer bestimmten genetischen Störung muss ein Verhaltensphänotyp auftreten, und nicht jedes auffällige Verhalten bei einem bestimmten Syndrom kann einem Verhaltensphänotyp zugeschrieben werden.

Erkenntnisse über den Zusammenhang eines Verhaltensphänotyps mit einem genetischen Syndrom sollten Raum lassen für die interindividuelle Variabilität innerhalb eines Syndroms, also die Beobachtung, dass natürlich auch zwischen Kindern mit gleichem genetischen Syndrom Unterschiede im Verhalten auftreten. Therapeutisch bedeutsam ist zudem die intraindividuelle Variabilität, d. h. die Veränderung eines Symptoms bei einem bestimmten Kind, abhängig von äußeren und sozialen Bedingungen. Syndromspezifische Verhaltensdispositionen sind eben nur eine unter vielen verschiedenen Bedingungen, die auf die Entwicklung eines Kindes Einfluss nehmen (Sarimski 2003). Eine Bedingungsanalyse problematischer oder herausfordernder Verhaltensweisen (»challenging behaviour«) öffnet den Blick für das Wechselspiel zwischen dem Verhalten eines Kindes und sei-

ner jeweiligen Umgebung (ausführlicher hierzu ► Abschn. 6.2).

❗ Ein Verhaltensphänotyp ist ein Muster von motorischen, kognitiven, sprachlichen, sozialen und Verhaltensauffälligkeiten, das bei einem definierten genetischen Syndrom mit einer höheren Wahrscheinlichkeit auftritt als bei einer Behinderung anderer Ursache.

Werden diese Einschränkungen und Grenzen des Ansatzes beachtet, kann das Konzept der Verhaltensphänotypen einen wichtigen Beitrag zum Verständnis von Verhaltensauffälligkeiten nach Hirnfunktionsstörungen leisten, der über die ursprüngliche Anwendung auf genetische Syndrome hinausgeht.

Der Nutzen des Konzeptes besteht dann darin, schon bei Diagnosestellung empirisch gewonnene Zukunftsperspektiven aufzeigen zu können und Eltern, Ärzte, Psychologen und Pädagogen frühzeitig für die spezifischen Bedürfnisse des Kindes zu sensibilisieren. Wenn bei einem bestimmten Syndrom bestimmte Verhaltensauffälligkeiten oder psychiatrische Störungen gehäuft auftreten, kann dieses Wissen deren Früherkennung und die frühe Einleitung gezielter therapeutischer Interventionen erleichtern. Seidel (2002a) nennt an Beispielen die Häufung von Zwangsstörungen beim Prader-Willi-Syndrom, Aufmerksamkeitsstörungen beim Fragilen-X-Syndrom und Angststörungen beim Williams-Beuren-Syndrom. Die Früherkennung dieser und anderer Symptome und deren Behandlung in einem frühen Stadium hat zum Ziel, die Chronifizierung der psychiatrischen Störungen zu verhindern und damit unnötige zusätzliche Integrationshindernisse zu vermeiden (◘ Tab. 2.1).

Die Beschreibung eines Verhaltensphänotyps allein unter Verwendung standardisierter, an einer (nicht behinderten) Normalpopulation entwickelter Instrumente ist oft unvollstän-

▣ Tab. 2.1. Psychopathologische Auffälligkeiten bei genetischen Syndromen. (Nach Moldavsky 2001)

Syndrom	Ängstlichkeit	Depression	Hyper-aktivität	Aggression	Autistische Symptome	Psychose	Weitere Verhaltens-auffälligkeiten
Down	–	bei Erwachsenen	+	+	selten	selten	
Fragiles X	++	–	++	–	++	–	Sensorische Überempfindlichkeit
Rett	–	–	–	–	+	–	Verlust der Handfunktion
Prader-Willi	+ (und Zwänge)	+	+	+	+	+	Fehlendes Sättigungs-gefühl
Angelman	–	–	+	–	+	–	Häufiges Lächeln
Williams	+	bei Erwachsenen	+	+	+	–	Distanzlosigkeit
Deletion 22q11.2	+	+	+	–	+	++	Gehäuft früh beginnende Schizophrenien
Smith-Magenis	–	–	+	+	–	–	Selbstverletzungen
Turner	+	+	+	selten	selten	–	Soziale und Selbstwertprobleme

dig. Vielmehr bedarf es Instrumenten mit einer höheren Sensitivität für die Besonderheiten des Verhaltens geistig behinderter Kinder (Sarimski 2003). Diesem Anspruch trägt die Entwicklung einer Vielzahl von Instrumenten zur Erfassung von Psychopathologie geistig behinderter Menschen in den vergangenen Jahren Rechnung. Einzelne dieser Instrumente sind in ▶ Kap. 6 dargestellt.

Organische psychiatrische Syndrome und Verhaltensauffälligkeiten

3.1 Akute organische psychiatrische Syndrome

Akute organische psychiatrische Syndrome können unterteilt werden in Störungsbilder mit Bewusstseinsstörung und solche ohne Bewusstseinsstörung. Organische psychiatrische Störungsbilder mit Bewusstseinstrübung werden als delirante Syndrome bezeichnet. Dabei kann das **Leitsymptom Bewusstseinsstörung** aus einer eher quantitativen Herabsetzung des Bewusstseins bestehen (Somnolenz, Sopor, Koma) oder aus einer mehr qualitativen Veränderung des bewussten Erlebens (z. B. verminderte Fokussierung der Aufmerksamkeit).

Die quantitativen Bewusstseinsstörungen sind folgendermaßen definiert:

- Somnolenz: vermehrte Schläfrigkeit, erhaltene Ansprechbarkeit;
- Sopor: Nichtansprechbarkeit, aber erhaltene motorische Reaktion auf Schmerzreize;
- Stupor: Verminderung oder vollständiges Fehlen spontaner Bewegung mit teilweisem/ komplettem Mutismus, Negativismus und Haltungsstereotypien (oft im Rahmen katatoner Störungsbilder);
- Koma: kompletter Bewusstseinsverlust.

Das Delir im enger verstandenen, traditionellen Sinn zeigt sich in Verwirrtheit, allgemeiner Unruhe, nestelnden Bewegungen, Halluzinationen (meist optischer Natur: z. B. Bewegungen kleiner Figuren, wie »weiße Mäuse«) und vegetativen Symptomen, wie Herzfrequenzsteigerung, Schwitzen und Tremor.

Akute organische psychiatrische Syndrome ohne Bewusstseinsstörung werden nach der vorrangigen klinischen Symptomatik unterteilt in

- akutes amnestisches Syndrom,
- organische Halluzinose,
- affektive, paranoide und andere Syndrome.

Die Prävalenz akuter hirnorganischer psychiatrischer Syndrome im Kindes- und Jugendalter ist niedrig. Die Ursachen der Störungsbilder in dieser Altersgruppe umfassen Schädel-Hirn-Traumata, ZNS-Infektionen (Meningitis und Enzephalitis), Drogenintoxikationen oder -entzug, Hirnblutungen sowie anticholinerge Substanzen (zentrales anticholinerges Delir).

Schwere, prolongierte delirante Zustände über 7–14(!) Tage mit Bewusstseinsstörung, tagelanger Insomnie, Halluzinationen und schweren vegetativen Entzugssymptomen wurden beschrieben für das stimulierende flüssige Lösungsmittel Gamma-Hydroxybutyrat (GHB) und verwandte Substanzen, die zunehmend als »Liquid Ecstasy« oder sog. »After-Party-Droge« und »K.O.-Tropfen« bei Jugendlichen Verbreitung finden (Rosenberg et al. 2003).

»Hypoaktive« delirante Zustände treten bei Kindern und Jugendlichen insbesondere nach Intoxikation mit atropinhaltigen, anticholinergen Pflanzen oder Drogen auf (Tollkirsche; Phenothiazine, Butyrophenone, tri- und tetrazyklische Antidepressiva; Löhrer u. Kaiser 1999).

Im Rahmen von Epilepsien kommt es relativ häufig zu Dämmerzuständen, affektiven Auffälligkeiten und psychotischen Zustandsbildern, die zu den akuten psychiatrischen Syndrome zählen. Sie werden eingehender im ▶ Abschn. 4.4 erläutert.

Postoperative Syndrome

Nach Operationen kann es bei Kindern, häufiger als bei Jugendlichen und Erwachsenen, zu ausgeprägten vorübergehenden psychopathologischen Auffälligkeiten kommen. So werden sowohl delirante, agitierte und halluzinatorische Bilder beobachtet, als auch stuporöse Zustände. Gelegentlich wird im Klinikjargon zur Charakterisierung dieser transienten Auffälligkeiten der Begriff »Durchgangssyndrom« verwandt, der allerdings unspezifisch ist und sich in den gängigen Klassifikationssystemen nicht findet. Die postoperative Situation im Krankenhaus ist für viele Kinder stark angstbesetzt. Präventiv ist das Schaffen einer beruhigenden Atmosphäre, etwa durch die Anwesenheit der Eltern schon im Aufwachraum, sinnvoll. Eine adäquate Schmerzbehandlung sollte selbstverständlich sein, zumal Kinder später eine erniedrigte Schmerzschwelle und mehr Schmerzreaktionen zeigen, wenn sie zuvor einmal starke Schmerzen erleiden mussten.

Die Behandlung der akuten psychiatrischen Syndrome sollte nach ausführlicher klinischer Diagnostik, inklusive Laboruntersuchungen, bildgebenden Verfahren und EEG möglichst kausal erfolgen, d. h., die verursachende organische Grunderkrankung ist zu behandeln. Die symptomatische Pharmakotherapie von Unruhe und psychotischen Symptomen kann mit hochpotenten (aber möglichst wenig anticholinergen) Neuroleptika erfolgen, etwa mit Haloperidol. Unter Umständen kann die kurzfristige Gabe von Benzodiazepinen (bevorzugt Lorazepam) sinnvoll sein. Systematische Studien zu psychopharmakologischen Strategien bei akuten organischen psychiatrischen Syndromen im Kindes- und Jugendalter fehlen (Buchmann u. Fegert 2004).

3.2 Verlust erworbener Fertigkeiten und Demenz

Demenz bezeichnet einen durch organische Hirnerkarnkungen verursachten Verlust erworbener Fähigkeiten, während Kinder und Jugendliche mit Minderbegabungen nie ein höheres Leistungsniveau erreicht haben. Die ICD-10 fordert, dass die Symptomatik mindestens ein halbes Jahr bestanden haben muss. Im Unterschied zur klassischen deutschen Psychopathologie, die unter Demenz einen chronisch-progredienten, irreversiblen Prozess ansah, kann den aktuellen Klassifikationssystemen folgend die demenzielle Entwicklung akut oder langsam

progredient, reversibel oder nicht reversibel sein (Wetterling 2002).

❶ Demenzielle Entwicklungen bei Kindern sind im Frühstadium schwer zu diagnostizieren, da auch die normale Entwicklung von Kindern nicht linear verläuft.

Vorübergehende Rückschritte, z. B. das Wiederauftreten von Babysprache, treten auch reaktiv im Rahmen von belastenden Situationen und Herausforderungen auf, etwa in Krankheitsphasen, beim Eintritt in den Kindergarten und nach der Geburt jüngerer Geschwister. Zudem können fast alle kinderpsychiatrischen Krankheitsbilder mit neu auftretenden Leistungsproblemen in der Schule einhergehen.

Organische Ursachen für Entwicklungsrückschritte sollten bei folgenden Anzeichen in Betracht gezogen werden (Goodman 2003):

- Zunehmender Verlust vorher gut etablierter Fertigkeiten im sprachlichen, schulischen und kognitiven Bereich. Wünschenswert ist die Objektivierung der Einbußen durch wiederholte neuropsychologische Testungen. Diese Rückschritte sollten auch dann nachweisbar sein, wenn das Kind offensichtlich motiviert und unbelastet wirkt.
- Erstmaliges Auftreten weiterer Symptome, wie Anfälle, Tremor, Gleichgewichtsstörungen, visuelle Beeinträchtigungen.
- Zusätzliches Vorliegen von Risikofaktoren, z. B. positive Familienanamnese hereditärer Erkrankungen (Huntington-Chorea) oder mütterliche HIV-Infektion

Demenzielle Entwicklungen im Kindesalter finden sich z. B. beim Morbus Wilson, juveniler neuronaler Ceroid-Lipofuszinose, Morbus Huntington, HIV-Enzephalopathie, bioelektrischem Status epilepticus (ESES), tuberöser Sklerose, Adrenoleukodystrophie, systemischem Lupus erythematodes und Sanfilippo-Syndrom. Die

Diagnostik muss breit angelegt sein und umfasst neben ausführlicher klinischer Diagnostik Laboruntersuchungen (Serum, Liquor), bildgebende Verfahren und EEG.

3.3 Leichte kognitive Störung

Organische kognitive Störungen, die nicht die Ausprägung einer Demenz erreichen, können als leichte kognitive Störungen zusammengefasst werden. Die ICD-10 subsumiert die leichten kognitiven Störungen unter der Rubrik »sonstige organische Persönlichkeits- und Verhaltensstörungen (F07.8)«.

Die Störungen können sich u. a. zeigen in Beeinträchtigungen von

- Aufmerksamkeit und Konzentration,
- Merkfähigkeit,
- räumlich-perzeptiven, räumlich-kognitiven und räumlich-konstruktiven Leistungen,
- Problemlösefertigkeiten,
- Sprache,
- Antrieb,
- schulischen Fertigkeiten (Lesen, Schreiben, Rechnen).

Leichte kognitive Störungen treten infolge einer Vielzahl körperlicher Erkrankungen mit Hirnfunktionsstörung auf, etwa bei manchen Epilepsieformen, nach Schädel-Hirn-Traumata, Schlaganfällen und bei verschiedenen genetischen Syndromen. Nicht nur demenzielle Entwicklungen, sondern auch leichte kognitive Störungen wirken sich auf die Anpassung der Kinder und Jugendlichen in Familie, Schule und Freizeit aus und sind daher sorgfältig zu diagnostizieren, zu behandeln und im Verlauf zu untersuchen (▶ Abschn. 6.6).

Dies sei verdeutlicht am Beispiel der Störungen räumlich-konstruktiver Fähigkeiten. Diese Störungen der Orientierung im Raum gehören zu den häufigen Folgen von Hirnfunk-

tionsstörungen. Sie gehen oft mit Auffälligkeiten einher, die auf den ersten Blick nicht mit der raumanalytischen Basisfertigkeit in Verbindung gebracht werden:

Bei diesen Kinder finden sich u. a. folgende Symptome (nach Muth et al. 2001):

- eine bestimmte räumliche und soziale Distanz zu anderen wird nicht eingehalten,
- das Lesen der Zeigeruhr gelingt nicht,
- Stadt- und Fahrpläne können nicht gelesen werden,
- Basteln und Ausschneiden gelingt nicht,
- der Abstand im Straßenverkehr wird falsch eingeschätzt,
- der Schulweg muss oft geübt werden,
- Lesen und Schreiben bereiten ausgeprägte Probleme.

Kinder mit Störungen der räumlich-konstruktiven Fähigkeiten gelten oft als aggressiv (ohne dies wirklich zu sein), da sie soziale Schlüsselreize oft nicht angemessen interpretieren. Die genannten Symptome können neben ihren unmittelbaren Auswirkungen auch zu einem negativen Selbstkonzept des Kindes (»ich schaffe das sowieso nicht«), Verweigerung und ängstlichem Vermeiden führen. Die rechtzeitige Diagnostik und neuropsychologisch fundierte Therapie hat daher auch immer präventiven Charakter.

3.4 Störungen der Aufmerksamkeit

Störungen der Aufmerksamkeit gehören zu den am häufigsten beklagten Symptomen im Gefolge von Hirnfunktionsstörungen. Aufmerksamkeitsstörungen können in drei verschiedenen Formen auftreten (Lauth 2001):

Subklinische Schwierigkeiten. Sie werden häufig auch als Konzentrationsschwächen bezeichnet. Diese werden von vielen Patienten (und von gesunden Kindern und Jugendlichen) beklagt, sind aber unscharf definiert, sodass Angaben zu ihrer Häufigkeit bei Patienten mit Hirnfunktionsstörung kaum möglich, wenig aussagekräftig und für die Therapie von untergeordneter Bedeutung sind.

Begrenzte Störung der Aufmerksamkeitsfähigkeit. Eine solche Störung liegt dann vor, wenn eine einzelne Aufmerksamkeitsfunktion im Vergleich zur sonstigen Leistungsfähigkeit des Kindes deutlich beeinträchtigt ist. Dies kann verschiedene Aspekte der Aufmerksamkeit betreffen: selektive und geteilte Aufmerksamkeit, Störungen von Vigilanz und Aktivierung, Beeinträchtigungen der Daueraufmerksamkeit. Als relevant werden Abweichungen um mindestens eine Standardabweichung vom sonstigen Leistungsspektrum des Patienten angesehen. Dies erfordert den Einsatz standardisierter und altersnormierter neuropsychologischer Verfahren. Die Funktionsstörung muss zudem zu einer belegbaren Beeinträchtigung im Alltag führen. So stellt das gleichzeitige Beachten visueller und akustischer Reize (die geteilte Aufmerksamkeit), eine Anforderung dar, die etwa im Schulunterricht im simultanen Erfassen von Erklärungen des Lehrers und Informationen von der Tafel oder aus dem Buch benötigt wird. Kinder mit Störungen der geteilten Aufmerksamkeit fallen unter Schulbedingungen häufig durch eine schwankende und damit fehlerbehaftete Aufmerksamkeitsleistung auf, was wiederum ein beträchtliches Handicap im Erlernen des Lesens und darauf aufbauender Fähigkeiten darstellt. Heubrock und Petermann (2001) berichten, dass etwa jedes fünfte Kind, das im Rahmen einer ambulanten neuropsychologischen Rehabilitation untersucht wurde, eine begrenzte Aufmerksamkeitsstörung aufwies. Im Fall einer solchen Aufmerksamkeitsssstörung ist ein Training spezifischer Aufmerksmamkeitsleistungen angezeigt.

Aufmerksamkeitsdefizit-Hyperaktivitäts-Syndroms. Die dritte Form der Aufmerksamkeitsstörungen tritt im Rahmen eines Aufmerksamkeitsdefizit-Hyperaktivitäts-Syndroms (DSM-IV: ADHS; nach ICD-10: hyperkinetische Störung, HKS) auf. Hierbei handelt es sich um eine komplexe Störung, bei der nur eines der Kernsymptome die gestörten Aufmerksamkeitsleistungen (erhöhte Ablenkbarkeit, Vergesslichkeit) sind. Weitere Kernsymptome sind Impulsivität (mit risikoreichem, unbedachtem Verhalten) und motorische Unruhe (Hyperaktivität). Dieses Symptommuster soll durchgehend und in einem für den Entwicklungsstand des Betroffenen abnormen Ausmaß situationsübergreifend auftreten. Die Störung beginnt vor dem Alter von 6 Jahren und sollte in mindestens zwei Lebensbereichen (z. B. in der Schule, in der Familie, in der Untersuchungssituation) über mehr als 6 Monate auftreten.

Abgesehen vom Alterskriterium, das ohnehin in der für 2011 geplanten Revision des DSM bis auf das 16. Lebensjahr ausgeweitet werden soll, können die diagnostischen Kriterien für ADHS/HKS auch zur Einordnung von Hyperaktivität, Impulsivität und Aufmerksamkeitsstörung infolge von Hirnfunktionsstörungen verwandt werden.

ADHS-ähnliche Störungsbilder sind häufig bei

- Autismus,
- hemiplegischen und ataktischen Zerebralparesen (Rutter et al. 1970),
- Epilepsien (Holtmann et al. 2006b),
- Folgen von Schlaganfällen (Daseking u. Petermann 2007),
- Neurofibromatose Typ I,
- tuberöser Sklerose,
- fetalem Alkoholsyndrom (Fryer et al. 2007),
- Fragilem-X-Syndrom,
- Angelman-Syndrom,
- 22q11.2-Deletions-Syndrom.

Die Therapie der Symptomatik kann sich unabhängig von der Ätiologie an den Leitlinien zur Behandlung hyperkinetischer Störungen (DGKJP et al. 2007) orientieren. Sie wird in der Regel als multimodale Behandlung durchgeführt.

Ansatzpunkte der Behandlung sind
- Aufklärung und Beratung (Psychoedukation) der Eltern, des Kindes/Jugendlichen und des Erziehers bzw. des Klassenlehrers,
- Elterntraining und Interventionen in der Familie,
- Interventionen im Kindergarten bzw. in der Schule (einschließlich Platzierungsinterventionen),
- Pharmakotherapie zur Verminderung hyperkinetischer und impulsiver Symptome

Sofern in Anbetracht des Entwicklungsstandes und der kognitiven Beeinträchtigungen möglich, können ab dem Schulalter auch kognitive therapeutische Elemente in die Behandlung aufgenommen werden (Selbstinstruktionstraining zur Verminderung von impulsiven und unorganisierten Aufgabenlösungen, Selbstmanagement zur Modifikation des Problemverhaltens).

3.5 Organische Persönlichkeitsstörungen

Organische Persönlichkeitsstörungen zählen zu den psychiatrischen Syndromen nach Hirnfunktionsstörungen, für die in der ICD-10 eigene diagnostische Kriterien formuliert wurden (ICD-10 F07.0). Gemeint sind Änderungen von Gewohnheiten, Wesenszügen und Verhaltensmustern, bei denen es zu einer oft sozial nicht mehr angemessenen Akzentuierung prämorbider Persönlichkeitszüge oder Verhaltensmuster kommt oder aber auch zu deren völliger Veränderung.

Zur Diagnosestellung muss der zeitliche Zusammenhang der Persönlichkeitsveränderung mit einer Hirnerkrankung, Hirnschädigung oder Hirnfunktionsstörung gegeben sein oder wahrscheinlich gemacht werden können. Darüber hinaus gründet sich die Diagnose auf mindestens zwei der folgenden Merkmale:
- andauernd reduzierte Fähigkeit, zielgerichtete Aktivitäten über längere Zeiträume durchzuhalten und Befriedigungen aufzuschieben;
- verändertes emotionales Verhalten, das durch emotionale Labilität, flache und ungerechtfertigte Fröhlichkeit (Euphorie, inadäquate Witzelsucht) und leichten Wechsel zu Reizbarkeit oder kurz andauernden Ausbrüchen von Wut und Aggression charakterisiert ist; in manchen Fällen kann Apathie mehr im Vordergrund stehen;
- Äußerungen von Bedürfnissen und Impulsen meist ohne Berücksichtigung von Konsequenzen oder sozialen Konventionen (der Patient kann unsoziale Handlungen begehen wie Stehlen, unangemessene sexuelle Annäherungsversuche, gieriges Essen oder die Körperpflege vernachlässigen);
- kognitive Störungen in Form von Misstrauen oder paranoidem Denken und/oder exzessiver Beschäftigung mit einem einzigen, meist abstrakten Thema (z. B. Religion, Recht und Unrecht);
- auffällige Veränderungen in der Sprachproduktion und des Redeflusses, Umständlichkeit, Begriffsunschärfe, zähflüssiges Denken und Schreibsucht;
- Verändertes Sexualverhalten (verminderte Sexualität oder Wechsel in der sexuellen Präferenz).

Begriffe, die häufig analog für die organische Persönlichkeitsstörung verwandt werden, sind: Frontalhirnsyndrom, Leukotomiesyndrom, Lobotomiesyndrom, organische Pseudopsychopathie, organische pseudoretardierte Persönlichkeit, Persönlichkeitsstörung bei limbischer Epilepsie.

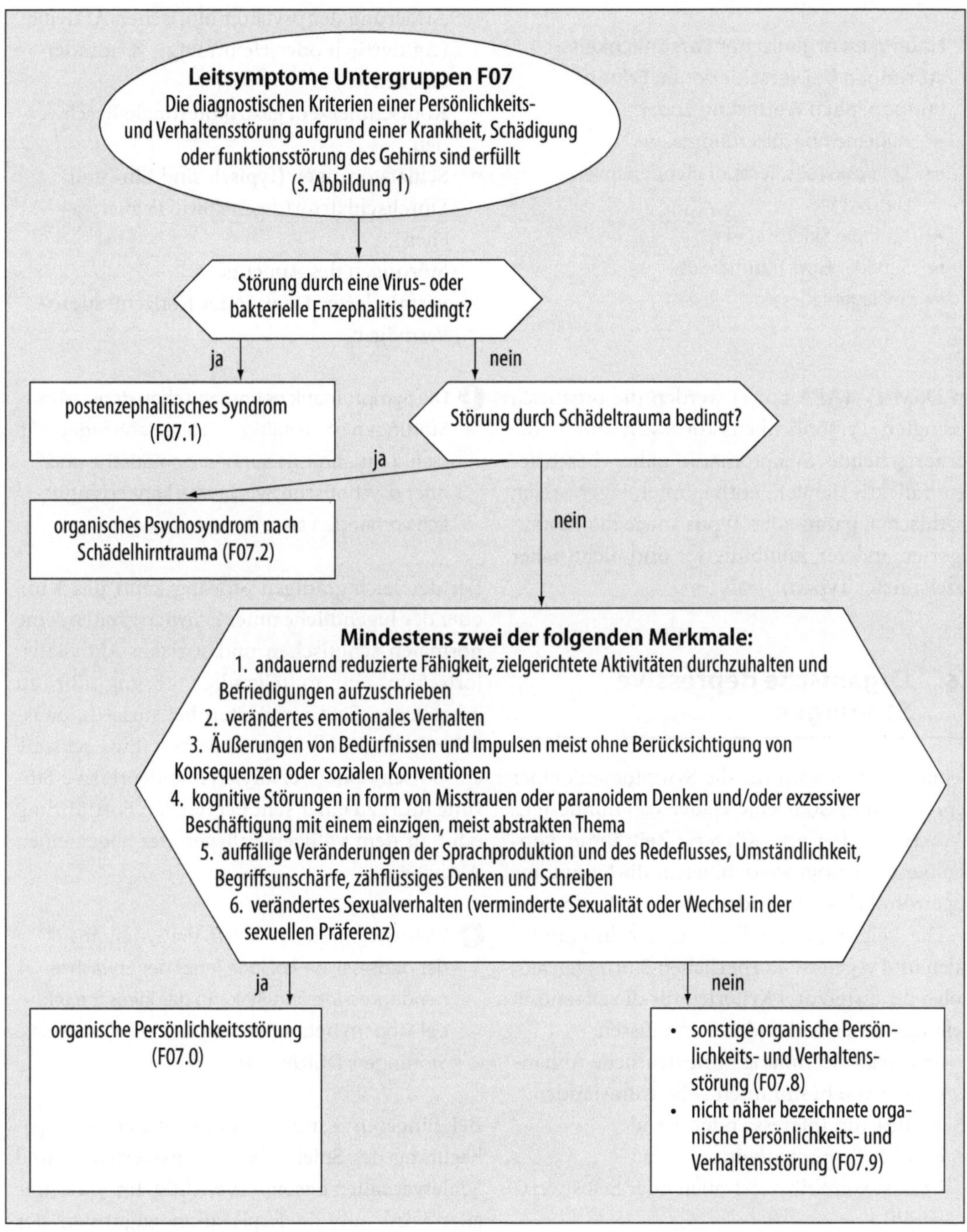

Abb. 3.1. Klassifikation organisch bedingter Persönlichkeits- und Verhaltensstörungen infolge einer Hirnfunktionsstörung (ICD-10 F07). (Nach DGKJP et al. 2007)

Häufigkeit organischer Persönlichkeitsstörungen bei verschiedenen Erkrankungen (nach Wetterling 2002)

- Allgemeinbevölkerung: ca. 5%
- Epilepsie (bes. Temporallappenepilepsie): 6–53%
- Multiple Sklerose: 19%
- Schädel-Hirn-Trauma: 66%
- Schlaganfall: 33%

Im DSM-IV (APA 2004) werden die organisch bedingten Persönlichkeitsstörungen durch die vorherrschende Symptomatik näher beschrieben (affektiv labiler, enthemmter, aggressiver, apathischer, paranoider Typus sowie die Restkategorien anderer, kombinierter und nicht näher bezeichneter Typen).

3.6 Organische depressive Störungen

Gemäß ICD-10 wird für die Symptomatik einer depressiven Episode eine Dauer von mindestens 2 Wochen gefordert. Kürzere Zeiträume können berücksichtigt werden, wenn die Symptome ungewöhnlich schwer oder schnell auftreten.

Die Leitsymptome drücken sich in emotionalen und vegetativ-körperlichen Störungen aus, wobei die ersten drei Kriterien für die Diagnosestellung immer vorhanden sein müssen:

- gedrückte Stimmung ohne deutliche Abhängigkeit von bestimmten Lebensumständen,
- Verlust von Interesse oder Freude,
- erhöhte Ermüdbarkeit,
- Verlust von Selbstvertrauen oder Selbstwertgefühl,
- unbegründete Selbstvorwürfe,
- wiederkehrende Gedanken an den Tod oder an Suizid oder suizidales Verhalten,

- Änderung der psychomotorischen Aktivität (Agitiertheit oder Hemmung), verminderter Antrieb,
- Kopfschmerzen, gastrointestinale Beschwerden,
- Schlafstörungen (typisch sind Ein- und Durchschlafstörungen sowie Früherwachen),
- Störungen des Appetits,
- vermindertes Denk- oder Konzentrationsvermögen.

❗ Die Symptomatik der organischen depressiven Störungen ist vielfältig, z. T. altersabhängig und wenig situationsgebunden. Somatische und/oder psychotische Symptome können zusätzlich vorhanden sein.

Bei der leichtgradigen Störung kann das Kind oder der Jugendliche unter Schwierigkeiten seine normalen schulischen und sozialen Aktivitäten fortsetzen, eine mittelgradige Störung führt zu erheblichen Schwierigkeiten bei sozialen, häuslichen und schulischen Aufgaben. Eine schwere episodische oder rezidivierende depressive Störung führt zu einer sehr begrenzten Fortführung oder zu dem völligen Erliegen der allgemeinen Aktivitäten.

❗ Während bei Jugendlichen die Symptomatik der depressiven Episode jener der Erwachsenendepression ähnelt, kann das klinische Bild bei Kindern heterogen sein (Leitlinie Depressive Störungen; DGKJP et al. 2007).

Bei jüngeren Kindern ist die daher die Beobachtung des Spielverhaltens, Essverhalten und Schlafverhalten besonders wichtig. Im Vorschulalter wird auf die Exploration zugunsten der (Interaktions-)Beobachtung beim Spielen zu spezifischen Themen (z. B. Tod) verzichtet. Bei älteren Kindern ist zusätzlich die Beobachtung des Leistungsverhaltens angezeigt.

> **Depressive Symptome im Kleinkind-
> bzw. Vorschulalter**
> Auffälligkeiten im
> - Spielverhalten (Spielunlust, schnelle
>   Entmutigung, mangelnde Phantasie)
> - Essverhalten (Mäkeligkeit, verminder-
>   ter/gesteigerter Appetit)
> - Schlafverhalten (Ein- und Durchschlaf-
>   störungen, Früherwachen, Alpträume)

Somatisch kranke Kinder, insbesondere solche mit chronischen Behinderungen, können depressive Symptome teils mit körperfixierten, teils mit therapiebezogenen Ängsten entwickeln. Depressive Symptome finden sich gehäuft bei Kindern und Jugendlichen mit Epilepsien, Schädel-Hirn-Trauma, Hirntumoren, Neurofibromatose Typ I, tuberöser Sklerose, juveniler neuronaler Ceroid-Lipofuszinose, Huntington-Chorea, sytemischem Lupus erythematodes und Rett-Syndrom.

3.7 Suizidalität

In den aktuellen Klassifikationssystemen ICD-10 und DSM-IV ist Suizidalität ein Symptom, keine Diagnose. Die klinische und therapeutische Bedeutung der Suizidalität ist allerdings größer als die mancher definierter psychiatrischer Diagnosen. Jede Handlung, die unmittelbar lebensbedrohlich ist, kann zur Suizidalität gehören.

Unter dem vollendeten **Suizid** versteht man eine selbst intendierte Handlung mit tödlichem Ausgang. Der Suizidversuch oder **Parasuizid** ist eine Handlung mit nicht tödlichem Ausgang, bei der ein Individuum entweder gezielt ein Verhalten zeigt, das ohne Intervention von dritter Seite eine Selbstschädigung bewirken würde, oder absichtlich eine Substanz in einer Dosis einnimmt, die über die verschriebene oder i. Allg.

als therapeutisch angesehene Dosis hinausgeht, und die zum Ziel hat, durch die aktuellen oder erwarteten Konsequenzen Veränderungen zu bewirken (Leitlinie Suizidalität im Kindes- und Jugendalter; DGKJP et al. 2007). **Parasuizidale Gedanken** und Affekte sind verbale und nichtverbale Anzeichen, die direkt oder indirekt Beschäftigung mit Selbsttötungsideen anzeigen ohne Verknüpfung mit Handlungen. Es können gezielte und konkrete Planungen auftreten.

> ❶ Das für die Selbstschädigung gewählte Mittel ist nicht ausschlaggebend als Hinweise auf die Ernsthaftigkeit einer suizidalen Handlung. Vielmehr liegt die Definition einer Handlung als suizidal beim Patienten.

Hinweise auf eine ernsthafte Todesabsicht können sein
- durchgeführte Handlung und Isolation,
- Zeitpunkt mit geringer Entdeckungswahrscheinlichkeit,
- Vorbereitungen in Todeserwartung,
- Information Dritter bzw. hinterlegte Nachricht,
- ausbleibende Alarmierung Dritter nach der Handlung.

Nicht zur Suizidalität zählen Automutilation, Selbstverletzungen oder autoaggressives Verhalten. Allerdings vermischen Automutilation und Suizidalität sich häufig im Verlauf.

Patienten mit neurologischen Erkrankungen, auch mit Schädel-Hirn-Trauma, haben ein erhöhtes Suizidrisiko. Eine stark erhöhte Rate an Suizidalität infolge von Hirnfunktionsstörungen findet sich bei Anfallserkrankungen, insbesondere bei Jugendlichen mit neudiagnostizierter Epilepsie, die bereits in der Vorgeschichte psychiatrisch auffällig waren (Pompili et al. 2006a).

3.8   Organische Angststörungen

Zur Diagnose der organisch bedingter Ängste (F06.4) können die Kriterien der ICD-10 für Angststörungen verwandt werden. Angststörungen werden abhängig von der vorherrschenden Symptomatik weiter unterteilt. Unterschiedem werden:

Panikstörung (F41.0). Auftreten wiederkehrender, ausgeprägter Angstattacken, die sich nicht auf eine spezifische Situation oder besondere Umstände beschränken, nicht vorhersehbar sind und deshalb zu Erwartungsangst führen können.

Generalisierte Angststörung (F41.1). Frei flottierende, anhaltende Angst mit vielfältigen, insbesondere vegetativen Symptomen; im Kindes- und Jugendalter häufig weniger typische Beschwerden und spezifische vegetative Symptome (andere emotionale Störung des Kindesalters, Störung mit Überängstlichkeit, F93.8).

Angst und depressive Störung, gemischt (F41.2). Gleichzeitiges Bestehen von Angst und Depression, ohne dass eine der beiden Störungen überwiegt. Die Symptome erfüllen nicht die Kriterien einer Angst- oder depressiven Störung.

Sonstige gemischte Angststörungen (F41.3). Gleichzeitiges Bestehen von generalisierter Angststörung und Merkmalen einer neurotischen, Belastungs- oder somatoformen Störung (F42–F48), deren Kriterien jedoch nicht vollständig erfüllt sind. In dieser Kombination treten am häufigsten Symptome einer Zwangsstörung (F42), einer dissoziativen Störung (F44), von Somatisierungsstörungen (F45.0, F45.1) oder einer hypochondrischen Störung (F45.2) auf.

Emotionale Störung mit Trennungsangst des Kindesalters (F93.0). Angst vor der Trennung von wichtigen Bezugspersonen, die erstmals während der ersten Lebensjahre auftritt und durch außergewöhnlichen Schweregrad sowie abnorme Dauer zu einer Beeinträchtigung sozialer Funktionen führt.

Bei neu aufgetretenen Angststörungen ist eine gründliche somatische Abklärung zum Ausschluss einer organischen Angststörung oder einer substanzbedingten Störung unabdingbar. Zum Einsatz kommen laborchemische Kontrollen (Hypoglykämie, Phäochromozytom ,Thyreotoxikose, Drogenscreening), EEG und ggf. bildgebende Verfahren. Erkrankungen, die vermehrt mit Symptomen einer Angststörung einhergehen sind u. a. Schädel-Hirn-Traumata, Epilepsien (benigne Epilepsie mit affektiven Symptomen, Temporallappenepilepsie), Hirntumoren, Schlaganfall, tuberöser Sklerose, systemischer Lupus erythematodes und Rett-Syndrom.

3.9   Organische maniforme Störungen

Zur Diagnose der organisch bedingten maniformen Störungen können die Kriterien der ICD-10 für manische Episoden verwandt werden. In der manischen Episode ist die Stimmung in einem deutlich abnormen Ausmaß über die Dauer von einigen Tagen gehoben oder gereizt. Es besteht eine gesteigerte Aktivität oder motorische Ruhelosigkeit, ein Gefühl von körperlicher und seelischer Leistungsfähigkeit.

Die bipolare affektive Störung ist charakterisiert durch das Auftreten von mindestens zwei abgrenzbaren Episoden einer affektiven Störung, eine davon mit manischen Merkmalen (Hypomanie; Manie; gemischte Episode: charakterisiert durch entweder eine Mischung oder einen raschen Wechsel von manischen und depressiven Symptomen).

Folgende Merkmale einer manischen Episode können vorhanden sein und die persönliche Lebensführung beeinträchtigen:

- gesteigerte Gesprächigkeit, Rededrang,
- Ideenflucht,
- Verlust normaler sozialer Hemmungen, altersinadäquate Kritiklosigkeit,
- vermindertes Schlafbedürfnis,
- überhöhte Selbsteinschätzung,
- erhöhte Ablenkbarkeit,
- gesteigerte Libido,
- ggf. Halluzinationen und Wahn (Größenwahn).

Manische Zustandsbilder wurden bei einer Reihe von organischen Erkrankungen berichtet, z. B. im Rahmen von Infektionskrankheiten, zerebrovaskulären Erkrankungen, metabolischen Störungen, Epilepsie, Gehirntumoren, Schädel-Hirn-Trauma, aber auch bei Cannabiskonsum (vgl. die ausführliche Übersicht in Heilä et al. 1995). Maniforme Zustände im Kindes- und Jugendalter, die durch organische Grunderkrankungen bzw. die damit verbundenen Pharmakotherapien verursacht werden, sind insgesamt sehr selten (Braun-Scharm u. Bilke 2006). In der Literatur finden sich einzelne Fallberichte, so etwa manische Bilder bei Morbus Cushing (Frank u. Doerr 1989), bei multipler Sklerose (Heilä et al. 1995) und bei tuberöser Sklerose (Hagenah et al. 1999). Als iatrogene Störung finden sich maniforme Symptome im Rahmen von Steroid- bzw. Steroidentzugspsychosen.

Daüber hinaus sind folgende organische Ursachen in Betracht zu ziehen (vgl. DGKJP et al. 2007, Leitlinien Manische und bipolare affektive Störungen):

- durch Substanzmissbrauch induziertes manisches Syndrom (Alkohol, Amphetamine, Cannabis, Kokain, Inhalanzien),
- iatrogen induziertes manisches Syndrom (ACTH und Kortikosteroide, Antidepressiva, Antiepileptika, Benzodiazepine),
- Erkrankungen des ZNS (Infektionen, inklusive HIV; Encephalitis disseminata; Tumore, insbesondere des Orbitallappens; Temporallappen-Epilepsien),
- internistische Erkrankungen (häufig bei Hyperthyreose; Tbc),
- Stoffwechselerkrankungen (Morbus Wilson, Porphyrien).

Studien zur Behandlung organisch bedingter maniformer Störungen bei Kindern und Jugendlichen liegen nicht vor; entsprechende Untersuchungen für das Erwachsenenalter sind selten (Wetterling 2003). Eine kontrollierte Studie an Erwachsenen mit organischer manischer Störung konnte die Wirksamkeit von Clonidin belegen (Bakchine et al. 1989). Darüber hinaus wird Valproat empfohlen. Die Behandlung von wahnhaften Symptome, Denkstörungen und Antriebssteigerung in der Akutphase kann mit hochpotenten Neurolpetika, etwa Olanzapin, Risperidon und Haloperidol erfolgen. Der Einsatz von Lithium wird wegen vermehrter unerwünschter Wirkungen bei organischen Störungen nicht empfohlen (Wetterling 2003).

3.10 Organische Halluzinosen, Psychosen und wahnhafte Störungen

Halluzinationen sind Wahrnehmungserlebnisse, die für wirkliche Sinneseindrücke gehalten werden, ohne dass eine entsprechende Reizquelle vorliegt. Sie können alle Sinne betreffen. In der ICD-10 finden sich (im Unterschied zum DSM-IV) Kriterien für organische Halluzinosen.

❶ Die häufigste Ursache für organische Halluzinosen im Kindesalter sind Intoxikationen (Eggers 1975), bei Jugendlichen Substanzmissbrauch.

Halluzinosen können aber auch im Rahmen entzündlicher Erkrankungen, bei Stoffwechselstörungen (z. B. metachromatische Leukodystrophie), Epilepsien und medikamentöser Überstimulation des dopaminergen Systems vorkommen, ebenso wie als Symptom im Rahmen deliranter und organischer wahnhafter und schizophreniformer Zustandsbilder (Wetterling 2003). Insgesamt ist aber nur in etwa 3% der Schizophrenien die Symptomatik Folge einer organischen Hirnerkrankung (Falkai et al. 2001).

Am häufigsten werden isolierte optische und akustische Halluzinationen berichtet. Bei medikamentös induzierten Halluzinosen und im Rahmen von Intoxikationen dominieren optische Halluzinationen. Eine isolierte organische Halluzinose ohne weitere psychopathologische Symptome ist selten. Wenn zusätzlich zu den Wahrnehmungserlebnissen wahnhafte Symptome auftreten, sollte eher eine organische wahnhafte bzw. schizophreniforme Störung diagnostiziert werden.

Als Wahn wird eine feststehende Überzeugung bezeichnet, an der festgehalten wird, obwohl sie einer Überprüfung nicht standhält. Wahninhalte sind häufig Auslöser für aggressives Verhalten. Schwierig ist die Differenzialdiagnose zwischen der organischen wahnhaften oder schizophreniformen Störung und Schizophrenien (Wetterling 2003). Initiale Symptome einer Adrenoleukodystrophie werden oftmals zunächst als beginnende Schizophrenie verkannt. Patienten mit Psychosen aus dem schizophrenen Formenkreis weisen in 2% der Fälle Deletionen auf Chromosom 22q11.2 auf (Karayiorgou et al. 1995). Demnach wäre dieses Mikrodeletionssyndrom einer der wichtigsten bekannten Risikofaktoren für die Entwicklung einer Schizophrenie (Murphy 2002).

Schizophrenieähnliche Symptome können auftreten bei
- Delir,
- substanzinduzierten psychotischen Störungen,
- Intoxikation, vor allem mit Amphetaminen, Kokain, Antihistaminika, kodeinhaltigen Mitteln und Psychopharmaka,
- Endokrinopathien (z. B. Hypo- und Hyperthyreoidismus),
- intrazerebralen Raumforderungen,
- degenerativen Erkrankungen (z. B. Huntington-Chorea),
- Infektionen wie Enzephalitis und Meningitis,
- Epilepsien (besonders bei Temporallappenepilepsien),
- juveniler neuronaler Ceroid-Lipofuszinose,
- systemischem Lupus erythematodes,
- Deletion 22q11.2.

Wie bei allen neuropsychiatrischen Syndromen im Rahmen organischer Störungen hat die kausale Therapie der Grunderkrankung Priorität. Symptomatisch erfolgt die Behandlung von Halluzinosen und organischen wahnhaften Störungen mit hochpotenten Neuroleptika, bei stark angstbesetzten Wahninhalten zusätzlich mit Benzodiazepinen.

3.11 Organische aggressive Störungen

Mangels eigener diagnostischer Kriterien für aggressive Handlungen im Rahmen organischer Psychosyndrome können zu deren Beschreibung, Diagnostik und Behandlung die entsprechenden Leitlinien für Störungen des Sozialverhaltens angewandt werden. Diese sind charakterisiert durch ein Muster dissozialen, aggressiven oder aufsässigen Verhaltens mit Verletzungen altersentsprechender sozialer Erwartungen, welches länger als 6 Monate besteht. Die Symptomatik ist breit und reicht von oppositionellem, aufsässigem, provokativem und trotzigem Verhalten über ungewöhnlich häufige oder schwere Wutausbrüche und erhebliche Destruktivität gegenüber Gegenständen hin zu Grausamkeit gegenüber anderen Menschen oder Tieren. Eine wichtige Unterform aggressiver Übergriffe stellt bei hirnorganischen Störungen gehäuft auftretendes sexuell-delinquentes Verhalten dar.

Leicht ausgeprägte Störungen des Sozialverhaltens zeigen zusätzlich zu den für die Diagnose erforderlichen Symptomen nur wenige oder keine weiteren Symptome und gehen mit geringem Schaden für Dritte einher; demgegenüber treten bei schweren Störungen eine Vielzahl weiterer Probleme auf und es kommt zu erheblichem Schaden für Dritte.

❗ Prognostisch und therapeutisch hilfreich sind die Unterscheidungen nach Beginn der Störung (vor oder nach dem 10. Lebensjahr) und nach klinischen Charakteristika (proaktiv-instrumentell versus reaktiv-impulsiv).

Bei Beginn vor dem 10. Lebensjahr sind wesentlich mehr Jungen als Mädchen betroffen, es sind häufiger körperliche Aggression und gestörte Peer-Beziehungen zu beobachten und die Entwicklung zu einer dissozialen Persönlichkeitsstörung ist häufiger.

Die Differenzierung von instrumenteller, zielgerichteter Aggression und impulsiv-reaktiver Aggression ist therapeutisch hilfreich (◘ Tab. 3.1). Beide Formen zeigen u. a. bei Motivation, affektiver Beteiligung und autonom-vegetativer Begleitreaktion eigene Charakteristika. Nach Hirnfunktionsstörungen sind eher impulsiv-aggressive Verhaltensauffälligkeiten zu beobachten. Impulsive Aggression ist eher psycho- und pharmakotherapeutischen Behandlungen zugänglich als zielgerichtete Aggression, der in ihren schweren Ausprägungen oft nur mit juristischen Sanktionen begegnet werden kann.

◘ Tab. 3.1. Charakteristika instrumenteller und impulsiver Aggression

	Instrumentell	Impulsiv
Motivation	Sich einen Vorteil verschaffen	Ausführen von Impulsen ohne ausreichende Handlungskontrolle
Konsequenzen	Eher Vorteile (z. B. materieller Gewinn oder Macht)	Eher Nachteile
Auslöser	(Pro-) aktiv	Reaktiv (auf vermeintliche oder tatsächliche Bedrohung oder Provokation)
Vorgehen	Verdeckt	Offen
Kontrolle	Kontrolliert	Unkontrolliert
Affekt	Niedrig (emotionslos)	Hoch
Leitaffekte	Selbstvertrauen, Machtgefühl	Ärger, Wut, Angst
Autonome Erregung	Niedrig	Aktivierung niedrig Reaktivität hoch
Gewissensbildung	Nein	Beeinträchtigt
Symptome	Delinquentes Verhalten (z. B. Diebstahl, Erpressung, Drogenhandel)	Aggressive, körperliche Konflikte

Aggressives Verhalten findet sich bei einer Vielzahl von Hirnfunktionsstörungen unterschiedlicher Ätiologie, etwa im Rahmen von Hirntumoren (besonders bei frontaler Lokalisation), bei Epilepsie, Schädel-Hirn-Traumata, tuberöser Sklerose, nach fetalem Alkoholsyndrom, Prader-Willi-Syndrom und Sanfilippo-Syndrom. Häufig sind organisch bedingte Wahninhalte Auslöser für aggressives Verhalten.

Historisch interessant und oft angeführt wird der Fall des Eisenbahnarbeiters Phineas Gage, der im Jahr 1848 Opfer eines schweren Unfalls wurde, bei dem eine Eisenstange die rechte Augenhöhle und das dahinter liegende Frontalhirn durchstieß. Er überlebte diese schwerwiegende Verletzung und zeigte zunächst erstaunlicherweise kaum Beeinträchtigungen. Seine intellektuellen Funktionen schienen vollkommen unversehrt geblieben zu sein. Im Anschluss kam es jedoch zu einer schleichenden Veränderung seiner Persönlichkeit. Aus dem gewissenhaften Arbeiter und fürsorglichen Familienvater wurde eine Person, die ihre Pflichten immer mehr vernachlässigte und sich kaum noch um seine Familie kümmerte. Ausgehend von dieser Krankengeschichte untersuchten die Neurobiologen Hannah und Antonio Damasio Patienten, die eine vergleichbare Hirnschädigung erlitten hatten, und konnten belegen, dass traumatische Schädigungen im Bereich des rechten Orbitofrontalhirns zu einem Verlust der Fähigkeit zur Hemmung sozial unerwünschter Verhaltensweisen führen. Trotz normaler Intelligenz und gegebener moralischer Einsichtsfähigkeit in die Bewertung von Verhaltensweisen sind die Patienten nicht in der Lage, sich entsprechend dieser moralischen Bewertung zu verhalten (Damasio et al. 1990).

Bemerkenswert sind die Ergebnisse von zwei Einzelfallstudien an Kleinkindern, die ihre Schädigung im rechts-orbitofrontalen Bereich bereits im Alter von 3 bzw. 15 Monaten erlitten, also in einer Zeit, in der noch keine Moralentwick-lung oder Gewissensbildung stattgefunden hatte (Anderson et al. 1999). Diese beiden Patienten, zum Zeitpunkt der Nachuntersuchung 20 bzw. 23 Jahre alt, hatten im Gegensatz zu den Patienten mit zeitlich späterer Schädigung massivere Verhaltensauffälligkeiten und waren im Verlauf ihrer Entwicklung auch nicht in der Lage gewesen, überhaupt eine Vorstellung von moralischen Kategorien zu entwickeln.

❗ Interessant ist, dass bei antisozialen Persönlichkeitsstörungen ohne traumatische Hirnschädigungen ebenfalls Auffälligkeiten im präfrontalen Kortex belegt sind (reduziertes Volumen, reduzierte Durchblutung, reduzierte Aktivität).

Psychotherapeutische Ansätze haben die Etablierung alternativer Verhaltensweisen, etwa in Antiaggressionstrainings und Problemlösetrainings, zum Ziel; ergänzend ist ein Elterntraining mit Anleitung zur Verhaltensbegrenzung sinnvoll. Gemeindenahe Programme in Schulen und Jugendhäusern und die rechtzeitige Einschaltung der Jugendhilfe (bis hin zur außerfamiliären Unterbringung) sind sinnvoll (Scheithauer et al. 2003). Nondirektive, tiefenpsychologisch fundierte oder psychoanalytische Behandlungsansätze sind nicht wirksam (Brestan u. Eyberg 1998). Eine medikamentöse Mitbehandlung sollte nicht nicht aus Prinzip unterlassen, sondern vor allem bei impulsiver Aggression erwogen werden, etwa mit Stimulanzien, niedrigpotenten und atypischen Neuroleptika (insbesondere Risperidon), Lithium oder Valproat.

Neben der klinischen Diagnostik und Behandlung ist der Jugendpsychiater gutachterlich bei der forensischen Bewertung aggressiver Delikte infolge von Hirnfunktionsstörungen involviert. Gegenstand der Begutachtung ist meist die Frage, ob der Jugendliche das Delikt bedingt durch die Hirnfunktionsstörung im Zustand der Schuldunfähigkeit oder der verminderten Schuldfähigkeit begangen hat. Eine erhöhte Reizbarkeit und verminderte Belastbarkeit durch Stress infolge von Hirnfunktionsstörungen können u. U. als krankhafte seelische Störung im Sinne der §§ 20 und 21 StGB angesehen werden.

3.12 Syndromaler Autismus

Bei einer Reihe von organischen Erkrankungen mit Hirnfunktionsstörung findet sich eine Überlappung mit Symptomen einer autistischen Störung entsprechend den Kriterien der ICD-10. Zum einen weist Autismus eine enge Komorbidität mit vielen weiteren psychischen Störungen und körperlichen Erkrankungen auf, insbesondere mit geistiger Behinderung in mindestens 30% und mit Epilepsie in ca. 20% der Fälle. Zum anderen geht Autismus in 10–15% der Fälle mit organischen Erkrankungen spezifischer Ätiologie oder mit objektivierbaren monogenen Störungsbildern einher, bei denen nur ein einziges Gen verändert ist und deren genetische Ursachen schon bekannt sind. Diese Fälle werden als **syndromaler Autismus** bezeichnet. Ob die organischen Erkrankungen in diesen Fällen die Ursache der autistischen Symptomatik sind, ist nicht in allen Fällen klar. Dafür spricht, dass z. B. bei Phenylketonurie das Auftreten von Autismus verhindert werden kann, wenn postnatal innerhalb von 6 Wochen eine phenylalaninarme Diät eingeleitet wird. Dagegen spricht die Beobachtung, dass es nicht regelhaft bei den jeweiligen organischen Erkrankungen zu autistischen Verhaltensweisen kommt. So wird etwa die tuberöse Sklerose nicht in allen Fällen, sondern je nach untersuchter Stichprobe in 40–80% von einer Autismusspektrumstörung begleitet (Poustka et al. 2004).

Für die Diagnosestellung des frühkindlichen Autismus wesentliche Kernsymptome (nach ICD-10)

1. **Qualitative Auffälligkeiten der gegenseitigen sozialen Interaktion**
   - Unfähigkeit, soziale Interaktionen durch nichtverbales Verhalten zu regulieren (Blickkontakt, soziales Lächeln, subtiles Mienenspiel, mimischer Ausdruck von Gefühlen; interaktionsbegleitendes Mienenspiel fehlt weitgehend)
   - Unfähigkeit, Beziehung zu Gleichaltrigen aufzunehmen (ausgeprägter Mangel an Interesse an anderen Kindern, an Phantasiespielen mit Gleichaltrigen; fehlende Reaktion auf Annäherungsversuche anderer; Unfähigkeit, Freundschaft einzugehen)
   - Mangel an Aufmerksamkeit oder Freude, die mit anderen geteilt wird (andere werden nicht auf Dinge gelenkt, um sie dafür zu interessieren)
   - Mangel an sozioemotionaler Gegenseitigkeit (Annäherungsversuche des Kindes und seine Reaktionen in sozialen Situationen sind unangemessen oder unpassend; Gefühlsäußerungen, wie jemand zu trösten, fehlen; andere Personen scheinen wie Gegenstände benutzt zu werden)

▼

2. Qualitative Auffälligkeit der Kommunikation und Sprache
   – Bei der Hälfte der Kinder mit frühkindlichem Autismus entweder keine oder unverständliche Sprache
   – Keine Kompensation der mangelnden Sprachfähigkeiten durch Mimik oder Gestik, kein spontanes Imitieren der Handlungen anderer, insbesondere bei Kindern unter 4 Jahren, später kein spontanes oder phantasievolles Spielen bzw. Symbolspielen
   – Stereotype, repetitive oder idiosynkratische sprachliche Äußerungen (neologistische Wortbildungen, Vertauschung der Personalpronomina, verzögerte Echolalie, kein sprachlicher Austausch im Sinne einer informellen Konversation)

3. Repetitive, restriktive und stereotype Verhaltensmuster
   – Ausgedehnte Beschäftigung mit stereotypen, ungewöhnlichen Handlungen und eng begrenzten Spezialinteressen (zwanghaftes Festhalten an nicht funktionalen Handlungen oder Ritualen, extrem ängstliche oder beunruhigte Reaktion beim Unterbrechen dieser Handlungen)
   – Stereotype und repetitive motorische Manierismen (Drehen oder Flackern der Finger vor den Augen, Schaukeln, Auf-und-ab-Hüpfen)
   – Beschäftigung mit Teilobjekten oder nicht funktionellen Elementen von Gegenständen (ungewöhnliches Interesse an sensorischen Teilaspekten wie am Anblick, Berühren, an Geräuschen, am Geschmack oder Geruch von Dingen oder Menschen)

An monogenen Störungsbildern, die mit syndromalem Autismus einhergehen, sind insbesondere zu nennen das Fragile-X-Syndrom, das Rett-Syndrom, die tuberöse Sklerose, das Smith-Lemli-Opitz-Syndrom und das Cohen-Syndrom. Zudem existiert eine kleine Zahl von seltenen, angeborenen Stoffwechselerkrankungen, bei denen das Auftreten von Autismus, atypischem Autismus oder autistischen Verhaltensweisen beschrieben wird. Nur bei zwei dieser Erkrankungen, dem Smith-Lemli-Opitz-Syndrom und der Phenylketonurie, ist die Assoziation mit Autismus unzweifelhaft belegt (vgl. die Übersicht bei Holtmann et al. 2006c). Studien mit gleicher Wertigkeit existieren darüber hinaus noch für den sog. Purinautismus; allerdings sind die spezifischen Stoffwechseldefekte bei betroffenen Patienten nicht exakt definiert. Beim syndromalen Autismus ist wahrscheinlich, dass die autistische Symptomatik durch die schwere Begleiterkrankung (mit-)verursacht wird. Demgegenüber ist die genaue Ätiologie der ca. 90% mit idiopathischem Autismus noch unklar.

<table>
<tr><td>

Organische Syndrome, die mit Autismus assoziiert sein können (nach Poustka et al. 2004)

- Tuberöse Sklerose
- Fragiles X-Syndrom
- Phenylketonurie
- Neurofibromatose Typ 1
- Deletion 22q11.2
- Williams-Beuren-Syndrom
- Angelman-Syndrom
- Prader-Willi-Syndrom
- Down-Syndrom
- Joubert-Syndrom
- Ljuan-Fryns-Syndrom
- Moebius-Syndrom
- Sotos-Syndrom

</td></tr>
</table>

Zytogenetische Befunde

Über 5% der Menschen mit Autismus weisen identifizierbare Chromosomenaberrationen auf (Cohen et al. 2005). Allerdings sind diese chromosomalen Auffälligkeiten nicht einheitlich (◘ Tab. 3.2). Die häufigsten Unregelmäßigkeiten betreffen das Chromosom 15 (Lokus 15q11-q13) und führen zu einem autistischen Phänotyp mit geistiger Behinderung. Ähnliche Chromsomenaberrationen (Deletion oder uniparentale Disomie) sind interessanterweise für das Prader-Willi- und das Angelman-Syndrom von besonderer Bedeutung, zwei klinisch sehr unterschiedliche Störungsbilder, die beide mit geistiger Behinderung einhergehen. Weitere Chromosomenaberrationen, die mit einem autistischen Phänotyp einhergehen, betreffen Regionen auf 7q, eine Mikrodeletion auf 17p11.2 (Smith-Magenis-Syndrom), das 22q13-Deletions-Syndrom, die Anzahl der X- und Y-Chromsomen, und das Down-Syndrom.

◘ Tab. 3.2. Syndromaler Autismus im Rahmen von monogenen Erkrankungen. (Nach Holtmann et al. 2006c)

Störungsbild	Genetische Ursache
Fragiles-X-Syndrom (Martin-Bell-Syndrom)	Instabile Trinukleotidsequenz in der Promotor-Region des FMR1-Gens
Rett-Syndrom	Mutation im Gen für das Methyl-CpG-Bindungsprotein 2 (MeCP2) auf dem langen Arm des X-Chromosoms
Tuberöse Sklerose (Morbus Bourneville-Pringle)	Mutation der TSC-Gene auf den Chromosomen 9 und 16
Smith-Lemli-Opitz Syndrom	Mutation im Gen der 7-Dehydrocholesterol-Reduktase (DHCR7)
Cohen-Syndrom	Mutationen im COH1-Gen in der Chromosomenregion 8q22-q23
San-Filippo-Syndrom (Mucopolysaccharidose Typ III)	Typ A: Defizienz der Heparan-Sulfamidase (Muatation im SGSH-Gen); Typ B: Defizienz der N-Azetyl-Alpha-D-Glukosaminidase (NAGLU-Gen)
Smith-Magenis-Syndrom	Mikrodeletion auf 17p11.2

Hirnfunktionsstörungen bei organischen Erkrankungen

4.1   Meningitis und Enzephalitis

Eine Vielzahl von Infektionen durch Bakterien, Viren und Pilze können das zentrale Nervensystem betreffen und mit psychiatrischen Auffälligkeiten einhergehen. Die psychiatrischen Symptome bei diesen infektiös bedingten Hirnfunktionsstörungen sind oft wenig spezifisch. In der Mehrzahl der Fälle kommt es in der Akutphase von ZNS-Infektionen zunächst zu unspezifischen Auffälligkeiten wie Schläfrigkeit, Kopfschmerzen, Reizbarkeit und Fieber; in der Folge kann dann eine zunehmende Bewusstseinstrübung bis hin zu komatösen Zuständen auftreten, bei Kindern auch schwere delirante Syndrome (Wetterling 2003).

Die **Meningitis** ist eine Entzündung der Hirnhäute. Ihre Prognose wird maßgeblich von der Ursache mitbestimmt. Sie ist bei den meisten viralen Meningitiden trotz des oft lang dauernden Verlaufs günstig, bei den bakteriellen Formen hängt sie vom Alter des Kindes, der Art des Erregers, sowie entscheidend von prompter Diagnostik und konsequenter Therapie, auch bei Verdachtsdiagnosen, ab. Das klinische Bild der bakteriellen Meningitis ist weniger durch den Erreger als durch das Alter des Kindes bestimmt. Die Erkrankung beginnt meist plötzlich mit hohem Fieber, gestörtem Allgemeinbefinden, Erbrechen, Kopfschmerzen und zerebralen Anfällen. Beim Neugeborenen sind Atempausen, beim Kleinkind Berührungsempfindlichkeit die häufigsten Frühsymptome. Meist finden sich Zeichen der meningealen Reizung, wie Nackensteife; diese können aber bei kleinen Kindern auch fehlen.

Zwar konnte die Letalität bakterieller Hirnhautentzündungen durch den Einsatz moderner Antibiotika vermindert werden, bleibende Folgeschäden kommen aber vor. An organischen Komplikationen werden Schwerhörigkeit, Taubheit, Hirnnervenausfälle, Bewegungsstörungen und zerebrale Anfälle beobachtet. Zudem kann es zu kognitiven Beeinträchtigungen und Störungen der geistigen Entwicklung kommen. Regelmäßige Kontrolluntersuchungen nach stattgehabter Meningitis dienen der Früherkennung solcher Komplikationen und ihrer möglichst frühen Behandlung.

Der klinische Verlauf einer Meningitis ist neben den Erregern offenbar auch von individuellen genetischen Faktoren abhängig. So scheinen Polymorphismen des Angiotensin-converting-Enzyms den Meningitisverlauf bei Kindern zu beeinflussen (Harding et al. 2002). Inwieweit ein solcher Moderatoreffekt auch für die psychiatrischen Folgen der Meningitis Bedeutung hat, ist noch offen.

Die klinische Symptomatik viraler Meningitiden ist meist viel milder als bei den bakteriellen Formen; sie treten häufig im Rahmen von Virusinfekten auf und werden bei leichtem Verlauf z. T. gar nicht diagnostiziert. Komplikationen viraler Hirnhautentzündungen sind sehr selten.

Eine **Enzephalitis**, d. h. die Entzündung des Hirngewebes (häufig mit meningealer Beteiligung), ist unabhängig von ihrer Ätiologie sowohl hinsichtlich der unmittelbaren wie auch der langfristigen Folgen eine ernst zu nehmende Erkrankung, deren Spätfolgen oft erst nach jahrelangem Verlauf deutlich werden.

Drei unterschiedliche Formen werden unterschieden:

- Akute/subakute, direkt erregerbedingte Enzephalitis [z. B. Herpes-simplex-Virus-Enzephalitis, Frühsommer-Meningoenzephalitis (FSME), Tollwut, Poliomyelitis, Toxoplasmose]. Bei zwei Dritteln aller akuten Erkrankungsfälle bleibt der Erreger ungeklärt. Die Enzephalitis durch Herpes-simplex-Viren Typ 1 (HSV1) ist wegen ihrer Häufigkeit und ihrer fatalen Folgen klinisch am bedeutsamsten; etwa die Hälfte der Todesfälle bei Enzephalitiden geht zu ihren Lasten.

– Para-/postinfektiöse Enzephalomyelitis, immunpathogenetisch bedingt [z. B. Mykoplasmen-Enzephalitis, Masern-Enzephalomyelitis, Varizellen-Zerebellitis, akute disseminierte Enzephalomyelitis (ADEM)]
– Slow-Virus-Infektion des ZNS bei persistierendem Errreger [z. B. subakute sklerosierende Panenzephalitis (SSPE), HIV]

Häufige Erreger bei Meningitis und Enzephalitis
– Adenoviren
– Borrelien
– Enteroviren
– Frühsommer-Meningoenzephalitis-Virus (FSME)
– Herpes-simplex-Virus (HSV)
– Lymphozytäre Choriomeningitis-Virus (LCM-Virus)
– Masernvirus
– Mumpsvirus

Nach einer Vorerkrankung setzen bei den akuten Enzephalitiden die Symptome oft plötzlich ein: Kopfschmerzen, Erbrechen, Fieber, zunehmende Bewusstseinsstörung bis zum Koma, zerebrale Anfälle, Meningismus, Lähmungen oder Hyperkinesien sowie stereotype Bewegungsmuster. Der Verlauf einer Enzephalitis ist unterschiedlich. Ungünstig für die Prognose sind junges Alter, lang dauernde Bewusstlosigkeit und häufige Anfälle. Je nach Ätiologie ist mit einer Sterblichkeit von 5–30% zu rechen (Sitzmann, 2006). Residualsymptome treten bei 20–30% der Kinder und Jugendlichen auf.

Folgende Kategorien neuropsychiatrischer Störungen können differenziert werden:
– kognitive Störungen (z. B. Gedächtnisstörungen),
– Verhaltensauffälligkeiten (z. B. Desorientierung, Agitiertheit, Vigilanzminderung, Koma),
– fokale neurologische Zeichen (u. a. Riechstörungen, Dysphasie),
– epileptische Anfälle (gelegentlich als Fieberkrämpfe missdeutet).

An möglichen akuten Komplikationen ist die intrakranielle Drucksteigerung mit der Gefahr nachfolgender Einklemmung, Streckkrämpfen und Atemstörungen zu nennen. An längerfristigen Schäden werden infolge des Untergangs von Nervenzellen und einer möglichen Demyelinisierung Intelligenzminderungen, zerebrale Anfälle, Bewegungsstörungen, Sinnesbehinderungen und Wahrnehmungsstörungen beobachtet.

Psychopathologisch bedeutsam ist die mögliche Entstehung eines **postenzephalitischen Syndroms** oder chronischen postenzephalitischen Psychosyndroms (ICD-10 F07.1). Dies ist eine häufig chronische Verhaltensänderung nach einer viralen oder bakteriellen Enzephalitis, deren Symptomatik je nach Alter und Entwicklungsstand individuell variabel ist und, abhängig vom Erreger, auch unterschiedlich verlaufen kann. Im Unterschied zur organischen Persönlichkeitsstörung ist die Symptomatik in manchen Fällen teilweise oder ganz reversibel. Folgende Symptome sind für die Störung charakteristisch:
– allgemeines Unwohlsein, Apathie oder Reizbarkeit,
– Einschränkung kognitiver Funktionen, die sich als psychomotorische Verlangsamung, Merkfähigkeits- und Lernstörung bemerkbar macht,
– Veränderung vegetativer Funktionen (Ess-, Schlaf- und Sexualverhalten),
– deutliche Einschränkung der sozialen Anpassung und der sozialen Urteilsfähigkeit,
– bleibende neurologische Funktionsstörungen wie Lähmung, Taubheit, Aphasie, Apraxie oder Akalkulie.

Nach ZNS-Infektionen ist bei Fortbestehen neurologischer Residualsymptome eine Fortsetzung physiotherapeutischer, ergotherapeutischer und evtl. logopädischer Behandlung notwendig. In ausgeprägten Fällen sind stationäre Rehabilitationsmaßnahmen notwendig, ggf. auch die Versorgung mit Hilfsmitteln. Bei postenzephalitischer Epilepsie (erhöhtes Risiko insbesondere nach Herpes-Enzephalitis und anderen nekrotisierenden Enzephalitiden) sollte eine antikonvulsive Langzeittherapie erfolgen.

❶ Wie auch bei anderen zentralnervösen Erkrankungen können Kinder mit scheinbar guter Erholung nicht unbeträchtliche, für die Schullaufbahn relevante Defizite im neuropsychologischen Bereich aufweisen. Bei der Nachsorge sollte daher gezielt nach solchen Funktionsstörungen gefragt werden. Bei jeglichem Verdacht sind dann individuell angepasste psychologische Testverfahren durchzuführen, um etwaige Defizite zu objektivieren.

Im Folgenden werden einige spezifische ZNS-Infektionen mit ihren Besonderheiten kurz dargestellt.

Neurosyphilis (Lues)

Unter dem Begriff Neurosyphilis werden die neuropsychiatrischen Symptome einer Infektion mit Treponema pallidum (Lues) subsumiert, die im Spätstadium der Erkrankung bei etwa 20% der Infizierten auftreten, wenn zuvor keine adäquate antibiotische Therapie durchgeführt wurde. Lues ist eine zyklische Infektionskrankheit, die konnatal oder durch Geschlechtsverkehr übertragen wird. Neuinfektionen treten, wenn auch sehr selten, in Deutschland schon im Jugendalter auf (ca. 3:100.000 bei 15- bis 19-Jährigen).

Syphilisinfektionen werden nach § 7 Abs. 3 des Infektionsschutzgesetzes (IfSG) seit Januar 2001 direkt und nicht namentlich an das Robert Koch-Institut (RKI) gemeldet.

Folgende Stadien der Erkrankung werden unterschieden:

- **Primärstadium:** schmerzloses Ulkus, gerötet, nässend, hochinfektiös, meist am Genitale; vergrößerte Leistenlymphknoten; die Auffälligkeiten verschwinden etwa 5 Wochen nach der Infektion.
- **Sekundärstadium** (Beginn ca. 2–3 Monate nach der Infektion): vielfältige dermatologische Symptome (infektiöse Exantheme; Haarausfall); Tonsillitis, Iritis, Hepatitis, evtl. generalisierte Lymphknotenschwellungen; stark wechselnde Symptomatik über ca. 5 Jahre.
- **Tertiärstadium** (5 Jahre bis Jahrzehnte nach der Infektion): Befall aller Gewebe möglich; nekrotischer Zerfall betroffener Gewebe, »gummiartiger« Eiter. Die nun auftretende neuropsychiatrische Symptomatik kann sehr vielgestaltig sein. Klassische Syndrome sind die Tabes dorsalis mit vorwiegend neurologischer Symptomatik (lanzierende Schmerzen in Bauch und Beinen, Ataxie, Verlust von Sensibilität und Schmerzempfinden), sowie die sog. progressive Paralyse. Diese geht zunächst mit einer sehr bunten Psychopathologie einher: Leistungsabfall, Indolenz, Persönlichkeitsveränderungen mit enthemmtem Verhalten, Euphorie, Paranoia, Apathie, Depression, Manie. Im Verlauf entwickelt sich eine Demenz.

Die Diagnose wird laborchemisch gestellt (Suchtest: Treponema-pallidum-Hämagglutinationstest, TPHA; Bestätigungstest: erhöhter IgM-Fluoreszenz-Treponema-Antikörper-Absorptionstest, FTA-ABS; Liquor-/Serumquotient für TPHA und IgM). Im EEG zeigen sich Allgemeinveränderungen; die zerebrale Bildgebung kann oft eine Hirnatrophie, z. T. auch irreguläre Infarkte aufdecken.

Die primäre Therapie der Lues ist antibiotisch (Penizillin). Liegt bereits eine Neurosyphilis vor, ist nur noch ein geringer Effekt der Behandlung zu erwarten. Die neuropsychiatrischen Auffälligkeiten werden symptomtisch, z. B. neuroleptisch, behandelt.

Lyme-Borreliose

Die Borreliose wird durch Infektion mit den Spirochäten Borrelia burgdorferi, die von Zecken auf den Menschen übertragen werden, verursacht. Eine erhöhte Prävalenz findet sich in Deutschland bei Kindern zwischen 5 und 10 Jahren (ca. 25:100.000; Mehnert u. Krause 2005). Am Ort des Zeckenbisses bildet sich im Stadium I das Erythema migrans, beginnend mit einer Papel, ringförmiger Ausbreitung mit zentraler Abblassung, begleitet von Juckreiz, Krankheitsgefühl, Fieber, Lymphknotenschwellungen und Gelenkschmerzen. Nach wenigen Wochen treten im Stadium II neben kardialen (AV-Block) und ophthalmologischen (Iridozyklitis) Symptomen oft neurologische Symptome auf, wie ein polyradikuläres Schmerzsyndrom, Hirnnervenlähmungen (häufig Fazialisparese) oder Meningitis. Später kann ein psychiatrisches Syndrom mit vielgestaltiger Symptomatik (ähnlich der Neurosyphilis) auftreten. Die klinische Verdachtsdiagnose stützt sich auf das oft berichtete Erythema migrans, das Schmerzsyndrom und die Fazialisparese; sie wird gesichert durch den mikrobiologischen Nachweis von Borrelien in Blut und Liquor; wegweisend ist auch eine deutliche IgM-Erhöhung im Liquor. Die Therapie erfolgt antibiotisch mit Zephalosporinen. Die Infektion hinterlässt keine Immunität; Rezidive sind auch nach jahrelanger Latenz möglich.

Frühsommer-Meningoenzephalitis (FSME)

Die FSME ist die häufigste endemische Virusenzephalitis in Deutschland. Der Erreger wird durch Zecken übertragen und kann eine Meningitis, Meningoenzephalitis oder Meningoradikulitis verursachen. Nach einer Inkubationszeit von 7–12 Tagen kommt es zu hohem Fieber, Kopf-

schmerzen und gastrointestinalen Beschwerden, die sich nach einigen Tagen zurückbilden.

Bei etwa 10% der symptomatischen Patienten kommt es etwa eine Woche nach der Entfieberung zu erneutem hohen Fieber und Zeichen der meningealen Reizung (Kopfschmerzen, Lichtscheu, Erbrechen). Bei einem Drittel dieser Fälle entwickelt sich eine Meningoenzephalitis mit Vigilanzstörungen bis zum Koma. Hirnleistungsstörungen und Anfälle sind häufig. Die Dauer der ZNS-Symptome ist sehr variabel und kann bis zu mehrere Wochen betragen. In seltenen Fällen beginnt die Erkrankung mit depressiven Symptomen.

Die Therapie ist symptomatisch. Neben allgemeinen vorbeugenden Maßnahmen gegen Zeckenbisse (Tragen von langen Hosen und hohem Schuhwerk, Meiden von Unterholz) wird in Endemiegebieten eine Impfung mit inaktivierten FSME-Viren empfohlen. Die Frühsommer-Meningoenzephalitis ist durch den Leiter des diagnostizierenden Labors meldepflichtig.

HIV bzw. Neuro-Aids

Die erworbene Immunschwäche Aids (»acquired immune deficiency syndrome«) ist primär eine durch das HI-Virus verursachte Erkrankung des Immunsystems. In Deutschland leben etwa 400 mit HIV infizierte Kinder, etwa 20 Kinder infizieren sich nach Angaben des Robert-Koch-Instituts jedes Jahr neu. Das Virus kann auch das Nervensystem befallen und zu chronischen organischen psychiatrischen Syndromen, Psychosen und Neuropathien führen. Bei bis zu 60% der an Aids Erkrankten kommt es zu neuropychiatrischen Symptomen. Einige Betroffene zeigen bereits zu Beginn der Erkrankung Symptome einer Meningoenzephalitis. Bei der subakuten **HIV-Enzephalopathie** kommt es zu Antriebslosigkeit, einer langsam progredienten Wesensveränderung und kognitiven Störungen (Vergesslichkeit, Konzentrationsstörungen) bis hin zur Demenz. Es gibt derzeit keine kausale

Therapie. Psychotherapeutische Behandlungen können durch Antidepressiva und Nootropika unterstützt werden.

Subakute sklerosierende Panenzephalitis (SSPE)

Die subakute sklerosierende Panenzephalitis (SSPE) ist eine Spätkomplikation nach Maserninfektion, die eine generalisierte progredienter Entzündung des Gehirns mit psychiatrischen und neurologischen Symptomen nach sich zieht und tödlich endet. Die Erkrankung tritt Monate bis Jahre nach einer Maserninfektion auf (sog. »slow virus infection«). In Deutschland werden etwa 5–10 Fälle jährlich registriert.

Der Verlauf der SSPE wird in 3 Stadien unterteilt. Das erste Stadium ist durch psychische Symptome (Verhaltensauffälligkeiten, Gleichgültigkeit, Merkfähigkeitsstörungen, Demenz) gekennzeichnet, das zweite durch neurologische Symptome wie Myoklonien und epileptischen Anfälle. Im Hirnstrombild finden sich die charakteristischen Radermecker-Komplexe, periodisch in einem Rhythmus von 5–10 Sekunden wiederkehrende Deltakomplexe mit abortiven Spitzen. Im dritten Stadium kommt es zum apallischen Syndrom, Koma und Tod.

❶ Besonders gefährdet sind Kinder, die sich in den ersten zwei Lebensjahren mit Masern angesteckt haben. Die Masernimpfung beugt der SSPE vor, kann aber diese Komplikation nicht auslösen.

Zerebrale Malaria

Eine zerebrale Malaria im Kindesalter zieht überdurchschnittlich häufig kognitive Beeinträchtigungen nach sich. Jedes fünfte Kind mit zerebraler Malaria weist 6 Monate nach Entlassung kognitive Defizite auf, vor allem Störungen der Aufmerksamkeit und Beeinträchtigungen des Arbeitsgedächtnisses (Boivin et al. 2007). Risikofaktoren für kognitiven Beeinträchtigungen sind epileptischen Anfälle zu Erkrankungsbeginn sowie ein längeres Koma. Patienten mit einem unkomplizierten Malariaverlauf haben kein erhöhtes Risiko für kognitive Störungen. Nach Adjustierung verschiedener Parameter weisen Kinder mit zerebraler Malaria insgesamt ein 3,7-fach höheres Risiko für spätere kognitive Störungen auf als Kinder einer Kontrollgruppe.

4.2   Schädel-Hirn-Trauma

Schädel-Hirn-Traumata (SHT) stellen eine der häufigsten Ursachen für eine erworbene neuropsychiatrische Erkrankung im Kindesalter dar. Die psychiatrischen und neuropsychologischen Folgen von SHT mögen weniger evident sein als bleibende körperliche Schäden eines Unfalls, sind aber nicht weniger beeinträchtigend (Jorge 2005). Die ICD-10 klassifiziert diese psychiatrischen Folgen als organisches Psychosyndrom nach Schädel-Hirn-Trauma (F07.2).

Als Schädel-Hirn-Trauma wird jede Kopfverletzung bezeichnet, bei der es neben einer Verletzung des Schädels auch zu einer Hirnschädigung mit Funktionsstörungen des Gehirns kommt. Leitsymptom aller SHT ist die posttraumatische Bewusstseinsstörung. Hinzu treten retrograde, bei schweren SHT auch anterograde Amnesie, vegetative Symptome (Blässe, Übelkeit, Erbrechen, Schwindel, Kopfschmerzen), bei substanziellen Hirnverletzungen neurologische Herdzeichen und bei schweren SHT gravierende Kreislauf- und Atemfunktionsstörungen. Die alten, vielerorts noch gebräuchlichen Definitionen Commotio, Contusio und Compressio cerebri sind zur Klassifikation des Schweregrades eines SHT nicht geeignet. Als Basis für das weitere diagnostische und therapeutische Vorgehen sowie zur Einschätzung der Langzeitprognose werden SHT besser klassifiziert als leichte, mittelschwere und schwere SHT, orientiert an der Dauer oder am Ausmaß der posttraumatischen

◻ Tab. 4.1. Glasgow Coma Scale (GCS)

Punkte	Augen öffnen	Verbale Kommunikation	Motorische Reaktion
6	–	–	Befolgt Aufforderungen
5	–	Konversationsfähig, orientiert	Gezielte Schmerzabwehr
4	Spontan	konversationsfähig, desorientiert	Ungezielte Schmerzabwehr
3	Auf Aufforderung	Unzusammenhängende Worte	Auf Schmerzreiz Beugeabwehr (abnormale Beugung)
2	Auf Schmerzreiz	Unverständliche Laute	Auf Schmerzreiz Strecksynergismen
1	Keine Reaktion	Keine verbale Reaktion	Keine Reaktion

Bewusstseinsstörung. Zur Klassifikation hat sich die Glasgow Coma Scale (GCS; Teasdale u. Jennett, 1974) etabliert. Je geringer die Punktzahl, desto schwerer das SHT: Die minimale Punktzahl der GCS beträgt 3 Punkte, ein Punktwert von 15 definiert eine völlig wiederhergestellte Bewusstseinslage (◻ Tab. 4.1).

❗ Eine besondere Risikogruppe stellen Kinder dar, die zunächst relativ unbeeinträchtigt erscheinen, schreien oder sogar normal sprechen und dann rasch infolge intrakranieller Komplikationen in ein Koma verfallen und versterben (»Talk-and-die«- bzw. »Cry-and-die«-Patienten).

Für das Kindesalter (bis zum Alter von unter 12 Jahren) wurde die ursprüngliche GCS modifiziert und die »verbale Antwort« an die Besonderheiten des Säuglings- und Kleinkindesalters adaptiert (◻ Tab. 4.2).

Bei Klassifikation nach dem GCS-Summenscore handelt es sich um ein leichtes SHT bei einem GCS-Wert von 13–15, ein mittelschweres SHT bei Werten von 9–12 und um ein schweres SHT bei einem Wert von 8 oder weniger.

❗ Häufigste Ursache des SHT sind Verkehrsunfälle. Vor allem im frühen Kindesalter ist bzgl. der Verletzungsursache auch stets an die Möglichkeit einer Kindesmisshandlung zu denken. Hinweise hierauf sind vor allem multiple und mehrzeitige Verletzungsmuster, auch an Haut und Skelettsystem (Deutsche Gesellschaft für Kinder- und Jugendmedizin 2003).

Achtzig Prozent der in eine Klinik überwiesenen Schädel-Hirn-Traumata sind leichtgradig, 10% mittelschwer und 10% schwer. Nach einem leichten SHT kommt bei etwa 10–20% der Patienten zu einem chronischen, posttraumatischen Syndrom. Dessen klinische Charakteristika dieser in der Regel transienten Störung sind:

- Schmerzsyndrom (Kopfschmerz, Nackenschmerz/-steife),
- vegetatives Syndrom (Übelkeit/Erbrechen, Schwindel, orthostatische Dysregulation, distale Hyperhidrose, vegetativer Tremor),
- sensorisches Syndrom (Licht-/Geräuschempfindlichkeit, Geruchs-/Geschmacksstörungen),
- »neurasthenisches« Syndrom (depressive Verstimmung, neuropsychologische Leistungseinbußen, Reizbarkeit, Schlafstörungen).

Punkte	Augen öffnen	Beste verbale Kommunikation	Beste motorische Reaktion
6	–	–	Spontane Bewegungen
5	–	Plappern, Brabbeln	Auf Schmerzreiz gezielt
4	Spontan	Schreien, aber tröstbar	Auf Schmerzreiz normale Beugeabwehr
3	Auf Schreien	Schreien, untröstbar	Auf Schmerzreiz abnorme Abwehr
2	Auf Schmerzreiz	Stöhnen oder unverständliche Laute	Auf Schmerzreiz Strecksynergismen
1	Kein	Kein	Kein

Tab. 4.2. Glasgow Coma Scale für Kleinkinder

Erwachsene Patienten mit einem schweren SHT zeigen insgesamt ein ungünstiges Outcome: 30–40% der Patienten versterben, 2–14% der Patienten überleben im posttraumatischen vegetativen Zustand; 10–30% der Patienten bleiben schwer und 17–20% mittelgradig behindert. Lediglich zwischen 7 und 27% der Patienten erholen sich gut (Kampfl et al. 1998). Die Überlebenschancen nach einem schweren Schädel-Hirn-Trauma sind im Kindesalter nicht wesentlich günstiger als beim Erwachsenen. Die Letalitätsrate liegt zwischen 40 und 45%, obwohl das kindliche Gehirn eine bessere Erholungstendenz besitzt, sodass auch nach einer längeren Bewusstlosigkeit gute Behandlungsergebnisse möglich sind (Lehmkuhl u. Melchers 2001b).

Die **pathophysiologischen Vorgänge** nach einem SHT sind komplex und noch nicht vollständig verstanden. Insbesondere die Pathogenese der psychischen Störungen nach SHT ist erst ansatzweise erhellt. Klinisch hilfreich ist eine Unterscheidung zwischen den akut auftretenden psychopathologischen Veränderungen und länger anhaltenden Störungen. Akut kommt es nach einem schweren SHT oft zu einer Bewusstseinsstörung, von kurzer Bewusstlosigkeit bis hin zum Koma. Wenn die Akutphase nach dem Trauma überlebt worden ist, setzen häufig neuropsychiatrische Störungen ein, die in ihrer Ausprägung von der Lokalisation und Größe der Hirnschädigung abhängen.

Nach Lehmkuhl und Thoma (1987) ist etwa jedes vierte Kind nach leichtem SHT psychiatrisch auffällig; nach schwerem SHT sogar mehr als 60%. An psychopathologischen Folgen werden neben Bewusstseinsstörungen und Durchgangssyndromen auch Wesensveränderungen (Frontalhirnsyndrom mit Enthemmung), Antriebsstörungen, Derealisationsphänomene, Angststörungen, depressive Zustände und posttraumatische Belastungsstörungen beschrieben.

❗ Lange Zeit wurde bezüglich der neuropsychiatrischen Folgeschäden von SHT vermutet, dass Kinder aufgrund der größeren Plastizität ihres Gehirns anpassungsfähiger seien und weniger schwere Folgen davontrügen als Erwachsene (St. James-Roberts 1979). Diese Sichtweise ist durch die Forschung der vergangenen Jahre infrage gestellt (Finger u. Stein 1982).

Zwar ist die kortikale Organisation in ihrer frühen Entwicklungsperiode in der Lage plastisch zu reagieren, indem funktionelle Strukturen sich an bestimmte Umwelteinflüsse und Traumata anzupassen vermögen. Vieles deutet inzwischen aber darauf hin, dass Schäden zunächst asymptomatisch bleiben können und Defizite sich u. U. erst nach Jahren bemerkbar machen, auch wenn bis dahin die Entwicklung der Kinder wenig auffällig verlief.

❶ Langzeitstudien nach SHT bei Kindern und Jugendlichen machen deutlich, dass die Behandlung verunfallter Kinder auch 2 Jahre nach dem Trauma nicht regelhaft als abgeschlossen gelten kann und dass traumatisch bedingte Störungen und Defizite sich sogar mit noch größerem zeitlichen Abstand vom Unfall verschlimmern oder neu manifestieren können (Benz u. Ritz 1996; Benz et al. 1999).

Das Phänomen, dass neuropsychologische Defizite bei Kindern bisweilen erst im späteren Verlauf, etwa bei der Konfrontation mit zunehmend höheren, differenzierteren Anforderungen, zum Tragen kommen, wird als »growing into the deficit« bezeichnet; dies wird in ähnlicher Weise auch nach Schlaganfällen bei Kindern beobachtet. Neuere neuropsychologische Befunde sprechen dafür, dass gerade jüngere Kinder besonders vulnerabel für Folgeschäden von Hirnverletzungen sind, d.H. es reagieren jene Gehirne besonders empfindlich, deren Entwicklung und Reifung noch nicht abgeschlossen ist (Anderson et al. 2004; Kieslich et al. 2001).

Für die neuropsychiatrischen Folgen einer traumatischen Hirnschädigung kommt dem Konzept der **vulnerablen Periode**, das die Störanfälligkeit von Entwicklungsvorgängen in Beziehung zur Hirnreifung bringt, eine besondere Bedeutung zu (Lehmkuhl u. Melchers 2001b). Während sich Läsionen, die im 1. Lebensjahr aufgetreten sind, besonders negativ auswirken, können sie zwischen dem 1. und 5. Lebensjahr besser kompensiert werden und haben danach wiederum gravierendere Funktionsstörungen zur Folge (Kolb u. Whishaw 1996). Diese altersabhänigigen Effekte können die z. T. widersprüchlichen Ergebnisse zur Rückbildungsfähigkeit neuropsychiatrischer Folgen nach SHT im Kindesalter erhellen.

Je jünger ein Kind bei Erleiden eines Schädel-Hirn-Traumas ist, umso länger bedarf es daher in den nachfolgenden Jahren regelmäßiger eingehender Kontrolluntersuchungen. Schädel-Hirn-verletzte Kinder sind bis zum Abschluss ihrer Entwicklung als »Risikopatienten« zu betrachten. Auch primär verhältnismäßig mild erscheinende Traumen können zu neuropsychologischen Problemen führen bzw. vorbestehende verschlechtern. Wichtig ist daher die Aufklärung von Eltern, Lehrern, Unfall- und Kinderärzten über potenzielle Langzeitfolgen von SHT und die Notwendigkeit entwicklungsbegleitender Untersuchungen. In Abhängigkeit von der Schwere des Traumas empfehlen daher die Leitlinien der Gesellschaft für Neuropädiatrie wegen möglicher Spätfolgen neuropädiatrische und neuropsychologische Verlaufsbeobachtungen über mehrere Jahre (Deutsche Gesellschaft für Kinder- und Jugendmedizin 2003).

Bemühungen der vergangenen Jahre gingen dahin, **Prädiktoren** für günstige und ungünstige Verläufe nach SHT zu ermitteln. Mit diesem Ziel untersuchten Kieslich et al. (2001) 318 Kinder nach, die in einem Zeitraum von 25 Jahren wegen eines SHT in der Universitätskinderklinik Frankfurt behandelt worden waren; die minimale Nachbeobachtungszeit betrug 2 Jahre, im Mittel knapp 9 Jahre (❍ Tab. 4.3). Als Beurteilungskriterien für den Verlauf wurde der Grad an selbstständiger Alltagsbewältigung des Kindes und der Schulerfolg bzw. der Grad einer eventuellen Intelligenzminderung gewählt. Über die gesamte Gruppe hinweg konnte für knapp die Hälfte der Kinder keine Langzeitbeeinträchtigung von Selbstständigkeit und Schulkarriere gefunden werden. Kinder, die zum Zeitpunkt des SHT jünger als 2 Jahre waren, hatten die mit

Tab. 4.3. Langzeitverlauf bei 318 Kindern nach SHT. (Nach Kieslich et al. 2001)

		Alter bei SHT			Epilepsie	
	Gesamt n=318	< 2 Jahre n= 64	2–6 Jahre n=88	> 6 Jahre n=166	Ja N=68	Nein n=250
Normale Entwicklung	45,9	39,1	42,1	50,6	14,7	54,4
Verlust eines Schuljahres	20,1	17,2	21,6	20,5	16,2	21,1
Schulwechsel bzw. mehr als ein Schuljahr verloren	13,2	4,7	19,3	13,3	16,2	12,4
IQ 50–69	11,6	18,8	8,0	10,8	23,5	8,4
IQ 30–49	6,3	14,1	5,7	3,6	17,6	3,2
IQ < 30	2,8	6,3	3,4	1,2	11,8	0,4

Abstand schlechteste Prognose. Weitere Prädiktoren für einen ungünstigen Verlauf waren eine länger als 24 Stunden anhaltende posttraumatische Bewusstseinsstörung und ein schweres SHT, operationalisiert als ein initialer Wert unter 7 auf der Glasgow Coma Scale. Auch die Entwicklung einer posttraumatischen Epilepsie ging mit einem massiv schlechteren Verlauf einher, wobei deren Häufigkeit mit steigendem Alter abnahm: Kinder unter 2 Jahren entwickelten in 43,8% eine Epilepsie, im Vergleich zu 20,5% der 2- bis 6-Jährigen und 13,3% der über 6-Jährigen. Wenn das SHT im Rahmen einer Kindesmisshandlung erlitten wurde, wirkte sich dies zusätzlich erschwerend auf den Verlauf aus, vermutlich wegen damit einhergehender multipler und wiederholter Hirnverletzungen.

Max et al. (1998) untersuchten mögliche Prädiktoren früher psychiatrischer Auffälligkeiten nach einem SHT und fanden einen signifikanten Zusammenhang zur Schwere des Traumas und zum psychosozialen Funktionsniveau der Familie vor dem Trauma. Kinder aus belasteten Familien entwickelten 4-fach häufiger psychiatrische Störungen nach SHT. Auch bereits vor dem Trauma bestehende emotionale Probleme tragen zu einem ungünstigeren kognitiven und emotionalen Outcome bei, selbst nach vergleichsweise milden Traumata (Bohnen et al. 1992). Ähnliche Zusammenhänge wurden von Gerring et al. (2002) für die Entwicklung einer posttraumatischen Belastungsstörung (PTBS) in einer Nachuntersuchung bei 97 Kindern und Jugendlichen nach schwerem SHT gefunden: Bei 12% der Kinder musste eine PTBS diagnostiziert werden. Neben früh nach dem Trauma auftretenden Angststörungen und depressiven Verstimmungen waren prämorbide widrige familiäre und soziale Faktoren dabei ebenso von Bedeutung wie prämorbide Angststörungen (zur Rolle prämorbider emotionaler Auffälligkeiten vgl. auch Vasa et al. 2002). Dass die Kinder trotz Amnesie für das Trauma ähnliche Zustände wie bei Nachhallerinnerungen erlebten, erklärt sich möglicherweise über im nondeklarativen Gedächtnis gespeichert Traumainhalte, die dem Bewusstsein nicht zugänglich sind. Ein Rolle mag auch das Schaffen von »sekundären« Traumarepräsentationen durch Erzählen des Unfalls durch Dritte, etwa die Eltern, oder das Anschauen von Bildern spielen. Die Implikationen hieraus für die frühe Elternberatung nach Unfällen sind noch unzureichend untersucht.

❗ Wenngleich die Schwere des SHT übereinstimmend in einer Vielzahl von Studien als bedeutsamer Risikofaktor für einen ungünstigen Verlauf ausfindig gemacht wurde, sind Langzeitfolgen auch nach leichten SHT, wie z. B. einer Gehirnerschütterung, beobachtbar (Satz et al. 1997).

Auch bei Kindern mit leichten SHT können lang andauernde neuropsychologische Defizite bestehen bleiben (Benz u. Ritz 1996; Klonoff et al. 1993). Diese Befunde finden bisher sowohl in der Forschung als auch in der klinisch-diagnostischen Praxis nicht die ihnen gebührende Aufmerksamkeit (Lehmkuhl u. Melchers 2001b). In jedem Fall sollte auch ein leichtes SHT in der Anamnese Anlass für eine differenzierte leistungs- und verhaltensbezogene Diagnostik geben, sobald der betroffene Patient Besonderheiten in seiner Entwicklung oder andere Auffälligkeiten aufweist.

Die Diagnose der Langzeitschäden eines SHT wird oftmals dadurch erschwert, dass neuropsychologische Defizite nicht immer zu mehr oder weniger globalen Leistungsbeeinträchtigungen führen, sondern sich auch nur auf einzelne Leistungsbereiche erstrecken können (Remschmidt u. Stutte 1980). Insbesondere eng umschriebene Läsionen in bestimmten Hirnregionen können sich auch in isolierten spezifischen Leistungsstörungen äußern. Dabei nimmt die Variabilität der im Langzeitverlauf anhaltenden Syndrommuster zu, je leichter die initial vorhandene neurologische Schädigung war. Als besonders anfällig werden Antriebs-, Vigilanz- und Aufmerksamkeitsfunktionen, visuell-räumliche und mnestische Teilleistungen sowie Anforderungen an eine schnelle Reaktionsfähigkeit unter Zeitdruck beschrieben (Benz u. Ritz 1996; Heubrock u. Petermann 2000). Die Vielfalt der möglichen Funktionsstörungen und die individuell sehr unterschiedliche Rückbildung funktioneller Ausfälle erfordern die Anwendung heterogener psychodiagnostischer Untersuchungsverfahren mit einer weit gefächerten Prüfung sehr unterschiedlicher Leistungen. Dieser Notwendigkeit trägt die Anwendung von Testbatterien Rechnung (Lehmkuhl u. Melchers 2001b; ▶ Abschn. 6.6.3).

Beispiel

Als Beispiel für die Auswirkungen eines Schädel-Hirn-Traumas auf die kognitive Leistungsfähigkeit sei das HAWIK-III-Testprofil eines 10-jährigen Jungen angeführt, der von einem Auto angefahren wurde und ein schweres Schädel-Hirn-Trauma erlitt. Vor dem Unfall war der Junge im Rahmen einer ADHS-Diagnostik testpsychologisch untersucht worden; das HAWIK-Profil war ausgeglichen und altersentsprechend gewesen. Nach langer Rehabilitation wurde zu Beginn der ambulanten Nachbetreuung eine erneute Tesung vorgenommen, deren Befund in ◨ Abb. 4.1 dargestellt ist. Es zeigt sich eine große Diskrepanz zwischen dem normalen Verbal-IQ und dem Handlungs-IQ (im Bereich einer geistigen Behinderung). Die Ergebnisse der Untertests Bilderergänzen, Zahlen-Symbol-Test, Bilderordnen, Mosaik-Test und Figurenlegen sind weit unterdurchschnittlich (Wertpunkte von 1).

Kinder und Jugendliche im Zustand nach erlittenem SHT sollten insbesondere hinsichtlich ihrer schulischen Leistungsfähigkeit überprüft werden. Sinnvoll erscheinen etwa neuropsychologische Bestandsaufnahmen rechtzeitig vor der Einschulung, vor der Entscheidung über die Art des weiterführenden Schulbesuchs oder rechtzeitig vor dem Schulabschluss oder zu Beginn der Berufsfindung. So können vorausschauend und basierend auf therapeutischen Empfehlungen entscheidende Weichenstellungen getroffen werden, um langfristig die bestmögliche Lebensqualität der Betroffenen zu sichern (Ritz u. Benz 2003). Bei Schülern höherer Klassen und bei Studenten ist es bei der Eingangsdiagnostik nach dem Trauma notwendig, Grundlagen von der Primarstufe an zu überprüfen (Schröder 2003).

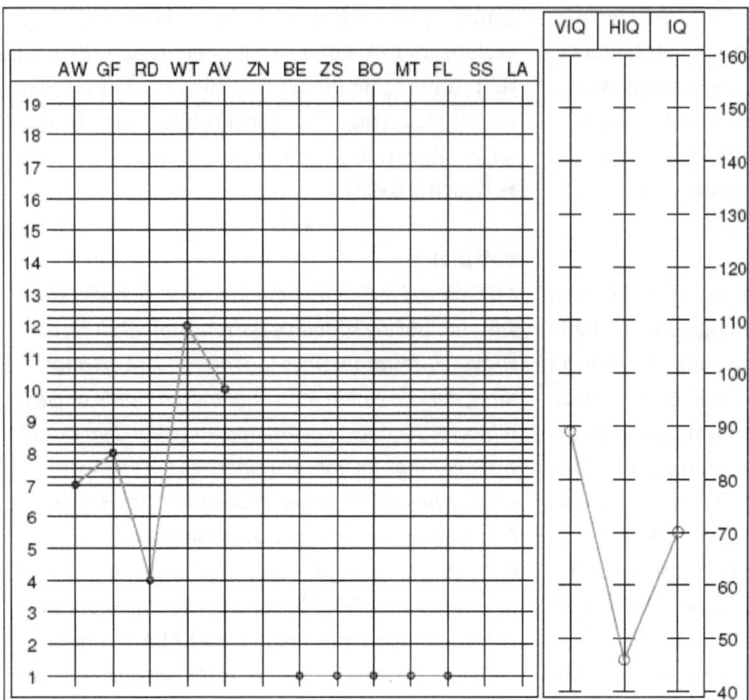

◨ Abb. 4.1. HAWIK-III-Testprofil eines 10-jährigen Jungen nach Schädel-Hirn-Trauma

❶ Als wenig hilfreich hat sich ein vorschneller Rückschluss von der Bewältigung von Alltagsanforderungen auf die Leistungsmöglichkeiten, etwa in der Schule erwiesen. Neuropsychologische Entwicklungsstörungen im Sinne von Leistungsproblemen können auch dann auftreten, wenn die Bewältigung von Alltagsanforderungen scheinbar oder tatsächlich gelingt.

Auch das in einer Einzeltestung erhobene neuropsychologische Testprofil lässt sich nicht ohne Weiteres auf die in aller Regel weniger strukturierte Gruppensituation in der Schule mit ihren zahlreichen Ablenkungen übertragen (Schröder 2003). Aussagekräftiger ist die Testung in der Gruppe oder, wenn irgend möglich, die Einschätzung im Anschluss an den Besuch einer Klinikschule mit diagnostisch speziell geschulten Pädagogen. Verfahren der neuropsycholo-

gischen Diagnostik werden vertieft in dem entsprechenden Kapitel dargestellt.

❶ Lehmkuhl und Melchers (2001b) kommen in einer Übersicht zu dem Resumée, im Vergleich zu kognitiven oder motorischen Defiziten seien psychiatrische Auffälligkeiten nicht nur die häufigsten Folgen nach SHT, sondern auch diejenigen mit der größten Bedeutung für die spätere Lebensqualität (Brown et al. 1981; Lehmkuhl u. Thoma 1987).

Die Kategorie »organisches Psychosyndrom nach Schädel-Hirn-Trauma« (ICD-10 F07.2) ist sowohl durch eine Vielzahl unspezifischer psychischer Symptome definiert als auch durch neuropsychologische Defizite, die in sehr unterschiedlicher Ausprägung und Kombination bei Patienten nach einem Schädel-Hirn-Trauma auftreten können. Von einem einheitlichen Syndrom kann daher kaum gesprochen werden (Lehmkuhl u. Melchers 2001b).

Als umschriebenes Störungsbild nach Schädel-Hirn-Trauma hat das sog. **neurasthenisch-depressive Syndrom** Eingang in die Literatur gefunden. Analog werden die Begriffe nichtpsychotisches posttraumatisches (organisches) Psychosyndrom, postkommotionelles Syndrom, postkontusionelles Syndrom verwandt. Die für das Syndrom kennzeichnenden Veränderungen ergeben sich definitionsgemäß nach einem Schädel-Hirn-Trauma ausreichender Schwere und umfassen folgende Symptome:

- Erschöpfbarkeit, Kopfschmerzen, Schlafstörungen, Schwindel, Wetterfühligkeit,
- Einschränkung kognitiver Funktionen wie Konzentrationsstörungen, Gedächtnisstörungen, Verlangsamung des psychischen Tempos und Umstellungserschwernis,
- emotionale Störungen wie Ängstlichkeit, depressive Verstimmung oder Reizbarkeit,
- mitunter auch hypochondrische Befürchtungen, deutlich verringertes Selbstwertgefühl und Flucht in eine Krankenrolle.

Man nimmt an, dass die Symptomatik sowohl durch organische Faktoren als auch durch deren psychische Verarbeitung bedingt ist. In der Behandlung des Syndroms kommen verschiedenen Bausteine zum Einsatz. Schmerzpsychologische Therapie und verhaltenstherapeutische Psychotherapie sollen die Schmerz-, Stress- und Krankheitsbewältigung verbessern; eine Gesprächstherapie kann zur Klärung von Belastungsfaktoren dienen. Spezifische verhaltenstherapuetische Strategien sind indiziert bei der seltenen Entwicklung einer posttraumatischen Belastungsstörung und bei abnormer depressiver Entwicklung. Neuropsychologische Verfahren dienen dem Training von Konzentration, Kognition, Mnestik und Ausdauer. Soziotherapeutische Maßnahmen mit möglichst frühzei-

tigem Arbeitsversuch haben eine Wiedereingliederung in das Schul- und Berufsleben zum Ziel.

Die Frage der Rehabilitationsbedürftigkeit wird unten ausführlich behandelt.

4.3   Infantile Zerebralparese

Infantile Zerebralparesen (ICP) sind der häufigste Grund für eine schwere körperliche Behinderung im Kindesalter. Die Prävalenz der ICP liegt international relativ einheitlich bei 2,0–2,5 pro 1000 Geburten, wobei sie mit sinkendem Geburtsgewicht deutlich zunimmt. In den Leitlinien der Gesellschaft für Neuropädiatrie (Deutsche Gesellschaft für Kinder- und Jugendmedizin 2003) wird die ICP nicht als nosologisch in sich geschlossenes Krankheitsgeschehen gesehen, sondern als Symptomenkomplex definiert, der eine Gruppe von statischen Enzephalopathien zusammenfasst, die klinisch gekennzeichnet sind durch

- eine neurologisch definierbare motorische Störung: Spastik, Dyskinese, Ataxie,
- eine Entstehung vor dem Ende der Neonatalperiode,
- Fehlen einer Progredienz des zugrunde liegenden Prozesses, auch wenn das klinische Bild im Lauf der Entwicklung Veränderungen unterworfen sein kann.

Häufige assoziierte Störungen sind Epilepsie, kognitive Defizite (geistige Behinderung, Lernbehinderung, Teilleistungsstörungen), Sehstörungen und Hörstörungen.

❗ Die einmal erlittenen Schädigungen des Gehirns (»Enzephalopathien«) zu Beginn der kindlichen Entwicklung beeinflussen prozesshaft die Entwicklung der Patienten mit ICP bis ins Erwachsenenalter in individuell sehr unterschiedlicher Ausprägung und oft mit zunehmenden und schweren Symptomen der Erkrankung.

Insbesondere die fortschreitenden strukturellen Veränderungen von Muskulatur und Skelettsystem gehen häufig mit einem sekundären Verlust motorischer Funktionen einher. Patienten mit relativ leichten Zerebralparesen können eine Progredienz mehr oder weniger gut kompensieren; häufig ist aber eine medizinische Begleitung vom ersten Lebensjahr bis ins Erwachsenenalter mit wiederholten intensiven Therapiephasen notwendig.

Die Unterteilung der Zerebralparesen stützt sich auf die Art und Verteilung der motorischen Funktionsstörung, wobei im Vordergrund überwiegend die motorische Spastik steht: ist von ihr eine Körperhälfte betroffen, spricht man von spastischer Hemiplegie, bei vorherrschender Beteiligung der unteren Extremitäten von spastischer Diplegie, bei Betroffensein aller Extremitäten von spastischer Quadriplegie oder Tetraplegie. Seltener als spastische Auffälligkeiten sind ataktische oder athetoide Bewegungsmuster.

Definition

Spastik. Erhöhung des Muskeltonus gegen passive Bewegung, meist begleitet von gesteigerten Muskeleigenreflexen; bei zentraler Lähmung infolge von Hirn- oder Rückenmarksschäden.
Ataxie. Verlust der Bewegungskoordination; Gehen, Handbewegungen und Rumpfstabilität sind ungezielt; häufige Ursache sind Kleinhirnschädigungen.
Athetose. Unwillkürliche, langsame, schraubende Bewegungen infolge einer Stammganglienschädigung.

Hinsichtlich Ätiologie und Pathogenese der ICP ist die morphologisch unterschiedliche Vulnerabilität des Gehirns in Abhängigkeit vom jeweiligen Reifezustand zu beachten. Bis etwa zur 24. Schwangerschaftswoche führen Störungen zu Fehlbildungen, ab dem späten 2. Trimenon zu Defektbildungen; zwischen der 24. und 36. Woche stehen periventrikuläre Läsionen (Schädigungen der weißen Substanz in Form der periventrikulären Leukomalazie, intra-/periventrikulären Blutung sowie der hämorrhagischen Infarzierung) im Vordergrund.

Beim reifen Neugeborenen ist die graue Substanz Prädilektionsort einer Schädigung. Ein weiteres Schädigungsmuster stellen Infarkte der großen Hirnarterien dar.

❗ Die Annahme, dass Geburtskomplikationen oder perinatale Schädigungen für die Mehrzahl der Zerebralparesen ätiologisch entscheidend seien, ist höchstwahrscheinlich nicht zutreffend (Goodman 2003).

Nur bei jedem fünften Kind mit infantiler Zerebralparese finden sich Hinweise auf eine während der Geburt stattgehabte Sauerstoffminderversorgung (Freeman u. Nelson 1988). Zudem finden sich bei diesen Kindern mit ICP und belegter Asphyxie unter der Geburt zusätzlich angeborene Stigmata wie Mikrozephalie und andere Malformationen, die darauf hinweisen, dass die Entwicklung des Fetus bereits in der ersten Schwangerschaftshälfte gestört verlief (Miller 1989). Auch Kinder mit schweren perinatalen Schädigungen haben eine viel höhere Chance später neurologisch unauffällig zu sein als an einer Zerebralparese zu leiden (Freeman u. Nelson 1988). Medizinhistorisch interessant ist, dass bereits Sigmund Freud (1893) in Bezug auf die Zerebralparese postuliert hatte, dass die meisten Fälle einen pränatalen Ursprung haben. Dieses Konzept gewinnt zunehmende Unterstützung.

Andererseits sind Assoziationen belegt zwischen athetoiden Bewegungsstörungen und Rhesusinkompatibilität sowie zwischen zerebrovaskulären Störungen und Hemiplegie. Frühgeburtlichkeit gilt als Riskiofaktor diplegischer Zerebralparesen, und, weniger ausgeprägt, auch anderer Formen der ICP (Goodman 2003).

Bei einem Teil der Kinder mit ICP scheinen Polymorphismen im Gen des Apolipoproteins E (ApoE) ätiologisch bedeutsam (Kuroda et al. 2007): So haben Träger der ε4- und ε2-Varianten des ApoE eine erhöhtes Risiko an einer infantilen Zerebralparese (ICP) zu erkranken und sind dann auch schwerer betroffen; allerdings weisen nur 18% der Kinder mit ICP eines dieser Allele auf, sodass in jedem Fall andere ätiologische Faktoren zu berücksichtigen sind.

Bei der Frage, wie häufig psychiatrische Probleme bei Kindern mit ICP sind, müssen neben der Zerebralparese weitere Faktoren berücksichtigt werden: So waren in der Isle-of-Wight-Studie (Rutter et al. 1970) bei annähernd der Hälfte der Kinder mit ICP psychiatrische Probleme zu beobachten. Die Wahrscheinlichkeit psychiatrischer Auffälligkeiten war besonders stark erhöht in einer Subgruppe von Kindern, die neben der ICP eine Intelligenzminderung oder eine umschriebene Lesestörung aufwiesen. Wenn die ICP mit einem Anfallsleiden einherging, erhöhte dies die Rate psychiatrischer Störungsbilder von 38 auf 58%. Dabei scheinen hemiplegische und ataktischer Zerebralparesen vermehrt mit hyperkinetischen Auffälligkeiten einherzugehen (Ingram 1955; Rutter et al. 1970).

Am eingehendsten ist die Assoziation mit psychiatrischen Störungsbildern bei der **hemiplegischen ICP** untersucht, wobei die Lateralisation der Hemiplegie, Alter und Geschlecht offenbar keine Rolle spielen (Goodman u. Graham 1996). Auch wenn es sich bei der Hemiplegie um eine vergleichsweise milde Form der körperlichen Behinderung handelt und die Mehrzahl der Kinder mit Hemiplegie aufgrund ihrer normalen Intelligenz Regelschulen besucht, wird doch bei fast der Hälfte dieser Kinder mindestens eine psychiatrische Störung diagnostiziert (◘ Tab. 4.4).

Sozialverhaltensstörungen und emotionale Störungen betreffen jeweils etwa jedes vierte Kind; hyperkinetische Störungen werden bei etwa 10% der Kinder dagnostiziert, bei 3% autistische Störungen.

❶ Der eindeutigste Risikofaktor für psychiatrische Störungen bei Kindern mit Hemiplegie ist eine niedrige Intelligenz, die selbst wiederum eng mit dem Ausmaß der neurologischen Funktionsstörung zusammenhängt (Goodman u. Graham 1996).

Ein weiterer Risikofaktor sind begleitende Entwicklungsstörungen schulischer Fertigkeiten. Kinder mit ICP, die eine Regelschule besuchen, zeigen keinen geringeren globalen Selbstwert als gesunde Gleichaltrige, fühlen sich aber in bestimmten Aspekten ihres Selbstkonzeptes beeinträchtigt (körperliche Kompetenz, soziale Akzeptanz, schulische Fähigkeiten) (Shields et al. 2007).

Wenn bei Kindern mit ICP psychiatrische Störungen auftreten, sind diese oft anhaltend: Yude u. Goodman (1998) etwa fanden in einer Stichprobe von Kindern mit ICP bei einer erneuten Untersuchung nach 4 Jahren in 70% der initial auffälligen Fälle weiterhin persistierende psychiatrische Symptome.

Bei der Suche nach Erklärungen für die psychiatrischen Auffälligkeiten werden u. a. eine mögliche Außenseiterrolle und Stigmatisierung sowie vermehrte Probleme mit Gleichaltrigen

◘ **Tab. 4.4.** Psychiatrische Auffälligkeiten bei Kindern mit Hemiplegie (n=149; Mehrfachnennungen möglich). (Nach Goodman u. Graham 1996)

Psychiatrische Störung	Häufigkeit in %
Emotionale Störung	25
Verhaltensstörung	24
Situationsabhängige Hyperaktivität	13
Umfassende Hyperaktivität	10
Autistische Störung	3
Andere Störungen	5

und eine geringere Zahl von Freundschaften angeführt (Yude u. Goodman 1998), wobei Ursache und Wirkung im Einzelfall schwer zu trennen sind. Eine weitere Erklärung könnten auch neurologisch bedingte Defizite der hirnverletzten Kinder in der sozialen Wahrnehmung oder in sozialen Fertigkeiten im Sinne einer emotionalen und sozialen Unreife sein.

Kinder selbst führen die sozialen Schwierigkeiten auf stark sichtbare körperliche Faktoren zurück, wie beispielsweise eine starke Spastik, Spezialschuhe, Orthesen, auffälliges Gangbild und feinmotorische Probleme. Betroffene mit einer milden Hemiplegie befinden sich in einer ungünstigen Zwischenposition. Sie sind einerseits nicht so sichtbar beeinträchtigt, dass sie als klarer Einzelfall gelten und entsprechende Nachsicht erfahren, andererseits sind sie aber nicht in der Lage, in jeder Beziehung vollständig mit Gleichaltrigen mitzuhalten.

4.4 Epilepsiesyndrome

Zerebrale Anfälle sind eines der häufigsten neurologischen Probleme bei Kindern. Epileptische Anfälle können singuläre Ereignisse im Kindesalter oder Symptome einer Epilepsie sein. Gemeinsames Merkmal der Epilepsien sind wiederholte, nicht provozierte epileptische Anfälle. Etwa eins von 100 Kindern und Jugendlichen entwickelt bis zum Alter von 18 Jahren eine Epilepsie. In dieser kumulativen Inzidenz sind nicht jene 2–4% der Kinder enthalten, die im frühen Kindesalter Fieberkrämpfe erleiden und von denen nur etwa 3–5% später eine Epilepsie entwickeln.

Im Hinblick auf die neuropädiatrischen Aspekte der Epilepsien, wie Diagnostik, Anfallssemiologie und antiepileptische Therapie, sei auf epileptologische und neuropädiatrische Monographien verwiesen, etwa von Bauer (2002), Besser und Gross-Selbeck (2003) sowie Siemes und Bourgeois (2001).

Epilepsien stellen ätiologisch eine heterogene Krankheitsgruppe dar. Die seit 1989 gültige Epilepsiesyndromklassifikation der International League Against Epilepsy (ILAE) unterscheidet drei Gruppen von Epilepsien:

- **Idiopathische Epilepsien:** Möglicherweise handelt es sich um eine genetisch determinierte Funktionsstörung des Gehirns, bei der derzeit weder strukturelle noch metabolische Defekte nachweisbar sind.
- **Symptomatische Epilepsien:** Neuroradiologisch, elektroenzephalographisch oder klinisch-anamnestisch ergeben sich Hinweise auf eine zugrunde liegende Hirnläsion.
- **Kryptogene Epilepsien:** Die Ätiologie der Anfälle kann nicht abschließend geklärt werden, es besteht aber vermutlich eine symptomatische Genese.

Als zusätzliche Gruppen werden Anfälle im Rahmen von spezifischen Krankheiten des ZNS sowie Gelegenheitsanfälle unterschieden.

Im Jahr 1981 wurde von der ILAE eine Anfallsklassifikation vorgelegt, die sich nach wie vor als praktisch relevant im Hinblick auf unterschiedliche antiepileptische Behandlungsstrategien erweist. Hiernach werden bei den epileptischen Anfällen zwei Hauptgruppen unterschieden:

- **Fokale oder partielle Anfälle:** Die neuronalen Entladungen entstehen primär in einer umschriebenen Region der Hirnrinde. Die fokalen Anfälle können in einfache fokale Anfälle (ohne Bewusstseinsstörung), komplexe fokale Anfälle (mit Bewusstseinsstörung) und fokale Anfälle mit sekundärer Generalisierung differenziert werden.
- **Generalisierte Anfälle:** Die neuronalen Entladungen breiten sich synchron in beiden Hirnhälften aus.

Internationale Klassifikation von Epilepsien und Epilepsiesyndromen (ILAE)

(sehr vereinfacht, nur die häufigeren Epilepsien bzw. Syndrome sind genannt)

1. **Fokale (lokalisationsbezogene) Epilepsien (ca. 55-60%)**
   Idiopathisch
   - Gutartige (benigne) fokale Epilepsie des Kindesalters mit zentrotemporalen Spitzen (Rolando-Epilepsie)
   - Epilepsie des Kindesalters mit okzipitalen Spikes
   - Primäre Leseepilepsie

   Symptomatisch oder kryptogen (nach dem Ort des Ursprungs)
   - Temporallappenepilepsie
   - Frontallappenepilepsie
   - Parietallappenepilepsie
   - Okzipitallappenepilepsie

2. **Generalisierte Epilepsien (ca. 35-40%)**
   Idiopathisch
   - Absence-Epilepsie des Kindesalters (Pyknolepsie)
   - Juvenile Absence-Epilepsie
   - Juvenile myoklonische Epilepsie (Impulsiv-Petit-Mal)
   - Epilepsie mit Aufwach-Grand-Mal

   Symptomatisch oder kryptogen
   - BNS-Krämpfe (West-Syndrom)
   - Lennox-Gastaut-Syndrom
   - Myoklonisch-astatische Epilepsie

3. **Epilepsien und Syndrome, die nicht als fokal oder generalisiert bestimmbar sind**
   - Neugeborenenkrämpfe
   - Schwere myoklonische Epilepsie des Kleinkindesalters (SME)
   - Epilepsie mit kontinuierlichen Spike-Waves im synchronisierten Schlaf (CSWS/ESES)
   - Landau-Kleffner-Syndrom (erworbene Aphasie mit Epilepsie)

4. **Epilepsien als Symptom verschiedener spezifischer Krankheiten des ZNS**
   - Bei Rett-Syndrom, Angelman-Syndrom, Ceroid-Lipofuszinose

5. **Gelegenheitsanfälle**
   - Fieberkrämpfe, Anfälle bei Alkoholentzug und Intoxikation

---

Epilepsieassoziierte Störungen von Verhalten und Kognition

Epilepsien im Kindesalter sind ein ausgeprägter Risikofaktor für die Entstehung von emotionalen und Verhaltensstörungen. Eine besonders hohe Rate von psychopathologischen Auffälligkeiten wird bei Epilepsiepatienten mit zusätzlicher geistiger Behinderung beobachtet. Psychiatrische Erkrankungen sind aber auch bei normal begabten Patienten mit Epilepsie weitaus häufiger als in der Allgemeinbevölkerung und sie treten häufiger auf, als durch den Umstand einer chronischen Erkrankung zu erwarten wäre (Glauninger et al. 2001; Rothenhäusler 2006).

In der Isle-of-Wight-Studie litten 29% der 63 Kinder mit idiopathischer Epilepsie an einer psychiatrischen Störung, 4-mal mehr als Kinder ohne körperliche Erkrankung und doppelt so viele wie Kinder mit chronischer Erkrankung ohne zerebrale Beteiligung (Rutter et al. 1970). Vergleichbar damit fanden auch Meltzer et al. (2000) in einer bevölkerungsgestützen Stichprobe von Schulkindern bei 37% derjenigen mit Epilepsie mindestens eine psychiatrische Störung, im Vergleich zu 10% der Kontrollen.

Die **psychiatrische Komorbidität** ist insbesondere bei Patienten mit Temporallappenepilepsien und bei therapierefraktären Epilepsien erhöht. An epilepsieassoziierten psychiatrischen Krankheitsbildern im engeren Sinn sind vor allem Depressionen und Psychosen bedeutsam.

❗ Epilepsien im Kindes- und Jugendalter gehen neben psychiatrischen Störungen im engeren Sinn auch einher mit einer erhöhten Rate von Entwicklungsverzögerungen, Verhaltensauffälligkeiten und kognitiven Beeinträchtigungen (Besag 2002; Holtmann et al. 2004a).

Dies gilt auch dann, wenn die betroffenen Kinder dank erfolgreicher Behandlung mit Antiepileptika nicht mehr oder nur noch selten klinisch manifeste Anfälle zeigen. Die Ursachen hierfür sind komplex und Gegenstand zahlreicher, oft interdisziplinärer Studien.

Aus pragmatischen Gründen erscheint es sinnvoll, sich bei der Einteilung der **epilepsieassoziierten psychiatrischen und kognitiven Störungen** an deren Beziehung zur Anfallsaktivität zu orientieren. Demzufolge werden interiktale, periiktale (präiktal, iktal, postiktal) und alternative psychische Störungen bei Epilepsie unterschieden (lat. »ictus« = Schlag, Fall; für eine Übersicht s. Rothenhäusler 2006).

- **Interiktale** psychiatrische Auffälligkeiten: Die Symptome treten auch zwischen den Anfällen ohne erkennbare Beziehung zur Anfallsdynamik auf.
- **Präiktale** psychiatrische Auffälligkeiten: Die Symptome gehen wenige Tage bis Stunden dem Anfallsbeginn voraus.
- **Iktale** psychiatrische Auffälligkeiten: Symptome werden im Rahmen eines Anfalls beobachtet (z. B. Aura).
- **Postiktale** psychiatrische Auffälligkeiten: Psychopathologische Symptome folgen den Anfällen und halten typischerweise nur Stunden oder Tage an.
- **Alternative** psychiatrische Auffälligkeiten: Störungen gehen mit einer Normalisierung

der epilepsietypischen Aktivität im EEG einher.

Depressive Störungen zählen zu den häufigsten komorbiden psychiatrischen Erkrankungen bei Epilepsiepatienten, wenngleich genaue epidemiologische Zahlen fehlen. Die Lebenszeitprävalenz für eine Depression liegt bei Epilepsiepatienten mit therapieresistenten fokalen Anfällen, auch bei Kindern und Jugendlichen, bei etwa 30%. Präiktale und iktale depressive Verstimmungen erfordern in erster Linie eine Optimierung der antiepileptischen Therapie, weil Dauer und Häufigkeit der Anfälle als pathogenetische Faktoren bei diesen depressiven Erscheinungsbildern gelten (Rothenhäusler 2006). Interiktale Depressionen hingegen werden antidepressiv pharmakotherapeutisch behandelt, wobei SSRI wegen ihres pharmakokinetischen Profils und der geringen epileptogenen Potenz als Mittel der ersten Wahl gelten (Strain et al. 2002). Bei depressiven Kindern mit Epilepsie liegen positive Erfahrungen für Sertralin und Fluoxetin vor (Thome-Souza et al. 2007). Zudem gibt es Hinweise, dass einige Antiepileptika auch bei Epilepsiepatienten antidepressive Eigenschaften haben, etwa Lamotrigin (Fakhoury et al. 2007).

Die Ursachen für die hohe Rate depressiver Störungen ist nicht abschließend verstanden. Für die mesiale Temporallappenepilepsie konnte mittels Positronenemissiontomographie gezeigt werden, dass sich auch in Hirnregionen, die weit vom Anfallsursprung entfernt lagen, Veränderungen im Serotoninstoffwechsel fanden (Savic et al. 2004). Diese neurometabolische Dysfunktion könnte ein Mechanismus bei der Entstehung affektiver Störungen im Rahmen von Anfallserkrankungen sein.

Verstörend hoch ist das **Suizidrisiko von Epilepsiepatienten**, das im Vergleich zur Allgemeinbevölkerung um das 4- bis 5-fache erhöht ist (Rothenhäusler 2006). Epilepsieassoziierte Suizide machen insgesamt mehr als 10% aller Suizide aus; im Kindes- und Jugendalter, wo sich in der Allgemeinbevölkerung eine niedrige Basisrate findet, liegt der Anteil sogar über 20% (Pompili et al. 2006a). Der Metaanalyse von Pompili und Mitarbeitern zufolge sind Suizide für etwa ein Drittel der Todesfälle bei Menschen mit Epilepsie verantwortlich.

❗ Eine Gruppe mit besonders erhöhtem Suizidrisiko stellen Jugendliche mit neu diagnostizierter Epilepsie dar, die bereits in der Vorgeschichte psychiatrisch auffällig waren.

Auch nach epilepsiechirurgischen Eingriffen scheint das Suizidriskio erhöht zu sein (Pompili et al. 2006b).

Die Prävalenzrate von **Psychosen** beträgt bei Epilepsiepatienten generell zwischen 2 und 7%, bei Patienten mit Temporallappenepilepsien und therapierefraktären Epilepsien sogar zwischen 10 und 20%.

Psychotische Symptome können Ausdruck eines epileptischen Anfalles, etwa im Rahmen eines komplex-fokalen Status, sein und werden dann als **iktale Psychose** bezeichnet. Die Identifikation des iktalen Charakters ist entscheidend, da die Therapie nicht neuroleptisch, sondern antiepileptisch im Sinne einer Unterbrechung des Status epilepticus erfolgen muss. Allerdings ist die Differenzialdiagnose gelegentlich schwierig, etwa wenn sich im EEG wegen eines in tieferen Hirnstrukturen liegenden Anfallsursprungs keine epilepsietypischen Potenziale zeigen oder wenn im einfach fokalen Status die Bewusstseinsstörung fehlt (Glauninger et al. 2001).

Unmittelbar nach einem epileptischen Anfall, zumal nach einer Anfallshäufung, können im Rahmen einer **periiktalen Verwirrtheit** mit dann noch bestehender Bewusstseinsstörung psychotische Symptome auftreten.

Postiktale Psychosen treten im Gefolge einer Anfallsserie oder eines Status epilepticus nach einem symptomfreien Intervall von 1–7 Tagen auf. Vom Delir unterscheidet sich diese Störung, die nicht lediglich einer Verschlechterung einer schon zuvor bestehenden Psychose sein darf, durch die fehlende Bewusstseinsstörung. Ein nonkonvulsiver Status muss mittels EEG ausgeschlossen werden. Therapeutisch kommen Benodiazepine zum Einsatz, eine neuroleptische Behandlung ist meist nicht erforderlich.

Interiktale Psychosen treten zeitlich ohne Bindung an epileptische Anfälle auf, meist einige Jahre nach Beginn der Epilepsie. Im Unterschied zur Schizophrenie, deren Kriterien nur bei gut der Hälfte der Betroffenen erfüllt werden, sind Negativsymptome und formale Denkstörungen offenbar seltener, während optische Halluzinationen gegenüber akustischen überwiegen (Glauninger et al. 2001). Nach dem Ausschluss eines komplex-fokalen Status mittels EEG ist die Therapie neuroleptisch.

Alternativpsychosen (oder »forcierte Normalisierung«) gehen mit einer Normalisierung der epilepsietypischen Aktivität im EEG einher. Eine solche durch die Behandlung verursachte psychotische Störung wird bei einigen Antiepileptika als Nebenwirkung beschrieben (Ethosuximid, Vigabatrin, Topiramat). Prädisponierende Faktoren sind eine fokale Epilepsie unter Mitbeteiligung des limbischen Systems und vorbestehende psychiatrische Erkrankungen. Die Therapie der Wahl ist eine Umstellung oder Reduktion der antiepileptischen Medikation.

Postiktale Psychosen gehören mit relativen Häufigkeiten zwischen 60 und 70% zu den häufigsten epilepsieassoziierten Psychosen, gefolgt von interiktalen Psychosen (ca. 20%), alternativen Psychosen (10%) und iktalen Psychosen zwischen 4 und 10% (Glauninger et al. 2001; Rothenhäusler 2006).

Einzelne Epilepsiesyndrome

Den meisten Epilepsiesyndromen können keine spezifischen psychiatrischen oder kognitiven Dysfunktionen zugeordnet werden. Allerdings sind viele der einzelnen Syndrome diesbezüglich auch nur unzureichend untersucht worden. Im Folgenden werden einige Befunde zu einzelnen Epilepsiesyndromen dargestellt.

Temporallappenepilepsie

Als relativ gut untersucht im Hinblick auf die Häufigkeit und Art begleitender kognitiver und psychiatrischer Störungen gilt die Temporallappenepilepsie (TLE). Die TLE, bei der die Anfälle ihren Ursprung im Hippocampus, dem parahippocamplaen Gyrus und der Amygdala haben, ist die häufigste Form der lokalisationsbezogenen (fokalen) Epilepsien. Sie ist charakterisiert durch Auren (Vorgefühle), komplexe fokale Anfälle und sekundär generalisierte Anfälle. Manche Patienten oder ihre Eltern bemerken Tage oder Stunden vor den Anfällen Prodrome in Gestalt von Reizbarkeit, Schlafstörungen, Kopfschmerzen oder Verhaltensänderungen.

Etwa ein Drittel der Kinder mit TLE weist Lernstörungen, Hyperaktivität, Aggression und Wutanfälle auf (Elger et al. 1997). In einer Langzeitstudie wurde bei 100 Kindern mit TLE der IQ untersucht und nach 10 Jahren kontrolliert; 27% der Kinder wiesen einen IQ unter 90 auf. Nur 15% der Kinder dieser Kohorte war vollständig ohne psychologische Auffälligkeiten in der Kindheit; etwa die Hälfte litt an hypermotorischem Verhalten, Wutanfällen oder beidem (Lindsay et al. 1979). Aus psychiatrischer Sicht ist insbesondere von Bedeutung, dass TLE einen Risikofaktor für die Entwicklung psychotischer Störungen im Erwachsenenalter darstellt, wobei dieses Risiko möglicherweise bei linkshemisphärischem Anfallsursprung deutlicher ausgeprägt ist.

Frontallappenepilepsie

Anfälle des Frontallappens sind vielgestaltig und haben oft ein bizarres, hysterisch anmutendes Erscheinungbild, laufen aber beim einzel-

nen Patienten stereotyp ab. Sie sind geprägt von komplex ausgeprägten motorischen, oft sexuell anmutenden Automatismen.

> **❗** Frontallappenanfälle werden häufig als psychogene Anfälle verkannt, zumal auch bei den »echten« Anfällen die für psychogene Anfälle charakteristischen Symptome vorkommen können, etwa stoßende Beckenbewegungen, Strampeln, Kopf Hin-und-her-Bewegen und Treten.

Andere Charakteristika umfassen Vokalisationen von einfachem Summen bis hin zu lauten Obszönitäten.

Lennox-Gastaut-Syndrom

Das Lennox-Gastaut-Syndrom ist eine der schwersten Epilepsieerkrankungen des Kindes- und Jugendalters. Typisch ist das häufige Auftreten von verschiedenen generalisierten Anfällen (besonders tonische Sturzanfälle und astatische Sturzanfälle, sog. »drop attacks«), und deutliche mentale Defizite. Die Abgrenzung zu anderen Epilepsiesyndromen ist oft schwierig. Oft besteht, trotz vorübergehender Besserung durch neue Behandlungsversuche, Therapieresistenz. Die therapieresistenten Anfälle lösen bei vielen Eltern und Geschwistern Ängste und ein Gefühl der Hilflosigkeit aus. Die kognitive Entwicklungsprognose ist schlecht. Die meisten Kinder besuchen wegen ihrer Leistungsprobleme Sonderschulen, langfristig kann ein Großteil der Patienten nur fremdbetreut leben.

West-Syndrom

Das West-Syndrom (Synonyme: infantile Spasmen, Epilepsie mit BNS-Krämpfen) ist eine im Säuglingsalter beginnende generalsierte Epilepsie, charakterisiert durch Blitz-Nick-Salaam-(BNS-)Krämpfe, psychomotorische Retardierung oder Regression und ein typisches EEG-

Muster (die sog. Hypsarrhythmie. Ätiologisch lassen sich in etwa 70% der Fälle symptomatische Grunderkrankungen feststellen (u. a. kortikale Malformationen, Phakomatosen, Hirnfehlbildungen, Chromosomenanomalien, Stoffwechselkrankheiten, Hirnblutungen). BNS-Krämpfe zählen zu den am schwierigsten zu behandelnden Epilepsien; Nachfolgeepilepsien, etwa der Übergang in ein Lennox-Gastaut-Syndrom sind häufig. Die Langzeitprognose im Hinblick auf die kognitive Entwicklung ist unabhängig von der Therapie bei den Kindern mit symptomatischem West-Syndrom ungünstig; nur etwa ein Viertel dieser Kinder zeigt eine normale oder nur leicht verminderte Intelligenz (Siemes u. Bourgeois 2001). Etwa ein Drittel der Kinder weist zusätzliche psychiatrische Auffälligkeiten auf, ein beträchtlicher Anteil davon entfällt auf Störungen des autistischen Spektrums (Riikonen u. Amnell 1981).

Idiopathische fokale Epilepsien des Kindesalters

Bei den idiopathischen fokalen Epilepsien des Kindesalters handelt es sich um ein breites Kontinuum von Epilepsie-Syndromen mit verwandten Pathomechanismen und symptomatischen Überlappungen. Nicht immer sind die einzelnen Syndrome wirklich scharf voneinander abgrenzbar. Neurobiologischer Marker dieser Epilepsien sind die sog. benignen epilepsietypischen Potenziale des Kindesalters (BEPK). BEPK haben allerdings nicht obligat einen epileptogenen Effekt (Doose et al. 1997). In mehreren großen Studien an gesunden Kindern fanden sich BEPK mit einer Häufigkeit von etwa 1,5–2,4%. Weniger als 10% der Kinder mit BEPK erleiden epileptische Anfälle (Holtmann et al. 2004a). Das isolierte Auftreten der EEG-Veränderungen und die klassischen benignen fokalen Epilepsien, wie etwa die Rolando-Epilepsie, stellen das häufigere benigne Ende dieses Spektrums dar; auf der anderen Seite stehen seltenere atypische Syndrome mit schlechterem neuropsychologischem Outcome, wie das Landau-Kleffner-Syndrom (LKS; erworbene epileptische Aphasie) und die Epilepsie mit elektrischem Status epilepticus im Schlaf (ESES; synonym mit der »epilepsy with continuous spikes and waves during slow sleep«, CSWS). Berücksichtigt man die klinischen und elektroenzephalographischen Überschneidungen, so gibt es offenbar fließende Übergänge zwischen der klassischen Rolando-Epilepsie und ungünstigeren Verlaufsformen mit ähnlichen EEG-Merkmalen.

Der Terminus »benigne« im Zusammenhang mit den genannten fokalen Epilepsie-Syndromen geht zurück auf die Beobachtung, dass eventuell auftretende epileptische Anfälle in aller Regel spätestens mit der Pubertät sistieren und die epilepsietypischen Potenziale dann nicht mehr nachweisbar sind. Mittlerweile wurden in einer Vielzahl von Studien neuropsychologische Auffälligkeiten auch bei Kindern mit typischer Rolando-Epilepsie beschrieben (eine Übersicht findet sich bei Holtmann et al. 2004a), sodass der neuropsychologische Verlauf nicht per se als »benigne« bezeichnet werden darf.

Einteilung der idiopathischen fokalen Epilepsien

– **»Benigne« idiopathische fokale Epilepsien (◘ Tab. 4.5)**
  – Benigne Epilepsie mit zentrotemporalen Spikes (Rolando-Epilepsie)
  – Früh beginnende benigne okzipitale Epilepsie (Panayiotopoulos-Typ)
  – Benigne Epilepsie mit okzipitalen Paroxysmen (Gastaut-Typ)
  – Benigne fokale Epilepsie mit affektiven Symptomen
  – Epilepsie mit extremen somatosensorisch evozierten Potenzialen

▼

> — **Atypische idiopathische fokale Epilepsien**
>   - Pseudo-Lennox-Syndrom
>   - Landau-Kleffner-Syndrom (LKS)
>   - Epilepsie mit elektrischem Status epilepticus im Schlaf (ESES)

Rolando-Epilepsie

Die Rolando-Epilepsie (benigne Epilepsie mit zentro-temporalen Spikes, BECTS) ist das häufigste Epilepsiesyndrom im Kindesalter überhaupt. 15–25% der Kinder mit epileptischen Anfällen leiden unter BECTS, die Prävalenz beträgt mehr als 1:1000 (Bouma et al. 1997). Bei der Rolando-Epilepsie handelt es sich um ein lokalisationsbezogenes Syndrom mit meist schlafgebundendenen, gesichtsbetonten motorischen Anfällen kurzer Dauer, oft in Verbindung mit somatosensorischen Symptomen, die sich zu generalisierten tonisch-klonischen Anfällen ausweiten können. Die Anfallsfrequenz ist im Vergleich zu anderen Epilepsiesyndromen extrem niedrig. Die Diagnose wird in Zusammenschau der Anfallsanamnese und des typischen EEG-Befundes gestellt.

Epilepsie mit elektrischem Status epilepticus im Schlaf (ESES)

Beim ESES-Syndrom, das zu den atypischen idiopathischen fokale Epilepsien zählt, handelt es sich um einen bioelektrischen (nonkonvulsiven) Status im Non-REM-Schlaf mit generalisiert auftretenden »sharp and slow waves« bzw. Spike-Wave-Variant-Komplexen. Die EEG-Erscheinungen sind im Wachzustand und auch im REM-Schlaf deutlich seltener (sog. Schlafaktivierung). Entsprechend der ursprünglichen Definition müssen 85% der EEG-Ableitung im Non-REM-Schlaf im Sinne des bioelektrischen Status verändert sein. Allerdings erscheint diese Grenzziehung willkürlich (Jung et al. 2000). Anfälle zeigen nur in ca. 70% der Fälle den Beginn der Krankheit an, sind aber kein obligates Symptom. Der Übergang zur Rolando-Epilepsie, zum Landau-Kleffner-Syndrom und zum Pseudo-Lennox-Syndrom ist fließend.

Der bioelektrische Status epilepticus kann unbehandelt innerhalb von Monaten zu erheblichen psychomentalen Defiziten bis hin zu einer demenziellen Entwicklung führen. Nach Doose et al. (1997) ist für die sich entwickelnde Hirnschädigung die bioelektrische epileptische Aktivität verantwortlich. Die Indikation zur Therapie beim ESES-Syndrom erfolgt in der Regel nicht aufgrund der klinisch manifesten Anfälle, sondern aufgrund der psychopathologischen Symptomatik in Verbindung mit den typischen EEG-Befunden. Das ESES-Syndrom ist eine Indikation für rasches und konsequentes Handeln.

Landau-Kleffner-Syndrom (erworbene Aphasie mit Epilepsie)

Leitsymptom des Landau-Kleffner-Syndroms ist die verbale Agnosie. Es handelt sich um eine Störung, bei der ein Kind, welches vorher normale Fortschritte in der Sprachentwicklung gemacht hatte, zunächst seine rezeptiven und später auch die expressiven Sprachfertigkeiten verliert, während die allgemeine Intelligenz zunächst erhalten bleibt. Der Beginn der Störung wird von epilepsietypischer Ativität im EEG begleitet und in der Mehrzahl der Fälle auch von epileptischen Anfällen. Typischerweise liegt der Beginn im Alter von 3–7 Jahren mit einem Verlust der Sprachfertigkeiten innerhalb von Tagen oder Wochen. Der zeitliche Zusammenhang zwischen dem Beginn der Krampfanfälle und dem Verlust der Sprache ist variabel. Etwa zwei Drittel der Patienten behalten eine rezeptive Sprachstörung unterschiedlicher Ausprägung.

Neuropsychologische Auswirkungen der »benignen« fokalen Epilepsien wurden neben einigen Querschnittstudien und einer Vielzahl retrospektiver Untersuchungen auch vereinzelt

Tab. 4.5. Benigne idiopathische fokale Epilepsien des Kindesalters und verwandte Epilepsiesyndrome. (Nach Holtmann et al. 2004a)

	Anfallssymptomatik	interiktales EEG	Entwicklung	Prognose
Rolando-Epilepsie (benigne Epilepsie mit zentro-temporalen Spikes, BECTS)	Somatosensorischer Beginn; kurze, hemifaziale motorische Anfälle, schlafgebunden, Sprechunfähigkeit bei erhaltenem Bewusstsein, z. T. (Hemi-) Grand Mal **DD:** andere fokale Epilepsien	BEPK zentrotemporal, parietal oder temporal in 30% multifokal, Aktivierung im Schlaf	(I.d.R.) normal (?), häufig Teilleistungsstörungen	Anfälle und EEG-Veränderungen sistieren bis zur Pubertät, neuropsychologisches Outcome in ca. zwei Dritteln günstig
Früh beginnende benigne okzipitale Epilepsie (Panayiotopoulos-Typ)	Anhaltende nächtliche Hemikonvulsionen und fokaler Status, tonische Augendeviation, Erbrechen, Bewusstseinsstörungen, keine visuellen Symptome **DD:** Gastroenteritis, Enzephalitis	(Temporo-) okzipitale »spike slow waves«, Blockade durch Augenöffnen; keine Photosensibilität	Normal, anamnestisch gehäuft Fieberkrämpfe	Beginn im 3.–5. Lebensjahr, Sistieren der Anfälle im 7.–8. Lebensjahr, in ca. 15% Übergang in BECTS
Benigne Epilepsie mit okzipitalen Paroxysmen (Gastaut-Typ)	Visuelle Symptome (Visusverlust, Mikropsie, Makropsie, Flimmer-Skotome), Kopfschmerzen, Übelkeit; keine konvulsiven Phänomene **DD:** kindliche Migräne; Basilaris-Migräne	BEPK (bi-) okzipital; fast vollständige Blockade durch Augenöffnen; z. T. Aktivierung im Schlaf	I.d.R. unauffällig, gehäuft Epilepsien und Migräne in der Familie	Beginn im 8.–9. Lebensjahr, Prognose gut: Anfälle und EEG-Veränderungen sistieren in der Pubertät
Benigne fokale Epilepsie mit affektiven Symptomen	Dramatisch; kurze Attacken mit angsterfülltem Schreien (»terror fits«), orale Automatismen, Sprechhemmung **DD:** Pavor nocturnus	Z. T. unauffällig (!), sonst BEPK zentrotemporal, parietal oder temporal	Sekundär oft erhebliche Verhaltensstörungen, insb. motorische Unruhe	Gut: Anfälle und EEG-Veränderungen sistieren mit der Pubertät

◘ Tab. 4.5. (Fortsetzung)

	Anfallssymptomatik	interiktales EEG	Entwicklung	Prognose
Epilepsie mit extremen somatosensorisch evozierten Potenzialen	Kurze, fokale motorische Anfälle, oft tagsüber (!); geringe Anfallsfrequenz, **DD:** andere fokale Epilepsien	Durch taktile Stimuli ausgelöste Spikes/evozierte Potenziale	Häufig Fieberkrämpfe, sonst normale Entwicklung	Gut: keine Anfälle nach 9. Lebensjahr, evozierte Potenziale und BEPK bilden bis zur Pubertät zurück
Atypische idiopathische fokale Epilepsie (Pseudo-Lennox-Syndrom)	»Buntes« Anfallsbild mit tonischen und atonischen (charakteristisch!) Anfällen; keine tonischen Anfälle **DD:** Lennox-Gastaut-Syndrom	Fokale »sharp-waves« mit sekundärer Generalisierung, im non-REM-Schlaf oft bioelektrischer Status (ESES)	Zu Beginn meist normal	Bei Anfallshäufung und wiederholtem bioelektrischem Status eher ungünstig, Gefahr anhaltender mentaler und sprachlicher Defizite
Landau-Kleffner-Syndrom (LKS)	Erworbene auditorische Agnosie; sprachliche Regression bis zur Aphasie; schlafgebundene Anfälle in 70% **DD:** oft Fehldiagnose »Schwerhörigkeit«	Multifokale »sharp-slow-waves« mit ausgeprägter Aktivierung im Schlaf (Übergang zu ESES)	Z. T. verzögerte Sprachentwicklung, oft schwere reaktive Verhaltensstörungen	Meist unvollständige Normalisierung von Sprache und Gedächtnis; Sistieren der Anfälle und EEG-Veränderungen mit der Pubertät
Epilepsie mit elektrischem Status epilepticus im Schlaf (ESES)	Anfälle relativ selten; Entwicklungsknick, Entwicklungsrückschritte, Desorientiertheit, demenzielle Entwicklung **DD:** progrediente Erkrankungen mit Demenz	Fokaler oder generalisierter bioelektrischen Status im Schlaf	Meist normale Entwicklung bis zum Erkrankungsbeginn	Meist unvollständige Besserung der Entwicklung, oft Demenz! Sistieren der EEG-Veränderungen mit der Pubertät

BEPK benigne epilepsietypische Potenziale des Kindesalters; *DD* Differenzialdiagnose in prospektiven Studien untersucht (etwa Baglietto et al. 2001; Deonna et al. 2000). Die bisherigen Untersuchungen konnten kein spezifisches Muster neuropsychologischer Aufälligkeiten im Sinne eines kognitiven Endophänotyps bei Kindern mit benignen epilepsietypischen Potenzialen aufdecken (Deonna et al. 2000). Dennoch zeichnen sich einige »Störungs-Cluster« ab (Holtmann et al. 2004a).

Weit verbreitet scheinen bei Kindern mit Rolando-Spikes Defizite der Merkfähigkeit und des Arbeitsgedächtnis zu sein: Auffälligkeiten fanden sich sowohl für das nonverbale als auch für das verbale Kurzzeitgedächtnis. Zudem wurden in einigen Studien signifikant niedrigere Leistungen bei der Untersuchung der allgemeinen Intelligenz bei Kindern mit Rolando-Epilepsie im Vergleich zu altersentsprechenden Kontrollen beobachtet (Baglietto et al. 2001).

Auf der **Verhaltensebene** werden häufig erhöhte Ablenkbarkeit und Impulsivität sowie mehr externalisierende Verhaltensauffälligkeiten und Schulschwierigkeiten gesehen (Deonna et al. 2000). Diese meist auf Eltern- und Lehrerbeobachtungen gestützten Befunde konnten testpsychologisch wiederholt objektiviert werden. So zeigten sich in Untersuchungen zur Daueraufmerksamkeit und Konzentration eine erhöhte Impulsivität und mangelnde Hemmungs- und Kontrollfunktionen der Kinder mit BEPK im Vergleich zu Kontrollen (Baglietto et al. 2001; Holtmann et al. 2006b).

Eine ganze Reihe von Studien fanden **umschriebene Entwicklungsstörungen** in größeren Subgruppen von Kindern mit benignen epilepsietypischen Potenzialen. Besonders vulnerabel für Störungen durch BEPK oder ihnen zugrunde liegende Pathomechanismen scheint die Sprachentwicklung zu sein. Nicht nur extreme Störungen bis hin zum völligen Zerfall der Sprache wie beim Landau-Kleffner-Syndrom, sondern auch subtilere Störungen konnten bei Teilgruppen aufgedeckt werden. So wur-

de etwa bei Kindern mit BEPK eine reduzierte Wortflüssigkeit, dyspraktische Sprachprobleme und ein eingeschränktes Leseverständnis nachgewiesen werden (Baglietto et al. 2001). Zudem fand sich eine erhöhte Komorbidität von Rolando-Epilepsie mit Sprachentwicklungsverzögerungen und Dyslexie (Deonna et al. 2000; Pott u. Remschmidt 1996). Differenzierte psychomotorische Untersuchungen konnten motorische und visuomotorische Koordinationsstörungen der Kinder mit BEPK aufdecken (Pott u. Remschmidt 1996; Baglietto et al. 2001; Deonna et al. 2000).

❶ Eine Vielzahl der mit BECTS in Zusammenhang gebrachten neuropsychologischen Befunde gleichen Auffälligkeiten bei Kindern mit Aufmerksamkeitsdefizit-Hyperaktivitäts-Syndrom (ADHS).

Beide Störungsbilder zeigen Ähnlichkeiten, etwa in Defiziten der exekutiven Funktionen und der Hemmungskontrolle; auch Verhaltensauffälligkeiten von Kindern, die unter einer der beiden Störungen leiden, ähneln sich. Zudem findet sich bei beiden Erkrankungen eine deutliche Knabenwendigkeit, sie beginnen in der frühen Kindheit und zeigen (bei BECTS in der Regel, beim ADHS in etwa der Hälfte der Fälle) eine Limitierung im Rahmen der Pubertät. Eine weitere Gemeinsamkeit sind Hinweise im Hirnstrombild auf eine zerebrale Unreife. In einer eigenen Untersuchung an 483 Kindern mit hyperkinetischen Symptomen und Aufmerksamkeitsdefiziten fanden wir eine 3- bis 4-fach erhöhte Inzidenz von BEPK (5,6%) im Vergleich zu gesunden Kontrollen (Holtmann et al. 2003). Eine Folgestudie zur selektiven Aufmerksamkeit bei ADHS-Kindern mit Rolando-Spikes belegte eine erhöhte Impulsivität und geringere Inhibition im Vergleich zu ADHS-Patienten ohne epilepsietypische Veränderungen. Zum Zeitpunkt der Diagnosestellung waren Kinder mit Spikes signifikant jünger als Kinder ohne Spikes. Möglicherweise erniedrigen Rolando-Spikes oder ihnen zugrunde liegende Mechanismen die Vulnerabilitätsschwelle für ADHS (Holtmann et al. 2006b).

Die Ursachen für die erhöhte Rate von epilepsieassoziierten Entwicklungsverzögerungen, Verhaltensauffälligkeiten und psychiatrischen Störungen sind komplex und Gegenstand zahlreicher, oft interdisziplinärer Studien (für eine Übersicht vgl. Besag 2002).

❶ Die Ursachen kognitiver und psychiatrischer Störungen bei Kindern und Jugendlichen mit Epilepsie liegen in einer komplexen Interaktion von medikamentösen, neurobiologischen und psychosozialen Faktoren.

Verallgemeinerungen weichen dabei allmählich differenzierten Betrachtungsweisen. Nach Holthausen (2001) können folgende Annahmen als gesichert gelten:

- Der einzelne kurz dauernde Anfall bewirkt mit hoher Wahrscheinlichkeit keine Hirnschädigung.
- Einzelne motorische Anfälle von kurzer Dauer, auch generalisierte tonisch-klonische Anfälle, selbst solche, die mit einer tiefen Zyanose einhergehen, sind höchstwahrscheinlich weniger schädlich als viele, eher subtil verlaufende Anfälle über Hirnregionen, die für höhere, z. B. kognitive, Funktionen zuständig sind (sog. kortikale Assoziationsareale).
- Chronische Anfälle stellen für das unreife Gehirn eine wesentlich größere Gefahr dar als für das schon etwas reifere Gehirn; die ersten beiden Lebensjahre sind eine besonders vulnerable Periode.
- Häufige subklinische epilepsietypische Potenziale und Entladungen über »klinisch stummen« Hirnarealen (vorwiegend bestehend aus Assoziationskortex) stellen wahrscheinlich eine größere Bedrohung für die

mentale Entwicklung der Kinder dar als viele zunächst wesentlich bedrohlicher wirkende motorischen Anfälle.

Einfluss der antiepileptischen Therapie

Sowohl die antiepileptische Pharmakotherapie als auch epilepsiechirurgische Eingriffe können zu erwünschten und unerwünschten Veränderungen von kognitiven Funktionen führen. Bekannt ist, dass eine antiepileptische Polytherapie, d. h. die gleichzeitige Behandlung mit zwei oder mehr Antiepileptika, wie sie zur Kontrolle mancher Epilepsien notwenig sein kann, insbesondere in hohen Dosierungen, ein Risikofaktor ist. Nach Glauninger et al. (2001) führen insbesondere die neueren GABAergen Antiepileptika Vigabatrin und Topiramat, sowie Phenytoin in hoher Dosierung, und Ethosuximid zu einer erhöhten Inzidenz psychotischer Störungen. In der Summe scheint der negative Einfluss der Antiepileptika allerdings oft überschätzt zu werden, insbesondere seit dieser Aspekt bei den Neuropädiatern mehr Beachtung findet (Taylor 1991). Interessanterweise machen sich die Erwachsenenpsychiatrie und zunehmend auch die Kinder- und Jugendpsychiatrie die stimmungsstabilisierenden Effekte einiger Antiepileptika wie Valproat, Lamotrigin und Carbamzepin bzw. Oxcarbazepin zunutze (◻ Tab. 4.6).

Der Einfluss epilepsietypischer Potenziale

Bei der Suche nach Erklärungen für epilepsieassoziierte kognitive Störungen ist die benigne Epilepsie mit zentrotemporalen Spikes (Rolando-Epilepsie) immer wieder in den Blick der Neuropädiatrie und der Kinderpsychiatrie geraten. Durch die niedrige Anfallsfrequenz, die in aller Regel normale hirnorganische Entwicklung der betroffenen Kinder und die Zurückhaltung bei der medikamentösen Therapie sind sekundäre Störungen durch ausgeprägte Anfallstätigkeit, strukturelle Hirnsubstanzdefekte, unerwünschte Wirkungen der Antiepileptika und

◘ Tab. 4.6. Psychotrope Wirkungen von Antiepileptika. (Nach Buchmann u. Fegert 2004; Rothenhäusler et al. 2006)

Wirkstoff	Positive psychotrope Effekte	Negative psychotrope Effekte
Benzodiazepine	Angstlösend und sedierend	Ggf. paradoxe Reaktion bei Kindern (Erregung, Unruhe, Hyperaktivität, Unruhe); kognitive Dysfunktion; bei Langzeitbehandlung: Abhängigkeit, Dysphorie
Carbamazepin	Stimmungsstabilisierend, antimanisch, antiaggressiv	Kognitive Beeinträchtigung
Gabapentin	Sedierend, antimanisch	Bei Kindern: Unruhe, Impulskontrollstörung, Aggression
Lamotrigin	Stimmungsstabilisierend, antidepressiv	Schlafstörungen, Alternativpsychosen
Levetirazetam	Anxiolytisch	Depressive, manische, aggressive Zustände
Oxcarbazepin	Stimmungsstabilisierend, antimanisch, positive kognitive Effekte (?)	?
Phenobarbital, Primidon	Sedierend	Bei Kindern: Hyperaktivität, Unruhe, kognitive Dysfunktion, Abhängigkeit
Phenytoin	?	Alternativpsychosen, Sedierung, kognitive Dysfunktion, Enzephalopathie
Topiramat	Sedierend, antimanisch	Wortfindungsstörungen, Alternativpsychosen
Vigabatrin	?	Depression (in 10%!), Alternativsychosen, Schlafstörungen, Hyperaktivität
Valproat	Stimmungsstabilisierend, antimanisch	Enzephalopathie

soziale Stigmatisierung im Gegensatz zu anderen Epilepsiesyndromen nachrangig. Daher bietet die Rolando-Epilepsie ein entwicklungspsychopathologisch aufschlussreiches Modell für das Verständnis der Auswirkungen epileptischer Aktivität und epileptogener Mechanismen auf die kognitive und neuropsychologische Entwicklung von Kindern und deren Verhalten (Holtmann et al. 2004a).

Es gilt als allgemein anerkannt, dass nicht nur ein bioelektrischer Status, sondern auch kürzer dauernde epileptische Aktivität von Störungen des Bewusstseins und der visuomotorischen Koordination begleitet sein kann. In diese Richtung weisen Arbeiten über vorübergehende kognitive Beeinträchtigungen als Folge subklinischer EEG-Entladungen (Tremmel et al. 2006). Erstmals entdeckte Schwab 1939 bei Patienten mit Absencen-Epilepsie, dass generalisierte Spike-Wave-Komplexe von mehr als 3 Sekunden Dauer während eines einfachen Reaktionstests zu einer verlängerten Reaktionszeit oder zum Ausbleiben der Reaktion führten. Bei der Absencen-Epilepsie begleiten die typischen 3 Spike-Wave-Komplexe pro Sekunde allerdings den Anfall selbst, sind also iktale Phänomene. Seitdem wurden bis heute in mehreren Studien Anhaltspunkte dafür gefunden, dass auch interiktale (d. h. zwischen Anfällen auftretende) Entladungen zu vorübergehenden kognitiven Ausfällen führen können.

Epilepsietypische Entladungen sind im Kindesalter nicht nur bei epilepsiekranken Patienten ein häufiges Phänomen, sondern treten in etwa 2–4% auch bei Kindern ohne sichtbare klinische Anfälle, also subklinisch auf. Einige Studien konnten mithilfe von EEG-gekoppelten neuropsychologischen Untersuchungen bei Kindern zeitgleich mit subklinischen epilepsietypischen Potenzialen einen vorübergehenden Abfall der kognitiven Leistung aufdecken. Auf diese Episoden folgte eine Normalisierung der Testwerte gleichzeitig mit der Normalisierung der EEG-Aktivität. Dieses Phänomen wird als vorübergehende kognitive Beeinträchtigung (»transitory cognitive impairment«, TCI) bezeichnet (Aarts et al. 1984).

Zusammenhänge mit kognitiven Beeinträchtigungen werden neben Art und Schwierigkeit des verwendeten Tests auch der Häufigkeit, Dauer, Lokalisation und Lateralisation der subklinischen Potenziale sowie dem Zeitpunkt von deren Auftreten im Testablauf zugeschrieben. Dem Fortschritt bei der Synchronisation digitaler EEG-Ableitung, Videobeobachtung und computergestützter neuropsychologischer Testuntersuchung ist zu verdanken, dass die Zusammenhänge zwischen kognitiven Einschränkungen und EEG-Auffälligkeiten nunmehr mit der notwendigen zeitlichen Präzision erfasst werden können.

Aldenkamp und Arends (2004) kommen in ihrem Resumee von mehr als zwei Jahrzehnten TCI-Forschung zu dem Schluss, dass allenfalls 1–2% der Patienten mit subklinischen ETP an unmittelbaren, zeitgleichen kognitiven Einschränkungen aufgrund der Entladungen leiden. Auch in einer eigenen Untersuchung fand sich kein Anhalt für bedeutsame Zusammenhänge zwischen epilepsietypischen Potenzialen und Fehlerraten als Ausdruck vorübergehender

kognitiver Beeinträchtigungen im verbalen und visuell-räumlichen Kurzzeitgedächtnis (Tremmel et al. 2006). Diese Befunde widersprechen somit der Annahme, dass subklinische Anfallsaktivität bei der Mehrzahl der betroffenen Patienten zu zeitgleich auftretenden vorübergehenden Beeinträchtigungen des Kurzzeitgedächtnisses führt. Sie bedeuten aber nicht, dass interiktale epilepsietypische Entladungen oder ihnen zugrunde liegende Mechanismen der Epileptogenese nicht auf andere Weise einen längerfristigen negativen Einfluss auf kognitive Fähigkeiten von Kindern und Jugendlichen haben könnten.

Die Frage nach **Behandlungsmöglichkeiten** von Kindern mit subklinischen epilepsietypischen Potenzialen, die keine manifesten Anfälle erlitten haben, aber unter kognitiven Beeinträchtigungen leiden, ist bisher nicht zufriedenstellend beantwortet (Binnie 2003). Wenn die hirnelektrische Aktivität selbst schädigenden Einfluss auf die kognitive Entwicklung hätte, müsste durch eine medikamentöse Behandlung, die primär auf eine Sanierung des EEG-Befundes gerichtet ist, eine Besserung neuropsychologischer Defizite erzielt oder deren Progredienz verhindert werden können. Diese Ansicht wird durch einige Hinweise auf eine Besserung kognitiver Defizite nach Remission epilepsietypischer Potenziale gestützt. Eine evidenzbasierte Therapieempfehlung ist in Ermangelung kontrollierter Studien aber noch nicht möglich.

❶ In der Praxis werden Kinder mit benignen epilepsietypischen Potenzialen und begleitenden neuropsychiatrischen Symptomen zunehmend probatorisch für einige Wochen antiepileptisch behandelt, aus Gründen der guten Verträglichkeit vorzugsweise mit Sultiam.

Naheliegend ist zudem der Einsatz von Interventionsstrategien, die sich etwa bei Patienten mit umschriebenen Entwicklungsstörungen oder Aufmerksamkeitsstörungen bewährt haben.

Epilepsieassoziierte kognitive Beeinträchtigungen als Folge einer genetisch determinierten Hirnreifungsstörung?

Seit langer Zeit ist bekannt, dass den benignen epilepsietypischen Potenzialen eine genetische Disposition zugrunde liegt. Doose untersuchte Familien, in denen mehrere Kinder diesen charakteristischen EEG-Befund aufwiesen, und konnte zeigen, dass die mit Rolando-Spikes einhergehende genetische Anomalie sich auf verschiedenste Weise klinisch manifestieren kann: Neben den »typischen« idiopathischen fokalen Epilepsien, Neugeborenen- und Fieberkrämpfen fanden sich in den Familien in gleicher Häufigkeit verschiedene Entwicklungsauffälligkeiten ohne manifeste Anfälle, insbesondere umschriebene Entwicklungsstörungen (Doose et al. 1997). Die große klinische Variabilität wird erklärt mit einer allen Störungsbildern gemeinsam zugrunde liegenden Hirnreifungsstörung mit altersabhängiger Penetranz und genetischer Heterogenität, der sog. hereditären zerebralen Maturationstörung. Während der überwiegende Teil der Merkmalsträger symptomfrei ist, finden sich bei etwa 10–20% klinische Symptome einer Hirnreifungsstörung. Diese Hypothese hat mittlerweile breite Akzeptanz gefunden.

4.5　Hirntumoren

Intrakranielle Tumoren sind nach den Leukämien die zweithäufigsten malignen Erkrankungen bei Kindern. In Deutschland erkranken im Jahr mehr als 300 Kinder neu an einem Hirntumor. Hirntumoren des Kindesalters sind klinisch, therapeutisch und prognostisch eine sehr heterogene Gruppe von Erkrankungen mit unterschiedlichen neuropsychiatrischen, neuropsychologischen und psychosozialen Auswirkungen (eine ausgezeichnete Übersicht, in der einige der weiter unten angeführten Studien aus-

führlich referiert werden, findet sich bei Konrad und Gauggel 2001). Hirntumoren können von hirneigenen Zellen ausgehen, aber auch von Zellen der Hirnanhangsgebilde, etwa den Hirnhäuten. Zudem können extrazerebrale Tumoren zu Hirnmetastasen führen.

Zu den Hirntumoren des Kindesalters gehören:

- Ependymome (ca. 30% aller Hirntumoren im Kindesalter),
- Medulloblastome (ca. 20% aller Hirntumoren im Kindesalter),
- Kraniopharyngeome (ca. 6-9% aller Hirntumoren im Kindesalter),
- hochmaligne Astrozytome (ca. 5% aller Hirntumoren im Kindesalter) und
- niedrigmaligne Astrozytome.

Die klassische neurologische Symptomkonstellation mit Kopfschmerzen, Übelkeit und Brechreiz sowie Stauungspapille zeigt nur eine Minderheit der Patienten (Wetterling 2002). Raumforderungen können, wenn sie schnell zu einem Anstieg des intrakraniellen Drucks führen, mit schweren Bewusstseinsstörungen einhergehen. Da langsamer wachsende intrakranielle Tumoren schon in der Frühphase, oft noch vor dem Aufteten wegweisender neurologischer Symptome, mit unspezifischen psychopathologischen Veränderungen einhergehen können, ist die Differenzialdiagnose in diesen Fällen zunächst häufig schwierig.

❶ Insbesondere bei schleichenden Veränderungen von Antrieb, Konzentration und Stimmung, beeinträchtigter Kritikfähigkeit im Sinne eines Frontalhirnsyndroms sowie bei halluzinatorischen und schizophreniformen Bildern muss differenzialdiagnostisch an durch einen Tumor verursachte organische psychiatrische Störungen gedacht werden.

Depressive und schizophreniforme Symptome können besonders bei Tumoren des Temporallappens auftreten. Auch anorektische Störungsbilder können durch Hirntumore, insbesondere durch Kraniopharyngeome, Hypothalamustumoren oder Brückengliome induziert werden (Buchmann u. Fegert 2004). Bei jedem Verdacht auf das Vorliegen eines intrakraniellen Tumors muss mittels neuroradiologischer Diagnostik (Methode der Wahl: Kernspintomographie) eine Raumforderung ausgeschlossen werden.

Zusammenhang psychopathologischer Symptome mit der Tumorlokalisaton (nach Wetterling 2002; Buchmann u. Fegert 2004)

- **Frontallappen**
  - psychiatrische Auffälligkeiten häufig
  - Persönlichkeits- und Verhaltensstörungen mit Distanzlosigkeit, Sorg und Kritiklosigkeit, Antriebsstörung, Urteilsschwäche, Perseveration, Störung der Raumorientierung
- **Glioblastome, Hirnmetastasen**
  - schnelles Wachstum, daher früh neurologische Symptome / Hirndruckzeichen
  - unspezifische Psychopathologie: Reizbarkeit, Unruhe, Müdigkeit, leichte kognitive Störungen
- **Temporallappen**
  - organische depressive Verstimmung, schizophrene und wahnhafte Symptome (selten)
  - Veränderung der Primärpersönlichkeit
- **Hypophysentumore**
  - kognitive Störungen
  - maniforme Symptome (Folge der Hormonstörung?)

Die onkologische Behandlung erfolgt je nach Histologie und Lokalisation des Tumors mittels neurochirurgischer Operation, Bestrahlung und Chemotherapie, mit je unterschiedlichen kurz- und langfristigen Auswirkungen auf Kognition und Psychopathologie. Unter ethischen Gesichtspunkten ist die durch die Grunderkrankung oft beeinträchtigte Aufklärungs- und Einsichtsfähigkeit zu berücksichtigen.

Der Langzeitverlauf neuropsychiatrischer Folgen der Hirntumoren hängt insbesondere ab von der Tumorlokalisation, der Art des Tumors und seiner Behandlung, und dem Erkrankungsalter; darüber hinaus spielen mögliche Komplikationen im Verlauf der Erkrankung und iatrogene Störungen (etwa durch eine Hormonsubstitution) eine Rolle (Ris u. Noll 1994).

Kinder mit Hirntumoren weisen auch nach erfolgreicher onkologischer Therapie z. T. erhebliche kognitive Defizite auf. Im Vordergrund steht eine ausgeprägte kognitive Verlangsamung und eine Störungen der Gedächtnisfunktionen (z. B. Konrad et al. 1998; Riva et al. 1989). Ein spezifisches neuropsychologisches Profil lässt sich nicht belegen, was angesichts der heterogenen Erkrankungsgruppe mit differenzierten Therapieprotokollen nicht verwundert.

Hinsichtlich des Einflusses der Lokalisation des Tumors auf die kognitive Entwicklung konnte wiederholt gezeigt werden, dass Tumoren des Großhirns (supratentorielle Lokalisation) in der Regel zu größeren Defiziten führen als Tumoren des Kleinhirns (infratentorielle Lokalisation). Eine enge oder gar spezifische Zuordnung psychopathologischer Symptome zur Tumorlokalisation ist aber nicht möglich.

Bei den Behandlungsfaktoren hat sich die Bestrahlung als ein erheblicher Risikofaktor für die Entwicklung kognitiver Defizite erwiesen, die sich dosisabhängig insbesondere auf den Verbal-IQ auswirkt (Reddickaij et al. 2000). Befunde im Hinblick auf die neuropsychologischen Folgen einer Chemotherapie sind hingegen uneinheitlich. Es finden sich neben Studien, die negative Auswirkungen belegen, auch Beschreibungen positiver Folgen (für eine Übersicht vgl. Konrad u. Gauggel 2001).

Endokrinologische Folgen der Erkrankung bzw. der Therapie, wie etwa eine Störung der Hypothalamus-Hypophysen-Funktion nach einem neurochirurgischen Eingriff, haben bei rechtzeitiger Behandlung nur einen geringen Einfluss auf die längerfristige kognitive Entwicklung (Marx et al. 2000). Ein entscheidender Faktor für die kognitive Entwicklung der Kinder ist das Alter bei Diagnose, wobei jüngere Kinder analog zum Schädel-Hirn-Trauma stärkere kognitive Beeinträchtigungen zeigen als ältere Kinder (Silverman et al. 1984; Radcliffe et al. 1994). Jüngere Patienten sind auch im Hinblick auf neuropsychologische Folgen einer Bestrahlungstherapie anfälliger (Konrad et al. 1998).

Angststörungen und depressive Störungen in der Akutphase der Hirntumorerkrankung stehen oft in Zusammenhang mit Sorgen um die Prognose. Studien zu psychopathologischen Auffälligkeiten infolge von Hirntumoren im späteren Verlauf zeigen, dass mit solchen Störungen bei mehr als der Hälfte der Kinder gerechnet werden muss (z. B. Konrad et al. 1998; Kennedy u. Leyland 1999). Bei etwa 50% der Kinder finden sich erhöhte Werte auf mindestens einer Skala der Child Behavior Checkliste (CBCL) (Mulhern et al. 1993; Carpentieri et al. 1993). Gauggel et al. (1998) fanden bei jedem vierten Kind klinisch erhöhte Depressionswerte.

Schwierigkeiten bereitet die Differenzierung von Auffälligkeiten, die primär durch den Tumor oder Behandlungsfolgen bedingt sind, und reaktiven Störungen als Ausdruck der Krankheitsverarbeitung oder einer vulnerablen Primärpersönlichkeit. Diese Trennung ist allerdings praktisch wenig relevant.

❶ Die psychosozialen Folgen einer Tumorerkrankung des kindlichen Gehirns sind gravierend, auch nach erfolgreicher onkologischer Behandlung. Dies bezieht sich sowohl auf das Miteinander in der Familie als auch auf Kontakte zu Gleichaltrigen.

Im Vordergrund der familiären Problematik steht die auch bei anderen kindlichen Tumorerkrankungen beobachtbare anhaltende elterliche Sorge, das Kind könne erneut an einer bösartigen Erkrankung leiden (sog. Damokles-Schwert-Syndrom) (Konrad et al. 1998; Koocher u. O'Malley 1981). Von ihren Mitschülern werden die (ehemaligen) Patienten häufiger als krank, müde und von der Schule abwesend beschrieben. Auch die Lehrer beschrieben die Schüler als sozial isoliert (Vannatta et al. 1998).

Kinder nach Hirntumorerkrankung haben im Vergleich zu Patienten mit Leukämie deutlich größere Schwierigkeiten bei der schulischen Reintegration. Aufgrund von Aufmerksamkeits- und Gedächtnisstörungen ist bei jedem vierten bis fünften Kind ein Schulwechsel notwendig, den übrigen gelingt glücklicherweise der Wiedereinstieg in die Regelschule (Konrad et al. 1998). Langfristig weisen ehemalige Hirntumorpatienten ein deutlich erhöhtes Arbeitslosigkeitsrisiko auf, wobei die Prognose für Jungen ungünstiger ist als für Mädchen (Mostow et al. 1991).

❶ Angesichts der dargestellten langfristigen Auswirkungen der Hirntumorerkrankungen sollten die Behandlungskonzepte und Rehabilitationsmassnahmen, etwa bei der schulischen Wiedereingliederung, explizit die neuropsychologischen Spätfolgen bei den betroffenen Kindern und Jugendlichen berücksichtigen.

Weiterhin erfordern die Verhaltensauffälligkeiten, die elterliche hohe Belastung und die zum Teil dysfunktionalen Peer-Beziehungen sowie die Wechselwirkungen zwischen diesen Faktoren spezifische therapeutische Angebote, etwa eine langfristige Beratung von Eltern und Lehrern und eine gezielte Behandlung psychiatrischer Symptome.

4.6 Schlaganfälle

Unter dem Begriff »Schlaganfall« werden ätiologisch so unterschiedliche Störungsbilder wie Embolien der Hirnarterien (ischämische Insulte), intrazerebrale Blutungen (hämorrhagische Insulte), Thrombosen der großen Hirnarterien (Sinusvenenthrombosen) etc. zusammengefasst. Gefäßverschlüsse treten spontan hauptsächlich in der Neugeborenenperiode auf: Von 100.000 Neugeborenen erleiden ca. 2–3 Säuglinge einen zerebrovaskulären Insult. Ein weiterer Häufigkeitsgipfel besteht zu Beginn der Pubertät im Zusammenhang mit Hormonumstellung, Zunahme von Rauchen und der Einnahme oraler Kontrazeptive.

Dies bedeutet, dass jedes Jahr etwa 300–500 Kinder unter 15 Jahren in Deutschland einen Schlaganfall erleiden; in etwa 80% der Fälle liegen dabei thromboembolische Prozesse zugrunde (Luigs 2004).

Bei etwa der Hälfte der Kinder ist vor einem Schlaganfall eine umschriebene Grunderkrankung bekannt. Ischämische und hämorrhagische Insulte können als Komplikationen verschiedenster Erkrankungen auftreten, etwa im Rahmen von Herzerkrankungen (in 20%), Infektionen, hämatologischen, metabolischen und entzündlichen Erkrankungen. Vaskulären Anomalien, etwa in Form von Makroangiopathien stellen eine weitere häufige Ursache dar, z. B. beim Moya-Moya-Syndrom, einer fortschreitenen Stenosierung der Arteria carotis bei gleichzeitiger Ausbildung funktionsuntüchtiger Gefäße (Kirkham et al. 2000).

Bedingt durch die zahlreichen Entstehungsmöglichkeiten und Lokalisationen des kindlichen Schlaganfalls zeigt sich auch in der klinischen Symptomatik eine große Bandbreite neurologischer und neuropsychologischer Auffälligkeiten (Daseking et al. 2003). Bei etwa 75% der Kinder finden sich neurologische Ausfallerscheinungen. Häufigstes Symptom des ischämischen Insults ist ein einseitiger Funktionsausfall (sog. Hemisyndrom). Desweiteren werden Bewegungsstörungen, sensorische Defizite und Beeinträchtigungen des visuellen Systems (Gesichtsfelddefekte, Augenmotilitätsstörungen) berichtet. Hämorrhagische Insulte gehen initial oft mit Kopfschmerzen und komatösen Bildern einher.

❶ Die akute Symptomatik des kindlichen Schlaganfalls ist vereinzelt aber so mild oder flüchtig, dass die Diagnose u. U. erst nach Jahren gestellt wird.

So können Schlaganfälle im Neugeborenenalter direkt nach der Geburt mit uncharakteristischen Beschwerden wie Atemstörungen, Muskelschwäche und Bewegungsarmut bis hin zu Bewusstseinsstörungen auffallen. Bei prä- und perinatalen Schlaganfällen sind zudem epileptische Anfälle ein wichtiger Indikator. Häufig wird aber die Diagnose eines Schlaganfalls, der bereits vor oder unter der Geburt aufgetreten ist, erst im Alter von mehreren Monaten diagnostiziert, wenn einseitige Funktionsausfälle auftreten und die Kinder eine Hand nicht oder weniger zum Greifen einsetzen oder beim Krabbeln eine Seite weniger benutzen als die andere.

Psychiatrische und neuropsychologische Folgen von Schlaganfällen im Kindesalter können sich u. a. manifestieren als

- umschriebene Entwicklungsstörungen motorischer, sprachlicher und schulischer Fertigkeiten,

- Konzentrationsprobleme und Aufmerksamkeitsdefizite,
- Gedächtnisstörungen,
- Defizite der räumlich-konstruktiven Fertigkeiten,
- mentale Retadierung,
- Verhaltensauffälligkeiten.

Die häufigsten Auffälligkeiten im Verhalten betreffen oppositionelles Verhalten, Hyperaktivität, Unaufmerksamkeit und Angststörungen (Daseking u. Petermann 2007). Grundsätzlich wird die Prognose der Kinder mit Schlaganfall im Vergleich zu Erwachsenen als deutlich günstiger eingestuft: Die aufgetretenen Probleme bilden sich meist erfreulich gut zurück. Es gibt jedoch auch ungünstigere Verläufe. Besonders das gemeinsame Vorkommen von Schlaganfällen und epileptischen Anfällen geht auch langfristig mit einer erhöhten Rate von intellektuellen Defiziten und Verhaltensproblemen einher (Mathews 1994). Das individuelle Bild ist, ähnlich wie bei Schädel-Hirn-Trauma, abhängig von der Lokalisation der Schädigung und vom Alter des Kindes zum Zeitpunkt des Schlaganfalls.

Einige Schlaganfälle werden erst dann rückblickend diagnostiziert, wenn sich neuropsychiatrische Folgeschäden bemerkbar machen. Dass Defizite in der Folge neurologischer Erkrankungen bei Kindern bisweilen erst bei der Konfrontation mit zunehmend höheren, differenzierteren Anforderungen zum Tragen kommen, wird als »growing into the deficit« bezeichnet. Dieses Phänomen wird auch beim Schädel-Hirn-Trauma beobachtet; dort ist allerdings die Voraussetzung für eine adäquate kausale Zuschreibung der Folgestörungen zur Schädigung wegen des meist erinnerten Traumas günstiger, während die akuten Symptome des Schlaganfalls unspezifisch sein oder auch ganz fehlen können und daher oft nicht zuverlässig erinnert werden.

So werden nach Schlaganfällen in der frühen Kindheit Störungen höherer kognitiver Funktionen oft erst nach der Einschulung sichtbar, wenn die Kapazitätsgrenze der neuronalen Plastizität errreicht ist und die betroffenen Kinder im Blick auf die kognitiven Funtionen oder Sprachfertigkeiten nicht mehr mit hirngesunden Gleichaltrigen mithalten können.

❗ Daseking et al. (2003) kommen daher in ihrer Übersicht zu neuropsychologischen Defiziten nach kindlichen Schlaganfällen zu der Empfehlung, dass eine periodische Überprüfung des kognitiven Entwicklungsstandes der betroffenen Kinder mittels neuropsychologischer Diagnostik notwendig sei, um ggf. Defizite aufzudecken und um zu überprüfen, ob einzelne Entwicklungsschritte der Hirnreifung altersgemäß vollzogen wurden.

Dies gelte insbesondere für Kinder, die zu einem sehr frühen Zeitpunkt von einem Schlaganfall betroffen worden sind. Damit könnten Entscheidungen zu Einschulung oder Schulform ebenso gestützt werden wie Fragen zu Ausbildung oder Studium.

4.7 Phakomatosen (Neurofibromatose 1, tuberöse Sklerose)

Phakomatosen (griech. »phakos« = die Linse, der Flecken) sind eine Gruppe von Erkrankungen, die sich an Organen ektodermalen Ursprungs, wie Nervensystem, Auge oder Haut, manifestieren und gehäuft mit Tumoren einhergehen. Neben der tuberösen Sklerose zählen hierzu die Neurofibromatose Typ 1 und Typ 2. Häufig unter den Phakomatosen subsumiert werden auch einige seltene angiomatöse neurokutane Syndrome wie das Klippel-Trenaunay-Weber-Syndrom, die Rendu-Osler-Weber-Krankheit und das epidermale Nävussyndrom.

Neurofibromatose Typ 1

Mit einer Prävalenz von etwa 1:3500 ist die Neurofibromatose Typ 1 (NF1, Morbus von Recklinghausen) eine der häufigsten genetischen Erkrankungen. Der NF1 liegen Mutationen im Neurofibromingen auf Chromosom 17q11.2 zugrunde, das eine Rolle bei der Steuerung des Zellwachstums spielt und als Tumorsuppressorgen gilt. Die NF1 unterliegt einem autosomal-dominanten Erbgang; die Hälfte der Fälle tritt allerdings spontan auf, die Penetranz bis zum 5. Lebensjahr liegt bei fast 100% (North 2000).

Das Symptomspektrum bei NF1 ist breit: Es reicht von charakteristischen Hautveränderungen (sog. Café-au-lait-Flecken, Neurofibromen und axillären Pigmentierungen) über Skelettdeformierungen bis hin zu endokrinologischen, neurologischen und psychiatrischen Auffälligkeiten. Vereinzelt kommt es zu letalen Verläufen aufgrund maligner Tumoren des peripheren und zentralen Nervensystems. Intrakranielle Tumoren und epileptische Anfälle treten bei NF1 in etwa 5% der Fälle auf. Die Diagnose der NF1 wird klinisch gestellt (◼ Übersicht).

Der Anteil von Patienten mit geistiger Behinderung ist bei NF1 mit 5–11% relativ niedrig verglichen mit anderen genetischen Syndromen (Descheemaker et al. 2005). Die häufigste neuropsychiatrische Auffälligkeit bei NF1 sind kognitive Störungen: Abhängig von der Stichprobenzusammensetzung zeigen etwa 20–60% der Kinder Lernstörungen (im Vergleich zu 6–9% der Normalbevölkerung), mit z. T. deutlichen Auswirkungen auf die schulische und berufliche Entwicklung. Ein spezifischer kognitiver oder Verhaltensphänotyp konnte bisher nicht abgegrenzt werden. NF1-Kinder erzielen als Gruppe IQ-Werte im unteren Normalbereich, knapp eine Standardabweichung unter dem normalen Mittelwert (Danek et al. 2001). Defizite der räumlichen Wahrnehmung sind gut belegt, neuere Studien beschreiben z. T. zusätzliche sprachliche Schwierigkeiten (Descheemaker et al. 2005). An psychopathologischen Störungen findet sich häufig eine komorbide ADHS (bei ca. 40%), aber auch internalisierende Zustandsbilder mit ängstlich-depressiven Symptomen.

Als neuroradiologischen Marker der kognitiven Auffälligkeiten konnten Feldmann et al. (2003) signalintense Areale auf Kernspinaufnahmen identifizieren, die sich insbesondere in T2-Gewichtung nachweisen lassen (sog. »unidentified bright objects«, UBO). NF1-Kinder mit diesen umschriebenen Hyperintensitäten zeigten sowohl mehr kognitive Auffälligkeiten als auch

---

Kriterien für Neurofibromatose Typ 1 (NIH-Konsensus; Stumpf et al. 1988)

Die Diagnose der Neurofibromatose Typ 1 erfordert zwei der folgenden Kriterien:

- fünf (oder mehr) Café-au-lait-Flecken, Durchmesser >5 mm vor, >15 mm nach der Pubertät)
- zwei (oder mehr) Neurofibrome oder ein plexiformes Neurofibrom
- Pigmentflecken (»Sommersprossen«) in Achselhöhle oder Leiste
- Optikusgliom
- zwei (oder mehr) Lisch-Knötchen (Irishamartome)
- Knochenveränderungen (Keilbeindysplasie, Verdünnung langer Röhrenknochen, Pseudarthrose)
- ein Verwandter ersten Grades mit NF1

eine schlechtere feinmotorische Koordination als NF1-Kinder ohne dieses neuroradiologische Korrelat. Der Verlauf der kognitiven Beeinträchtigungen bei NF1 ist bisher erst ansatzweise untersucht. Erste Langzeituntersuchungen und Befunde an Erwachsenen mit NF1 deuten aber darauf hin, dass die bei Kindern nachweisbaren kognitiven Defizite ins Erwachsenenalter persistieren (Hyman et al. 2003; Uttner et al. 2003). UBO vor dem Alter von 18 Jahren sagen mehr kognitive Beeinträchtigungen im Erwachsenenalter vorher.

Therapeutisch kommen bei NF1-Kindern mit Lernstörungen vor allem intensive Fördermaßnahmen zum Einsatz, die möglichst früh einsetzen sollten (Danek et al. 2001). NF1-Kinder, bei denen zusätzlich eine ADHS vorliegt, profitieren nach einer ersten Studie bei ihren schulische Leistungen von einer Behandlung mit Stimulanzien (Mautner et al. 2002).

Tuberöse Sklerose

Bei der tuberösen Sklerose oder Tuberöse-Sklerose-Komplex (TSC) handelt es sich um ein genetisches Fehlbildungssyndrom aus der Gruppe der Phakomatosen.

Tuberöse-Sklerose-Komplex ist klinisch charakterisiert durch die Symptomtrias Adenoma sebaceum (schmetterlingsförmig sich über beide Wangen ausbreitende, kleine rot-bräunliche Knötchen), Epilepsie und mentale Retardierung.

Bei etwa 70% der Erkrankungen handelt es sich um Neumutationen, 30% werden autosomal dominant vererbt. Der Erkrankung liegt die Dysfunktion eines von zwei TSC-Genen zugrunde: Das TSC1-Gen ist lokalisiert auf Chromosom 9q34, das TSC2-Gen auf Chromosom 16p13.3.

Das klinische Bild ist vielfältig und reicht von schwersten klinischen Manifestationen mit therapieresistenten Epilepsien und geistiger und körperlicher Behinderung bis zu völliger

Gesundheit. Neben der oben genannten Symptomtrias finden sich häufig z. T. verkalkte intrakranielle, subependymale Knötchen, in 40–90% Augenbeteiligungen (meist Hamartome oder Astrozytome der Retina), Mischgeschwülste und Zysten der Nieren, kardiale, bereits bei Neugeborenen nachweisbare Rhabdomyome und weitere Hautveränderungen (»white spots«, erst nach der Pubertät entstehende Lumbosakralnävi, sub- und periunguale Angiofibrome).

Durch verbesserte Diagnostik werden heute mehr Patienten mit milder Ausprägung der Störung diagnostiziert. Dadurch bedingt wird die Häufigkeit der Erkrankung mittlerweile mit 1:6000 angegeben (O'Callaghan 1999).

Die Prognose des Vollbilds der Erkrankung gilt als ungünstig. Insbesondere die epileptischen Anfälle sind häufig therapieresistent. Viele Patienten entwickeln eine Demenz, deren Genese letztlich nicht eindeutig geklärt ist.

❶ Die tuberöse Sklerose gilt als eines der genetischen Syndrome mit dem höchsten Risiko für autistische Störungen.

Abhängig von den eingesetzten Untersuchungsinstrumenten und den untersuchten Stichproben wurde bei 20–60% der Patienten mit TSC auch die Diagnose Autismus gestellt. Darüber hinaus wurden hyperkinetische Störungen, Angststörungen, depressive Verstimmungen, aggressives Verhalten und vereinzelt manische Zustände beschrieben (Asato u. Hardan 2004; Prather und de Vries 2004; Hagenah 1999). Das Vorhandensein einer geistigen Behinderung bei TSC, von der knapp die Hälfte der Patienten betroffen ist, gilt als Risikofaktor für komorbide autistische Störungen, hyperkinetische Störungen und Sprachentwicklungsverzögerungen. Kognitive Einschränkungen finden sich zudem häufiger bei Patienten mit therapierefraktären Anfällen und einer Mutation des TSC2-Gens (Winterkorn et al. 2007). Das Auftreten internalisierender Störungen und aggressiver Durchbrüche ist unabhängig von der Intelligenz und betrifft bis zu 40% der Patienten (de Vries et al. 2007). Immerhin ein Drittel der Patienten mit normaler Begabung ist von umschriebenen Entwicklungsstörungen betroffen.

Bei Angehörigen von Patienten mit einer relativ milden Form der tuberösen Sklerose fanden Smalley et al. (1994) eine signifikant erhöhte Rate psychiatrischer Störungen, besonders häufig Angststörungen.

Für die Diagnostik von kognitiven Auffälligkeiten und Verhaltensstörungen bei TSC liegt eine vorbildliche europäische Konsensusleitlinie vor (de Vries et al. 2005). Diese empfiehlt eine initiale neuropsychologische und psychiatrische Bestandsaufnahme; abhängig vom Ausgangsbefund, dem Alter und dem Verlauf werden dann gestaffelte spezifische Nachuntersuchungen vorgeschlagen.

Kontrollierte Studien über die Effektivität psychiatrischer Behandlungen bei Patienten mit TSC liegen bisher nicht vor (Asato u. Hardan 2004; de Vries et al. 2005). Die Therapie orientiert sich daher an allgemeinen Empfehlungen und Leitlinien, etwa zur Behandlung autistischer und hyperkinetischer Störungen.

4.8 Juvenile neuronale Ceroid-Lipofuszinose

Die neuronalen Ceroid-Lipofuszinosen (NCL/ CLN) zählen zu den häufigsten neurodegenerativen Erkrankungen des Kindes- und Jugendalters, mit einer Inzidenz von etwa 1:30.000. Gemeinsam ist dieser heterogenen, autosomal rezessiv vererbten Störungsgruppe die langsame Entwicklung von Visusverlust, Demenz und Epilepsie (»amaurotische Demenz«). Ein weiteres Hauptmerkmal ist die Speicherung von Ceroid-Lipofuszin in Geweben (vgl. die Übersicht bei Kohlschütter et al. 2005).

❶ Alle NCL-Krankheiten sind unheilbar, schreiten unaufhaltsam voran und führen zu einem frühen Tod. Nach normaler frühkindlicher Entwicklung kommt es meist im späten Säuglings- bis frühen Schulalter zu ersten Symptomen. Eine rasche Diagnose ist wichtig, weil palliative Behandlungsmöglichkeiten bestehen und die betroffenen Familien genetisch und allgemein beraten werden können.

Mutationen in den einzelnen CLN-Genen verursachen in typischen Fällen Krankheiten mit charakteristischem Manifestationsalter. Die historisch gewachsene Bezeichnung der Subformen unterscheidet abhängig vom Erkrankungsalter, der klinischen Symptomatik und dem Verlauf neben atypischen Varianten einen infantilen Typ (Santavuori-Haltia), einen spät infantilen Typ (Jansky-Bielschowsky), einen juvenilen Typ (Batten oder Spielmeyer-Sjögren-Vogt) sowie einen seltenen adulten Typ (Kufs).

Mutationen des CLN3-Gens verursachen die klassische juvenile NCL (Batten-Erkrankung), die im Schulalter mit Erblindung beginnt und später mit einer demenziellen Entwicklung und weiteren Abbauerscheinungen einhergeht. Erstes Zeichen ist üblicherweise ein Visusverlust durch Retinopathie im Alter des Schulbeginns. Noch vor dem 10. Lebensjahr sind die Kinder praktisch blind. Zu diesem Zeitpunkt macht sich auch die Demenz durch unerwartetes Absinken schulischer Leistungen bemerkbar und etwas später eine Grand-Mal-Epilepsie und Parkinson-artige Bewegungsstörungen. Bis zu 75% der Patienten entwickeln psychopathologische Auffälligkeiten, insbesondere depressive Zustände und psychotische Phänomene mit Halluzinationen (Bäckman et al. 2005). Trotz weiteren Verfalls aller Leistungen überleben die Patienten bis zur 3. oder 4. Dekade (Hall et al. 1991).

Neben dem charakteristischen klinischen Bild erfolgt die Diagnose durch den Nachweis von typischen Lymphozytenvakuolen bzw. die

Untersuchung von Enzymaktivitäten und molekulargenetische Analysen (Kohlschütter et al. 2005).

Die Behandlung ist bisher rein palliativ. Die Begleitung betroffener Kinder und Jugendlicher bei der Bewältigung der krankheitsbedingten Frustrationen stellt eine enorme Herausforderung dar. Eltern und Lehrer müssen sich mit einer Situation vertraut machen, in der ein präpubertärer oder adoleszenter Patient sich nicht nur mit dem Verlust des Visus auseinandersetzen muss, sondern gleichzeitig mit dem Schwinden seiner kognitiven und emotionalen Fähigkeiten, mit denen er sonst über die Schwierigkeiten dieser Lebensphase hinwegkäme (Schlegel 1999; Kohlschütter et al. 2005).

Kinderpsychiatrisch steht neben der Begleitung der Patienten und ihrer Familien die Behandlung der abendlichen Unruhe und psychotischer Symptome im Vordergrund.

4.9 Morbus Wilson

Der Morbus Wilson (auch hepatolentikuläre Degeneration) ist eine autosomal-rezessiv (Chromosom 13) vererbte Stoffwechselerkrankung der Leber mit verminderter Ausscheidung von Kupfer über die Galle und pathologischer Kupferspeicherung in der Leber und den Stammganglien (insbesondere Pallidum) des Gehirns. Die Erkrankung manifestiert sich zuerst im Kindesalter als Lebererkrankung, etwa nach dem 10.–12. Lebensjahr zusätzlich als neuropsychiatrische Störung mit vielfältigen Symptomen.

- **Hepatische Symptome:** im Frühstadium Fettleber, später chronische Hepatitis, dann Leberzirrhose.

❶ Bei Lebererkrankungen im Kindesalter stets den Morbus Wilson ausschließen!

- **Neuropsychiatrische Symptome:** Parkinsonähnliches Syndrom mit Rigor, Tremor, Dysarthrie und psychiatrischen Symptomen: affektive Störungen, wahnhafte, schizophreniforme Symptomatik, Demenz (selten). Im Stadium der neuropsychiatrischen Beteiligung ist immer der Kayser-Fleischer-Kornealring, eine goldbraun-grüne Verfärbung des Kornealrandes, bei der ophthalmologischen Spaltlampenuntersuchung nachweisbar.

Die Diagnose wird gestellt anhand des verminderten Coeruloplasmin- und Kupfergehaltes im Blutplasma und gesteigerter Kupferausscheidung im Urin, ggf. auch durch den Nachweis einer vermehrten Kupferspeicherung in der Leber (nichtinvasiv mittels MRT, invasiv durch Leberbiopsie). Bei bestätigter Diagnose sollten, so vorhanden, die Geschwister des Patienten untersucht werden, da bei diesen ein 25%iges Erkrankungsrisiko vorliegt.

Die Therapie besteht in einer kupferarmen Diät und der Gabe von D-Penicillinamin. Die Prognose des früh behandelten Morbus Wilson ist günstig, unbehandelt ist die Erkrankung letal.

4.10 Huntington-Chorea

Die Huntington-Chorea, benannt nach der charakteristischen Symptomatik (Chorea = »Veitstanz«) und dem erstbeschreiber George Huntington, ist eine autosomal dominant vererbte Erkrankung. Durch einen Gendefekt auf dem kurzen Arm des Chromosoms 4 kommt es zu einer vielfachen Wiederholung des Basentripletts CAG. Während die normale Anzahl an Tripletts zwischen 6 und 34 liegt, kommt es bei mehr als 37 Wiederholungen zu einem veränderten Genprodukt, dem Huntingtin, dessen pathogenetische Bedeutung noch unklar ist. Je höher die Anzahl der Trinukleotidwiederholungen ist, desto früher kommt es zum Erkrankungsbeginn (DiFiglia 2000). Mehr als 55 Wiederholungen gehen mit einer Manifestation schon in der Kindheit einher (5–10% der Fälle). Früh Erkrankte haben oft eine genetische Belastung väterlicherseits.

Die Symptomatik im Kindesalter ist zunächst wenig wegweisend: Choreatiforme Bewegungsmuster können auftreten, häufiger scheinen aber hypokinetische, rigide Bewegungsmuster zu sein. Bei einer Minderzahl treten epileptische Anfälle als Frühsymptom auf. Als erste Symptome können sozialer Rückzug und Interessenverlust auftreten. Dadurch dass die Familie von der Erkrankung eines betroffenen Elternteil stark belastet ist, sind die kindlichen Verhaltensauffälligkeiten oft schwer zu interpretieren (Dewhurst 1970). Oft bleibt unklar, ob es sich um Anpassungsprobleme vor dem Hintergrund eines belasteten familiären Alltag, kindliche Ängste vor einer drohenden eigenen Erkrankung oder um erste Symptome einer beginnenden Huntington-Chorea des Kindes handelt. Die Tatsache einer positiven Familienanamnese ist keine hinreichender Beleg, ihr Fehlen aber auch kein Ausschlusskriterium.

Häufige Symptome im Erwachsenenalter sind depressive Zustandsbilder, dissoziales Verhalten, paranoid-halluzinatorische Symptome und leichte kognitive Defizite, wie Aufmerksamkeitsstörungen und Rechenstörungen. Diese sind frühe Zeichen für die folgende demenzielle Entwicklung (Chua u. Chiu 2000).

Die Verdachtsdiagnose wird klinisch in Zusammenschau mit familienanamnestischen Angaben gestellt. Die Sicherung erfolgt molekulargenetisch. Ein genetisches Screening von Verwandten, insbesondere von Kindern, ist ethisch umstritten (Harper u. Clarke 1990).

Bildgebende Verfahren zeigen eine Atrophie von Nucleus caudatus und Basalganglien; PET und SPECT können früh Hinweise auf einen Hypometabolismus im Nucleus caudatus geben.

Eine kausale Therapie der Huntington-Chorea ist nicht bekannt. Sowohl die Therapie der Bewegungsstörungen (mit Tiaprid) als auch der psychiatrischen Auffälligkeiten erfolgt symptomatisch.

4.11 Adrenoleukodystrophie

Die X-chromosomal rezessiv vererbte Adrenoleukodystrophie (ALD) ist die häufigste peroxisomale Stoffwechselerkrankung. Von ihr ist etwa einer von 17.000 Jungen betroffen; die Häufigkeit ist damit nahezu vergleichbar mit derjenigen der Phenylketonurie, der bekanntesten und häufigsten angeborenen Stoffwechselerkrankung (Klusmann et al. 2003).

Peroxisomale Enzyme sind u. a. verantwortlich für den Abbau von gesättigten überlangkettigen Fettsäuren, Prostaglandinen, Leukotrienen und auch von Steroiden. Bei der Adrenoleukodystrophie ist die peroxisomale β-Oxidation gestört, und es kommt zur abnormen Anhäufung überlangkettiger gesättigter Fettsäuren (VLCFA, »very long chain fatty acids«) in der weißen Substanz des Gehirns und des Rückenmarks und infolge der damit verbundenen Entmarkung zu fortschreitenden neurologischen Ausfällen und einer demenziellen Entwicklung (Klusmann et al. 2003).

Sehr häufig führt die Ablagerung der Fettsäuren auch in der Nebennierenrinde zur Atrophie und in weiterer Folge zur Nebennierenrindeninsuffizienz (Addison-Krankheit). Der Name Adrenoleukodystrophie beinhaltet die charakteristischen klinischen Merkmale der Erkrankung:
— »adreno« beschreibt die Funktionseinschränkung der Nebennierenrinde,
— »leukodystrophie« den Untergang der weißen Substanz des Gehirns und Rückenmarks.

Die Schädigung im ZNS durch die fortschreitende Demyelinisierung und die damit verbundene neurologische Ausfallssymptomatik lässt sich aber durch die Ablagerung der toxischen Fettsäuren alleine nicht erklären (Korenke et al. 1997). Darüber hinaus scheinen entzündliche und immunologische Mechanismen eine wichtige Rolle zu spielen. Damit in Zusammenhang steht auch die große Variabilität der klinischen Phänotypen der ALD.

Die **kindliche zerebrale Form** ist das häufigste Erscheinungsbild der ALD und betrifft ein Drittel bis die Hälfte der Patienten. Es ist die schwerste Form der Erkrankung. Die ersten 2–10 Lebensjahre durchlaufen die Patienten meist eine unauffällige psychomotorische Entwicklung, bis dann eine progrediente neurologische Symptomatik in den Vordergrund tritt. Unspezifische Frühsymptome sind Unkonzentriertheit, emotionale Labilität, motorische Unruhe, schulischer Leistungsabfall und auch psychotische Symptome (Gartner et al. 1998). Erst später folgen neurologische Symptome wie Gangauffälligkeiten, Hör- und Sehstörungen, Dysarthrie und Demenz. Eine Nebennierenrindeninsuffizienz mit Erbrechen, Durchfall und arterieller Hypotension kann den neurologischen Symptomen vorausgehen oder diese begleiten. Nach Beginn der klinischen Symptome schreitet die Erkrankung oft schnell voran und führt meist noch im 1. oder 2. Lebensjahrzehnt zum Tod.

Infantile zerebrale ALD (nach Krenn et al. 2001)

- Beginn um das 7. Lebensjahr
- Dauer im Mittel 4,5 Jahre
- Neurologische Entwicklung in den ersten Lebensjahren völlig normal
- Frühsymptome: Verhaltensstörungen, Schulversagen, Sehstörungen mit raschem Sehverfall, seltener Hörverlust, Ataxie und Sensibilitätsstörungen
- Auch akuter Beginn mit Anfällen, fokal motorischen Ausfällen und Hirndruckzeichen möglich, später spastische Paresen, Dysarthrie, Dysphagie und Pyramidenbahnzeichen

Patienten, die an den juvenilen und adulten zerebralen Formen leiden, werden nach dem 10. Lebensjahr oder noch später klinisch auffällig. Ihre initialen Symptome werden oftmals zunächst als psychiatrische Syndrome, etwa als beginnende Schizophrenie, verkannt. Nach Beginn der klinischen Symptomatik unterscheidet sich der Verlauf nicht von dem der kindlichen zerebralen Form.

Bei einem für eine ALD typischen klinischen Erscheinungsbild sollten zur Diagnosesicherung folgende Untersuchungen durchgeführt werden (Gartner et al. 1998; Klusmann et al. 2003):

- **Biochemische Screeninguntersuchung** mit Bestimmung der überlangkettigen Fettsäuren,
- **Magnetresonanztomographie (MRT)** des Schädels mit Nachweis typischen Veränderungen der weißen Substanz (Entmarkungs- oder leukodystrophische Herde; pathognomonisches Gadoliniumenhancement),
- **Magnetresonanzspektroskopie** (erniedrigtes N-Azetylaspartat-Signal und erhöhtes Cholinsignal als Hinweise auf eine Entmar-

kungsreaktion, oft bevor Herde im MRT sichtbar werden).

❶ Zum Ausschluss eines heterozygoten Überträgerstatus sollte bei allen weiblichen Mitgliedern einer betroffenen Familie eine Mutationsanalyse des ald-Gens erfolgen.

Die neuropsychologischen Auffälligkeiten der Patienten gehen in der Regel den neurologischen Symptomen voraus. In der neuropsychologischen Testung sollten Sprache, visuelle Wahrnehmung, visuomotorische Funktionen, Gedächtnis und Reaktionsvermögen untersucht werden. Die objektive Erfassung neuropsychologischer Defizite ist insbesondere zur Verlaufsbeurteilung und Therapiekontrolle von Bedeutung (Klusmann et al. 2003).

Während die Nebennierenrindeninsuffizienz hormonell behandelt werden kann, steht für die neurologischen Auffälligkeiten keine kurative Therapie zur Verfügung. Bislang erprobte pharmakologischen Ansätze hatten keinen Einfluss auf das Fortschreiten der neurologischen Beschwerden der Patienten, ebensowenig die durch den Film »Lorenzos Öl« bekannt gewordene Diätbehandlung (Van Geel et al. 1999). Die Therapie beschränkt sich häufig auf allgemeine symptomatische Maßnahmen wie die Behandlung von Unruhezuständen, schmerzhaften Muskelspasmen, zerebralen Krampfanfällen und von rezidivierenden Atemwegsinfekten und Pneumonien. Bei Patienten im Frühstadium mit zerebraler Form und gerade beginnenden neurologischen Symptomen stellt eine Knochenmarktransplantation einen kurativen Therapieansatz dar.

❶ Die Bewältigung der psychosozialen und pädagogischen Herausforderungen der ALD ist eine wichtige interdisziplinäre Aufgabe. Insbesondere der fortschreitende intellektuelle Abbau macht eine enge Zusammenarbeit zwischen Eltern, Lehrern, Psychologen und Ärzten erforderlich.

4.12 Lupus erythematodes und zerebrale Vaskulitiden

Der systemische Lupus erythematodes (SLE) ist die häufigste systemische Autoimmunerkrankung. Etwa 15–20% aller SLE-Erkrankungen manifestieren sich im Kindes- und Jugendalter. Die Prävalenz liegt bei 5–10 pro 100.000 Kindern, was in Deutschland etwa 1500 Patienten entspricht. Hauptmanifestationsalter ist das 15.–30. Lebensjahr. Bei Kindern unter 5 Jahren ist die Erkrankung extrem selten und verläuft ungünstig. Bei Kindern unter 12 Jahren wird ein Verhältnis von Jungen zu Mädchen von 1:5 und bei Jugendlichen ein Verhältnis von 1:4 bis 1:10 angegeben (Brunner et al. 2006).

Der SLE ist gekennzeichnet durch eine gestörte Regulation der T- und B-Zell-Immunität mit Bildung von Antikörpern gegen Zellkernbestandteile (ANA) und im Verlauf zunehmender Ausweitung der Autoreaktivität gegenüber anderen Autoantigenen. Klinisch verläuft er chronisch progredient mit Schüben.

Der SLE kann multiple Organmanifestationen zeigen. Als Manifestationen sind neben Allgemeinsymptomen, Hauterscheinungen, Nierenbeteiligung, Arthritiden, eine zerebrale Manifestation sowie eine Beteiligung der Leber und des hämatologischen Systems und des Herzens bekannt.

Neurologisch dominieren eine Enzephalopathie mit kognitiven Einbußen und depressiver Verstimmung sowie eine symptomatische Epilepsie. Daneben können Kopfschmerzen, zerebrovaskuläre Manifestationen, extrapyramidale Symptome oder eine Myelopathie auftreten.

Die Erkrankung beginnt gewöhnlich langsam mit Beschwerden, die sich über mehrere Wochen, Monate oder sogar Jahre entwickeln. Unspezifische Symptome wie Müdigkeit und allgemeines Krankheitsgefühl sind am Anfang eines SLE bei Kindern häufig. Manchmal bestehen Fieber oder subfebrile Temperaturen, Muskelschmerzen, Appetitlosigkeit und leichter Gewichtsverlust. Allerdings kann es auch zu einem akuten und frühen Auftreten des SLE ohne Prodromalphase kommen. Typisch ist das schmetterlingsförmige Erythem im Gesicht, welches durch Sonneneinstrahlung verstärkt wird.

Diagnostische Kriterien der American Rheumatology Association (nach Hochberg 1997)

Bei mindestens vier erfüllten Kriterien beträgt die Spezifität über 95%, wobei die Symptome nicht gleichzeitig auftreten müssen.

- Schmetterlingserythem
- Diskoide Hautausschläge
- Photosensibilität
- Ulzerationen
- Arthritis
- Serositis: Pleuritis/Perikarditis
- Nephritis mit Proteinurie >0,5 g/Tag oder Erythrozytenzylinder im Harnsediment
- Enzephalopathie (zerebrale Anfälle oder Psychose)
- Zytopenie, hämolytische Anämie
- Positive Immunserologie: LE-Zellen; ds-DNS-Antikörper, Sm-Antikörper, falschpositiver Syphilistest,
- Kardiolipin-AK oder Lupus-Antikoagulans
- Nachweis von ANA

Neuropsychiatrische Störungen treten bei 13–45% der betroffenen Kinder auf, in einigen Fällen als Erstsymptome (Steinlin et al. 1995). Die Beteiligung des ZNS bestimmt neben den renalen Komplikationen den Verlauf und die Prognose der Erkrankung sowie den weiteren Behandlungsplan. Insbesondere bei jüngeren Patienten sollten neu aufgetretene neuropsychiatrische Störungen differenzialdiagnostisch an einen SLE denken lassen.

Antineuronale Antikörper im Liquor und Antikörper gegen ribosomales P-Protein im Serum korrelieren mit psychiatrischen Symptomen (Brunner et al. 2006). Zu neuropsychiatrischen Manifestationen kann es sowohl im Rahmen der Erkrankung aber auch als Medikamentennebenwirkung, infektbedingt oder durch sekundäre Befindlichkeitsstörungen kommen, gerade auch bei chronisch kranken Jugendlichen. Die klinische Manifestation des neuropsychiatrischen SLE umfasst eine sehr große Spannbreite und reicht vom diskreten Papillenödem bis zum Koma (Bluestein 1987). Jede wesentliche Verhaltensänderung eines an SLE erkrankten Kindes muss deshalb den Verdacht einer zerebralen Organmanifestation begründen.

Neuropsychiatrische Syndrome bei SLE

- Akute Konfusion
- Angstzustände
- Aseptische Meningits
- Aufmerksamkeitsprobleme
- Bewegungsstörungen (Chorea)
- Demenzielle Entwicklung
- Demyelinisierende Syndrome
- Depression
- Guillain-Barré-Syndrom
- Kopfschmerzen
- Krampfanfälle
- Myasthenia gravis
- Polyneuropathie
- Psychose (insbesondere optische Halluzinationen)
- Stimmungsauffälligkeiten
- Zerebrovaskuläre Ereignisse

Der Nachweis verschiedener Autoantikörper ist entscheidend in der Diagnostik und in der Verlaufsbeurteilung des SLE. Spezifisch sind Antikörper gegen doppelsträngige DNS. Eine Heilung des SLE ist derzeit nicht möglich, wohl aber eine deutliche Besserung des Krankheitsverlaufes. Im Wesentlichen kommen bei der medikamentösen Therapie des SLE Steroide und Immunsuppressiva zum Einsatz. Mit den therapeutischen Maßnahmen wurde bei Kindern inzwischen eine 5-Jahres-Überlebensrate von über 90% erreicht. Gute Schulungsmaßnahmen sind wichtig für die Compliance und den langfristigen Therapieerfolg.

Neben den primären, immunologisch bedingten zerebralen Vaskulitiden gibt es sekundäre, exogen ausgelöste Formen. Eine **exogen ausgelöste Vaskulitis** ist besonders häufig bei Drogenkonsum, insbesondere bei Designerdrogen, die Amphetamin enthalten, aber auch bei Morphin und Kokain.

4.13 Metachromatische Leukodystrophie

Die metachromatische Leukodystrophie ist eine autosomal rezessiv vererbte Lipidspeicherkrankheit, die zur Gruppe der Glykosphingolipidosen gehört. Ursächlich liegt der Erkrankung meist ein Mangel an Arylsulfatase A zugrunde, welcher zu lysosomaler Speicherung von Glykolipiden in den Oligodendrogliazellen und den Schwann-Zellen führt. Die Speicherung hat eine Demyelinisierung peripherer und zentraler Neurone zur Folge. Die Erkrankung ist mit einer Inzidenz von 1:100.000 selten. Die klassische Symptomtrias, bei der an eine MLD gedacht werden muss, sind Hinweise auf eine Leukodystrophie im MRT (evtl. mit zerebellärer Atrophie), eine Erhöhung des Liquoreiweißes und eine periphere Neuropathie. Wichtigste Differenzialdiagnosen sind Morbus Krabbe (Galaktozerebrosidasemangel) und Adrenoleukodystrophie (Mengel 2006).

Nach dem Beginn der Erkrankung lassen sich vier Formen unterscheiden (Hermle 1997):
- kongenitale Form mit Eintreten des Todes in den ersten Lebenstagen,
- infantile und spätinfantile Form mit Beginn vor dem 3. Lebensjahr und tödlichem Ausgang nach 2–6 Jahren,
- juvenile Form mit Beginn zwischen dem 4.–19. Lebensjahr und letalem Verlauf meist vor dem 20. Lebensjahr,
- adulte Verlaufsform mit Beginn nach der Pubertät und chronisch progredientem Verlauf.

Die häufigste, spätinfantile Verlaufsform beginnt zwischen dem 6. Lebensmonat und dem 4. Lebensjahr. Erstsymptome sind Hypotonie, Ataxie und mentale Rückschritte. Es entwickeln sich eine Lähmung der Extremitäten, Visusverlust und häufig auch epileptische Anfälle. Im Endstadium hat das Kind jeglichen Kontakt zu seiner Umwelt verloren.

Die Symptome der selteneren juvenilen und adulten Verlaufsformen sind identisch mit der klassischen Form, die Progression ist aber weniger rapide. Zu Beginn der Erkrankungen stehen häufig Verhaltensauffälligkeiten und psychiatrische Symptome sowie Leistungsabfall in Schule und Beruf im Vordergrund. Bei chronisch schizophrenen Erkrankungen sollte beim Auftreten einer Progredienz in Kombination mit neuroleptisch induzierten schweren Nebenwirkungen an die differenzialdiagnostische Möglichkeit des Vorliegens einer adulten Form der MLD gedacht werden.

Die Diagnosestellung erfolgt durch biochemische Untersuchungen (Bestimmung der Sulfatidexkretion im 24-h-Urin). Einzelne positive Erfahrungen mit Stammzelltransplantationen nähren die Hoffnung, zukünftig einigen der betroffenen Patienten wirksame Therapien anbieten zu können (Mengel 2006).

4.14 Fetales Alkoholsyndrom

Während eine mutagene Wirkung des väterlichen Alkoholabusus auf die Nachkommen bisher nicht nachgewiesen werden konnte, ist es seit Jahren unbestritten, dass mütterlicher Alkoholabusus während der Schwangerschaft teratogen wirken kann. Die Schädigungen der Kinder werden mit dem Terminus fetales Alkoholsyndrom (FAS) oder Alkoholembryopathie (AE) umschrieben. Das fetale Alkoholsyndrom ist, noch vor dem Down-Syndrom, die häufigste Ursache für eine geistige Retardierung des Neugeborenen. Die Zahlen schwanken je nach untersuchter Gruppe zwischen 1:100 und 1:1000. Die Folgen für die geistig-seelische Entwicklung der Kinder und die verschiedenen organischen Schäden stehen im Vordergrund.

> **Leitsymptome des fetalen Alkoholsyndrom (nach Bertrand et al. 2005)**
> - Intrauteriner und postnataler Minderwuchs
> - Statomotorische und kognitive Entwicklungsverögerung
> - Muskelhypotonie
> - Kraniofaziale Dysmorphie (Mikrozephalus, Epikanthus, Ptosis, verkürzter Nasenrücken, Nasolabialfalten, schmales Lippenrot besonders der Oberlippe, fliehendes Kinn, kleine Zähne, vergrößerte Zahnzwischenräume, schlechter Zahnschmelz, hoher Gaumen)
> - Herzfehler (oft Vorhofseptumdefekt und Ventrikelseptumdefekt, seltener Fallot-Tetralogie)
> - Anomalien des Urogenitalsystems
> - Trichterbrust
> - Anomalien der Extremitäten, z. B. gebogener kleiner Finger (Klinodaktylie), veränderte Handlinien, Nagel-Endgliedhypoplasie, radioulnare Synostosen

Die beschriebenen Auffälligkeiten im Gesicht sind bei Erwachsenen später weniger deutlich als bei Kindern. Drei Schweregrade des fetalen Alkoholsyndroms werden unterschieden: Während sich bei Grad I nur Minderwuchs, Untergewicht und Mikrozephalie finden, sind bei Grad III alle oben angeführten Symptome ausgeprägt; zusätzlich finden sich oft schwere neurologische Störungen aufgrund von Hirnfehlbildungen. Das Risiko für Alkoholiker, ein Kind zur Welt zu bringen, das durch ein fetales Alkoholsyndrom geschädigt ist, liegt bei 30–40% und ist abhängig von der zugeführten Alkoholmenge sowie dem Stadium der chronischen Abhängigkeit. Eine sichere Schwellendosis für den mütterlichen Alkoholkonsum gibt es nicht. Die Schädigung des Embryo erfolgt überwiegend im ersten Trimenon.

An Verhaltensauffälligkeiten finden sich insbesonderere Hyperaktivität, Impulsivität, vermehrte Ablenkbarkeit und oppositionelles Verhalten, aber auch ängstlich-depressive Störungen (Fryer et al. 2007).

❶ Die Langzeitentwicklung der Kinder ist ungünstiger als lange Zeit vermutet wurde.

Die Intelligenzminderung ist nicht reversibel; nahezu die Hälfte der Kinder besuchen Sonderschulen für Lern- und geistig Behinderte. Überwiegend werden Berufe ohne höhere Qualifizierung ausgeübt. Das Risiko, bis zur Adoleszenz selber eine Alkoholabhängigkeit zu entwickeln, ist bei den Kinder dreifach erhöht (Alati et al. 2006). Eine primäre Alkoholprävention sollte daher versucht werden.

4.15 Rett-Syndrom

Das Rett-Syndrom, das nur Mädchen betrifft, ist charakterisiert durch eine zunächst normale Entwicklung in den ersten Lebensmonaten. Dann kommt es zu einem Entwicklungsknick mit zunehmendem Kontaktverlust, autistisch anmutenden Bewegungsstereotypien wie Waschbewegungen der Hände oder Hyperventilationsphasen sowie dem Verlust sinnvollen Spielverhaltens. Bei manchen Mädchen bleibt trotz schwerer Ataxie das Gehvermögen vorübergehend erhalten, selten auch die Sprachfähigkeit.

Sarimski (2003) unterscheidet in Anlehnung an Hagberg und Witt-Engerstrom (1986) vier Phasen des klassischen Rett-Syndroms. Oft unbemerkt kommt es in der **1. Phase** zu einer Stagnation des Kopfwachstums. Wegweisender sind dann die in der **2. Phase** der Erkrankung auftretenden Entwicklungsrückschritte. Diese betreffen die Sprache und die Motorik, insbesondere zielgerichtete Handbewegungen. Charakteristisch sind stereotype Handbewegungen, die z. T. wie Waschbewegungen anmuten, sowie das Führen der Hände zum Mund und Klatschen. Zugleich zeigen die betroffenen Kinder autistische Verhaltensweisen: Sie nehmen keinen gezielten Kontakt mehr zu ihrer Umwelt auf und verlieren das Interesse an wechselseitigem Kontakt mit anderen, wenn auch der Blickkontakt erhalten bleibt. Konnten die Kinder bereits laufen, kommt es zu ataktischen Gangstörungen. Die **3. Phase** der Erkrankung ist gekennzeichnet durch eine verbesserte Interaktion, etwa durch eine gezielte Aufnahme von Blickkontakt, z. T. einhergehend mit einer leichten Besserung der Sprachfähigkeiten. Die motorischen Stereotypien der Hände nehmen zu. Bei 4 von 5 Patientinnen treten in dieser Phase epileptische Anfälle auf, die oft schwer zu beeinflussen und von episodischen syndromspezifischen Verhaltensauffälligkeiten wie Atemanhalten, Starren und Schreien schwer abgrenzbar sein können. Die **4. Phase** geht einher mit einem weiteren Verlust der Fortbewegungsfähigkeit, zunehmender Spastik, dystonen und rigiden Bewegungen, sowie einem verlangsamten Körperwachstum, oft in Kombination mit Fütter- und Essstörungen, gastrointestinalen Problemen (Verstopfung) und deutlichem Untergewicht. Mehr als die Hälfte der Patientinnen entwickelt in diesem Stadium eine Skoliose.

Differenzialdiagnostisch müssen insbesondere in der ersten Phase der Erkrankung Störungen aus dem autistischen Spektrum erwogen werden. Allerdings kommt es bei autistischen Kindern im Verlauf nicht zu einem Verlust motorischer Fertigkeiten. Beim Rett-Syndrom fehlt die bei autistischen Kindern zu beobachtende Abwehr körperlicher Nähe.

Kognitive Entwicklung und Verhaltensauffälligkeiten

Untersuchungen zur kognitiven Entwicklung von Mädchen mit Rett-Syndrom verdeutlichen, dass es sich in der Regel um Kinder mit einer schweren Mehrfachbehinderung handelt (eine ausführliche Übersicht findet sich bei Sarimski 2003). Die Mehrzahl der Mädchen zeigt auch im späteren Kindesalter und der Adoleszenz kognitive, sensomotorische und kommunikative Fähigkeiten, die typischerweise bei Kindern im Alter zwischen 4 und 8 Monaten zu beobachten sind (Perry et al. 1991; Budden et al. 1990). Möglicherweise unterschätzen aber Studien mit quantitativen standardisierten Entwicklungstests die Fähigkeiten der betroffenen Mädchen.

Studien zum Verhaltensphänotyp von Kindern mit Rett-Syndrom haben eine Reihe relativ charakteristischer Auffälligkeiten erfasst: Im Vordergrund stehen die schon beschriebenen Störungen der Handfunktion und Auffälligkeiten der Atemregulation, wie Hyperventilation und Atemanhalten. Darüber hinaus wird eine hohe Rate von Stimmungsschwankungen und ängstlichen Reaktionen berichtet. So beobachteten Sansom et al. (1993) bei einer Stichprobe von 107 Mädchen mit Rett-Syndrom in mehr als zwei Drittel der Fälle depressive Verstimmungen, sowie bei drei von vier Mädchen stark angstgetönte Reaktionen auf akustische Reize und Veränderungen ihrer Umgebung. Eltern erleben selbstverletzende und stereotype Verhaltensweisen ihrer Töchter als besonders belastend. Während solche herausfordernden Verhaltensauffälligkeiten auch bei anderen Kindern mit Mehrfachbehinderung zu beobachten sind, scheint insbesondere das exzessive Zähneknirschen relativ spezifisch für das Rett-Syndrom zu sein (Sarimski 2003). Mehr als 90% der Mädchen zeigen dieses Verhalten, das zu Verletzungen der Zähne und folgenden Schmerzen führen kann und daher häufig zahnärztliche Interventionen notwendig macht.

Zum Verständnis der Verhaltensauffälligkeiten und zur Herleitung individualisierter therapeutischer Massnahmen ist eine genaue Bedingungsanalyse hilfreich. Eine funktionale Analyse konnte etwa zeigen, dass stereotype Handbewegungen bei Mädchen mit Rett-Syndrom am häufigsten dann auftraten, wenn die Kinder alleine waren; sie dienen offenbar der sensorischen Stimulation, die so lange gesucht wird, bis alternative Sinnesanregungen angeboten werden (Oliver et al. 1993). Demgegenüber trat autoaggressives Schlagen vor allem in sozialen Situationen auf, die mit Anforderungen an die Kinder verbunden waren; diese Form der Autoaggression hatte also eher kommunikativen Charakter und diente dem Schutz vor Überforderung. Erregungszustände mit Selbstverletzungen oder anderem exzessiven Verhalten sollten daher zum Anlass genommen werden, nach Überforderung, unzureichenden Sinnesanregungen, aber auch nach möglichen somatischen Erkrankungen, die das nicht sprechende Kind hiermit signalisiert, zu suchen.

Therapeutische Ansätze zielen nicht auf eine Veränderung der Kernsymptomatik des Rett-Syndroms im Sinne einer »Heilung«, sondern haben zum Ziel, den kommunikativen Ausdruck der Mädchen zu fördern, zielgerichtete Handlungen zu erleichtern sowie Mobilität und körperliches Wohlbefinden zu fördern. Zur Vorbeugung exzessiver Verhaltensauffälligkeiten ist die Gestaltung einer konstanten, vorhersehbaren Umwelt ebenso hilfreich wie die Analyse je eigener Bedingungen von Stimmungsschwankungen, Autoaggressionen und Angstanfällen (Sarimski 2003).

Wichtige genetische Aspekte

Etwa 60–80% der Mädchen mit Rett-Syndrom weisen eine Mutation im Gen für das Methyl-CpG-Bindungs-Protein 2 (MeCP2) auf, das sich auf dem langen Arm des X-Chromosoms befindet (Xq28). MeCP2 beeinflusst offenbar die Expression von Eiweißen, die bei der Hirnreifung eine Rolle spielen; die noch ausstehende Charakterisierung dieser Proteine könnte zu einem besseren Verständnis des Pathomechanismus des Rett-Syndroms und anderer tiefgreifender Entwicklungsstörungen und damit zu einem therapeutischen Ansatzpunkt führen. In fast allen Fällen des Rett-Syndroms handelt es sich um Neumutationen, in 95% der Fälle auf dem X-Chromosom väterlicher Herkunft. Der Phänotyp wird neben der Art der Mutation (Nukleotid-Substitution, Deletion, Duplikation) durch weitere, bisher nicht ganz verstandene Mechanismen beeinflusst; einer davon ist die sog. X-Inaktivierung. Da im Gegensatz zu Männern (mit dem Genotyp XY) bei Frauen zwei X-Chromosomen vorliegen, jedoch die Funktion eines X-Chromosoms ausreichend ist, wird während der Embryonalzeit eines der beiden X-Chromosomen mit Ausnahme weniger Abschnitte nach zufälligem Muster inaktiviert. Ausprägung und Schweregrad des Rett-Syndroms hängen u. a. davon ab, wie viele X-Chromosomen mit der MeCP2-Mutation inaktiviert sind. Sind bei der X-Inaktivierung viele normale X-Chromosomen inaktiviert worden, ist die Patientin schwerer betroffen; bei der Inaktivierung vieler Chromosomen mit MeCP2-Mutation kann dies zu einem atypischen »High-functioning«-Rett-Syndrom mit partiell erhaltener Sprach- und Handfunktion führen. Allerdings ist auch in dieser Subgruppe der expressive Wortschatz sehr begrenzt (Sarimski 2003).

4.16 Fragiles-X-Syndrom

Das Fragile-X-Syndrom (FraX-Syndrom; Martin-Bell-Syndrom) ist die häufigste genetisch bedingte Form der unspezifischen geistigen Behinderung und betrifft etwa 1 von 4000 Jungen und 1 von 8000 Mädchen. Der Syndromname beruht auf der Beobachtung, dass sich bei der Chromosomenanalyse strukturelle Auffälligkeiten in Form einer fragilen, instabilen Stelle am langen Arm des X-Chromosoms finden (Xq27). Obwohl die Krankheit X-chromosomal vererbt wird, finden sich charakteristische Abweichungen vom klassischen X-chromosomal-rezessiven Erbgang: So gibt es gesunde männliche Genträger und klinische betroffene Überträgerinnen. Die Schwere der Erkrankung nimmt in der Generationsfolge tendenziell zu und die Erkrankung tritt früher auf, ein Phänomen, das als **Antizipation** bezeichnet wird.

Die Patienten zeigen häufig eine geistige Behinderung, große Ohren, ein langes, schmales Gesicht, großes vorstehendes Kinn, Sprachauffälligkeiten und, bei Jungen, große Hoden. Diese Merkmale stellen auch heute noch die wichtigsten Leitsymptome dar, die zur Verdachtsdiagnose führen (Schreck et al. 1998).

Neben den syndromspezifischen körperlichen Merkmalen weisen die Patienten auch einen charakteristischen Verhaltensphänotyp auf. So werden bei Patienten mit Fragilem-X-Syndrom im Vergleich zu Kindern und Erwachsenen mit anderen Behinderungsformen signifikant häufiger abnorme Sprechmerkmale (d. h. Perseverationen, rasche und polternde Äußerungen), Vermeiden von sozialem Blickkontakt, taktile Überempfindlichkeit (Widerstand gegen Berührung, Halten, Aufgenommenwer-

den), mangelnde Kontrolle über impulsive Reaktionen (Hyperaktivität, Kopfschlagen, Handbeißen) und Stereotypien (Wedeln mit den Armen oder Händen) als charakteristisch beschrieben (Sarimski 1997).

Die kognitiven Fähigkeiten sind deutlich beeinträchtigt und variieren zwischen leichter und schwerer kognitiver Behinderung. Der IQ liegt im Schulalter im Durchschnitt bei 50–60 IQ-Punkten. Stärken zeigen sich bei allen Anforderungen, die durch gutes Beobachten und visuelles Erfassen gelöst werden können. Viele Schüler mit Fragilem-X-Synrom erreichen bei entsprechender schulischer Förderung das sinnentnehmende sichere Lesen. Dagegen haben sie große Mühe bei der Bewältigung von Aufgaben, die die sequenzielle Verarbeitung von Informationen und die Planung komplexer Problemlöseschritte erfordern, inbesondere das Rechnen. Dieses Fähigkeitsprofil gilt als syndromspezifisch und herrscht in allen Altersgruppen vor (Sarimski 1997). Die Sprachentwicklung verläuft verlangsamt.

❗ Bei Kindern mit Sprech-, Sprachverzögerung und motorischen Defiziten sollte deshalb ein Test auf Fragiles-X-Syndrom in Betracht gezogen werden.

Oft verfügen die Kinder im Schulalter dann aber über einen breiten Wortschatz und können vollständige und komplexe Sätze bilden.

Wichtige genetische Aspekte

Das Fragile-X-Syndrom ist der Prototyp einer Gruppe von Störungen, die als »triplet repeat disorders« bezeichnet werden und das zentrale Nervensystem betreffen. Die dem FraX-Syndrom zugrunde liegende Mutation wurde 1991 entdeckt und erklärt die genannten genetischen Besonderheiten: Es handelt sich um eine instabile Trinukleotidsequenz in der Promotor-Region des FMR1-Gens (»fragile X mental retardation gene 1«). Während gesunde Nicht-Genträger etwa 5–50 Kopien des Trinukleotids CGG haben, finden sich bei weiblichen oder männlichen Überträgern bereits 50–200 Kopien (Prämutation). Patienten mit einer Vollmutation weisen bis zu 2000 Kopien des Trinukleotids auf. Bis vor kurzem galten Träger der Prämutation als asymptomatisch; genauere Untersuchungen zeigen allerdings auch bei ihnen neurologische und hormonelle Auffälligkeiten. Biochemisch führt die Tripletverlängerung zu einem Ausfall des FMR1-Proteins, das die Translation anderer Eiweiße moduliert. Interessanterweise läßt sich aber bei einigen FraX-Patienten mit Vollmutation des FMR1-Gens dennoch entsprechende mRNS nachweisen, aber kein FMR1-Protein; dies deutet darauf hin, dass der eigentliche Pathomechanismus erst nach der Transkription einsetzt.

Zwischen dem Verhaltensphänotyp und der Länge des CGG-Repeats konnte kein Zusammenhang gefunden werden (Backes et al. 2000).

4.17 Prader-Willi-Syndrom

Das Prader-Willi-Syndrom (PWS) ist charakterisiert durch Stammfettsucht, kurze Extremitäten mit kleinen Händen und Füßen und Hypogonadismus. Im Neugeborenenalter fallen eine muskuläre Hypotonie und eine dadurch bedingte Trinkschwäche auf (»floppy infant«). Die Entwicklung der motorischen Fähigkeiten ist oft verzögert, in vielen Fällen auch der Sprechbeginn, wobei sich hier eine große Variabilität findet.

Etwa ab dem Kindergartenalter tritt ein zwanghaftes Hungergefühl mit Essanfällen (Hyperphagie) auf, in deren Folge sich meist starkes Übergewicht (syndromale Adipositas), eine zunehmende Glukoseintoleranz und ein Diabetes Typ 2 entwickeln. Das Essverhalten der Kinder ist gekennzeichnet durch fast ständigen

Hunger, sodass Eltern dazu übergehen, Nahrungsmittel unter Verschluss zu halten. Das Problem der fehlenden Appetitsteuerung, das durch die charakteristische Bewegungsunlust verstärkt wird, bestimmt wesentlich den alltäglichen Umgang von Eltern und Betreuern mit Menschen mit Prader-Willi-Syndrom. Zusätzlich kommt es zu aggressiv-oppostionellem Verhalten, oft ihn Form von Wutanfällen und Trotzphasen, und zu zwanghaftem Verhalten. Die Kinder reagieren gereizt, wenn ihnen Essen vorenthalten wird. Andererseits werden Kinder mit Prader-Willi-Syndrom als freundlich, sozial, humorvoll und hilfsbereit beschrieben (Sarimski 2003).

Wachstumshormontherapie und Ernährungsmanagement sind wichtige Bausteine der symptomatischen Behandlung des Syndroms.

Wichtige genetische Aspekte

Für das Prader-Willi-Syndrom konnte ein sog. »Parent-of-origin«-Effekt belegt werden, d. h. die Entwicklung einer Krankheit infolge elternspezifischer genetischer Prägung. Das Syndrom kann zum einen durch eine Neumutation in Form einer Deletion auf Chromosom 15 (15q11-13) verursacht werden, wobei diese Deletion beim PWS ausnahmslos auf dem väterlichen Chromosom 15 liegt. Bei einem Teil der Patienten liegt aber keine Deletion dieses Bereichs vor, sondern eine mütterliche Disomie 15, durch die beim Kind die väterlichen Gene fehlen. In der für das PWS kritischen Chromosomenregion liegt eine Gruppe von Genen, die aber nur auf dem väterlichen Chromosom aktiv und auf dem mütterlichen infolge Prägung immer inaktiv sind. Das Fehlen der väterlichen Kopie dieser Gene führt deshalb zum Funktionsverlust und damit zur Erkrankung.

4.18 Angelman-Syndrom

Die nach seinem Erstbeschreiber, dem englischen Neuropädiater Harry Angelman, benannte Entwicklungsstörung ist phänotypisch charakterisiert durch eine schwere geistige Behinderung, eine fehlende expressive Sprachentwicklung (bei oft gutem Sprachverständnis), unangemessen wirkendes Lachen und schwere ataktische Bewegungsmuster. Die beschreibende Bezeichnung als »happy puppet« (fröhliche Marionette) wird heute als abwertend empfunden und sollte nicht mehr verwandt werden. Häufig sind ein verlangsamtes Kopfwachstum mit Mikrozephalie, epileptische Anfälle, ein charakteristisches Gesicht mit großem Mund, weitem Zahnabstand und prominentem Kinn, helle Haut, helles Haar und blaue Augen. Die Hälfte der Kinder schielt. Im EEG findet sich ein durch Augenschluss provoziertes Muster mit hohen Amplituden und Spikes (Williams et al. 1995). Jungen und Mädchen sind gleichermaßen betroffen, die Häufigkeit des Syndroms liegt zwischen 1:12.000 bis 1:20.000.

❶ Möglicherweise wird das Angelman-Syndrom vielfach nicht erkannt und etwa als Autismusspektrumstörung fehldiagnostiziert.

Ähnlich wie viele autistische Kinder sind auch Kinder mit Angelman-Syndrom häufig fasziniert von Wasser und belutschen exzessiv Gegenstände. Sie fallen zudem auf durch ihre Bewegungsunruhe, eine begrenzte Aufmerksamkeitsspanne, eine intensive Suche nach Körperkontakt und lachen sehr viel, wenngleich für andere scheinbar grundlos. Oft kommt es, bevorzugt bei Aufregung, zu regelrechten Lachanfällen. Anstatt der expressiven Sprache setzen die Patienten oft Gebärden oder Bilder zur Verständigung ein. Im Alltag belastend sind ausgeprägte Ein- und Durchschlafstörungen. Einzelne positive Berichte liegen zu Melatonin und dem Antihistaminikum Diphenhydramin vor (Sarimski 2003).

In etwa 70% der Fälle ist das Syndrom verursacht durch eine Deletion am langen Arm des Chromosoms 15 (15q11-q13). Ebenso wie beim Prader-Willi-Syndrom kann in einigen Fällen aber auch eine uniparentale Disomie des Chromosoms 15 vorliegen. Allerdings fehlen dann im Fall des Angelman-Syndroms die mütterlichen (aktiven) Gene, beide Chromosomen 15 werden vom väterlichen Elternteil geerbt (paternale Disomie). Die meisten Fälle treten sporadisch auf. Je nach molekulargenetischem Subtyp kann die Entwicklung der Kinder unterschiedlich verlaufen, wobei sich der klassische Phänotyp bei der Deletion findet und Patienten mit uniparentaler Disomie oft weniger schwer betroffen sind (Sarimski 2003).

4.19 Sanfilippo-Syndrom (Mukopolysaccharidose III)

Mukopolysaccharidosen beruhen auf genetisch bedingten Störungen im enzymatischen Abbau von Glykosaminoglykanen (Mukopolysaccharide). Der Aktivitätsverlust lysosomaler Enzyme führt zur Speicherung von Mukopolysacchariden innerhalb der Zelle, zur Zellschädigung und schließlich Funktionsstörung verschiedener Organe (z. B. Leber, Knorpel, Gehirn usw.).

Bei fast allen Typen gibt es schwere und mild verlaufende Formen. Eine Zuordnung ist nur durch den klinischen Verlauf und die Geschwindigkeit, mit der die Krankheit fortschreitet, möglich.

Das Sanfilippo-Syndrom (Mukopolysaccharidose III) ist die einzige Form der Mukopolysaccharidosen, die gehäuft mit zerebraler Beteiligung, kognitivem Abbau und Verhaltensauffälligkeiten einhergeht (Beck 2006). Die Häufigkeit beträgt etwa 1 pro 20.000.

Während bei den anderen Formen der MPS fast immer Veränderungen im Aussehen der Kinder (grobe Gesichtszüge, Nabel- und Leistenbrüche, großer Bauch, Skelettanomalien) zur diagnostischen Abklärung führen, sind die Patienten beim M. Sanfilippo äußerlich anfangs vollkommen unauffällig, sodass die Diagnose oft erst spät gestellt wird. Vereinzelt wird von Erwachsenen mit dieser Stoffwechselstörung berichtet, die eine unspezifische Demenz mit Verhaltensstörungen, aber keine äußerlich sichtbaren körperlichen Stigmata zeigten (Kurihara et al. 1996).

Oft führen folgende unspezifische Anzeichen zu Untersuchungen:

- Sprachstörungen,
- Verhaltensstörungen,
- Unruhe, Unrast,
- Aggressivität,
- Unlenkbarkeit.

Die Kinder werden im 3.–5. Lebensjahr durch umtriebiges Verhalten und Verlangsamung der Lernfähigkeit auffällig. Bereits erworbene Fähigkeiten gehen wieder verloren. Wegen der Sprachstörung werden oft zunächst Hörtests durchgeführt, oder die z. T. schweren Verhaltensstörungen geben Anlass für psychologische und psychiatrische Untersuchungen.

❗ Oft weisen erst die körperlichen Auffälligkeiten wie struppiges Haar oder eine Lebervergrößerung dem erfahrenen Kliniker den Weg zur richtigen Diagnose (Beck 2006).

Für Eltern, Geschwister und die Patienten selbst sehr belastend sind die ausgeprägte Unruhe und das massiv gestörte Schlafverhalten; ein weiteres Problem sind häufige Durchfälle. Im Verlauf der Erkrankung entwickeln sich Krampfanfälle und eine Spastik. Der Tod tritt nach einem vegetativen Stadium meist vor dem 20. Lebensjahr ein.

Vier verschiedene Enzymdefekte (Typ III A–D) können zu dem einheitlichen Krankheitsbild des M. Sanfilippo führen. Alle Subtypen (MPS III A–D) können, auch innerhalb einer Familie, zu unterschiedlichen Schweregrade in der klinischen Ausprägung führen.

Die Diagnose der MPS erfolgt zunächst über die Messung der im 24-Stunden-Sammelurin ausgeschiedenen Glykosaminoglykane. Eine weitere Differenzierung erfolgt mittels Elektrophorese. Die endgültige Diagnose ist dann durch Untersuchungen auf die entsprechenden Enzymdefekte in Serum, Leukozyten oder Fibroblasten möglich (Beck 2006).

In der Behandlung der zahlreichen Organmanifestationen der Mukopolysaccharidosen stehen symptomatische Therapiemaßnahmen im Vordergrund. Die Unruhezustände und Schlaf-

◘ **Tab. 4.7.** Subtypen der Mukopolysaccharidose III (M. Sanfilippo)

Mukopolysaccharidose	Bezeichnung	Enzymdefekt	Genlokalisation
MPS III A	M. Sanfilippo A	Sulfamidase	17q25
MPS III B	M. Sanfilippo B	N-Azetyl-α-Glukosaminidase	17q21
MPS III C	M. Sanfilippo C	N-Azetyl-Transferase	8
MPS III D	M. Sanfilippo D	N-Azetylglukosamin-6-Sulfatase	12q14

störungen der Kinder mit einem M. Sanfilippo sind auch psychopharmakologisch kaum zu beherrschen; in einigen Fällen erwies sich Melatonin als wirksam (Fraser et al. 2002).

4.20 Deletion 22q11.2

Eine interstitielle Deletion am langen Arm (q) von Chromosom 22 (Deletion 22q11.2) tritt bei etwa einem von 4.000 Neueborenen auf und ist damit die häufigste Mikrodeletion und, nach der Trisomie 21, die zweithäufigste genetische Veränderung beim Menschen (Briegel 2006). In den meisten Fällen (ca. 90%) liegt eine Neumutation vor, in den übrigen Fällen wird die Störung autosomal-dominant übertragen. Jungen und Mädchen sind von der Störung gleichermaßen betroffen.

Die klinische Symptomatik bei Deletion 22q11.2 ist ausgesprochen mannigfaltig. Als charakteristisch gelten:

- unzureichende Funktion des Gaumensegels (velopharyngeale Insuffizienz) mit hypernasaler Sprache (ca. 70%), submuköse Gaumenspalte (10%),
- kraniofaziale Dysmorphien (langes, schmales Gesicht, enge Lidspalten, flache Wangen, prominente Nase, kleine Ohren, kleiner Mund, fliehendes Kinn,
- (meist leichte) Intelligenzminderung,
- kongenitale Herzfehler (ca. 75% der Fälle; Ventrikelseptumdefekt, Fallot-Tetralogie, rechter bzw. doppelter Aortenbogen),
- weitere kongenitale Anomalien (z. B. Klumpfüße, Polydaktylie, Kyphose/Skoliose, Nierenfehlbildungen, Hypospadie)
- Hypoparathyreoidismus (Unterfunktion der Nebenschilddrüsen), z. T. latent, in der Hälfte der Fälle aber mit vorübergehender oder persistierender Hypokalzämie,

- Störungen des Immunsystems (75%), z. B. Thymusaplasie (50%), z. T. schwere Immundefizienz im Kleinkindalter,
- Minderwuchs (40% der Fälle).

Unklar ist, über welchen Pathomechanismus eine Deletion an 22q11.2 zu den sehr variablen phänotypischen Veränderungen führt. Die überwiegende Mehrzahl der Patienten, auch solcher mit psychiatrischen Störungen, hat eine etwa 1,5–2 Mb umfassende Deletion auf Chromosom 22, sodass davon ausgegangen werden muss, dass andere Faktoren wie z. B. die Interaktion mit anderen polymorphen Regionen des Genoms oder Umwelteinflüsse eine Rolle bei der Ausprägung des Phänotyps spielen (Leyhe et al. 2002).

Unterformen bei Deletion 22q11.2 mit je eigenen Symptomkonstellationen sind etwa das velokardiofaziale Syndrom (Shprintzen-Syndrom) und das DiGeorge-Syndrom. Diese Syndrombezeichnungen werden zwar weiter verwandt, als Oberbegriff hat sich aber die deskriptive molekulargenetische Bezeichnung 22q11.2-Deletions-Syndrom durchgesetzt. Die Deletion führt zum Verlust von etwa 30 verschiedenen Genen. Unter diesen ist für das Auftreten neuropsychiatrischer Störungen insbesondere das Gen für die Katechol-O-Methyl-Transferase (COMT) von Interesse.

Neben den somatischen Auffälligkeiten bestimmen kognitive Einschränkungen, Entwicklungsverzögerungen und psychiatrische Symptome das klinische Bild. Vier von fünf Kindern weisen Entwicklungsverzögerungen der Sprache und des Sprechens auf (Gerdes et al. 2001). Neuropsychologisch dominieren Defizite der visuell-räumlichen Wahrnehmung, motorischer Fertigkeiten, der nonverbalen Kommunikation, der Beurteilung sozialer Zusammenhänge, der visuellen Aufmerksamkeit und mathematischer Fertigkeiten. Im Mittel liegt der Gesamt-IQ der Kinder bei 70–75; als typisch gilt infolge des beschriebenen neuropsychologischen Profils ein höherer Verbal-IQ im Vergleich zum Handlungs-IQ im HAWIK. Etwa 45% der Kinder weisen eine Intelligenzminderung auf, die allerdings selten schwer ausgeprägt ist.

Im Hinblick auf psychiatrische Störungen besteht relative Einigkeit, dass als häufigste Störung (in 35-60% aller Patienten) ein Aufmerksamkeitsdefizit-Hyperaktivitäts-Syndrom (ADHS) beobachtet wird (Arnold et al. 2001; Niklasson et al. 2005). Hinsichtlich anderer Störungsbilder sind die Befunde weniger einheitlich, wofür insbesondere Unterschiede bei den untersuchten Stichproben verantwortlich sein dürften. Zudem wurde oft nicht berücksichtigt, inwieweit beobachtete psychiatrische Auffälligkeiten durch die bei Deletion 22q11.2 häufigen intellektuellen und sprachlichen Beeinträchtigungen mitbedingt sind und nicht spezifisch durch das Syndrom selbst. In einer sorgfältigen Untersuchung von Feinstein et al. (2002) traten bei Kindern mit Deletion 22q11.2 psychiatrische Störungen nicht häufiger auf als bei nach Alter, Geschlecht, Intelligenz und Sprachniveau vergleichbaren Kontrollkindern. Andere Autoren berichten verschiedene psychiatrische Auffälligkeiten, etwa bipolare Störungen und Phobien (für eine Übersicht vgl. Briegel u. Cohen 2002). Vorstmann et al. (2006) fanden bei der Hälfte von 60 Kindern und Jugendlichen mit Deletion 22q11.2 Störungen aus dem autistischen Spektrum.

In den vergangenen Jahren mehren sich Hinweise auf einen Zusammenhang von Deletion 22q11.2 mit früh beginnenden psychotischen Störungen. Zum einen fanden zwei Studien, dass gut ein Viertel der Kinder und Jugendlichen an psychotischen Symptomen litt; bei jedem zehnten Patienten waren diese Symptome so ausgeprägt, dass eine psychotische Störung diagnostiziert wurde (Debbane et al. 2006; Vorstman et al. 2006). Das Risiko einer psychotischen Störung ist offenbar bei Patiemten mit einer niedrigen

Aktivität der Katechol-O-Methyltransferase (COMT) besonders erhöht (Gothelf et al. 2005). Diese Studien bei Kindern und Jugendlichen konvergieren mit zahlreichen Befunden, die an Erwachsenen mit Deletion 22q11.2 erhoben wurden: Die Prävalenz schizophrener Störungen ist bei diesen Patienten, auch im Vergleich zu Menschen mit Intelligenzminderung, deutlich erhöht. Ergänzend zeigen Untersuchungen, dass schizophrene Patienten, bei denen anamnestisch ein Erkrankungsalter vor dem Alter von 13 Jahren (sog. very early onset schizophrenia) bekannt ist, eine 200-mal höhere Rate an Deletionen auf Chromosom 22q11.2 zeigen als die Allgemeinbevölkerung (Yan et al. 1998, Usiskin et al. 1999). In einer unselektionierten Gruppe von 100 Patienten mit Psychosen aus dem schizophrenen Formenkreis wurden in 2% der Fälle diese chromosomale Anomalie gefunden (Karayiorgou et al. 1995). Murphy (2002) nimmt daher in seiner Übersichtsarbeit an, dass eine Deletion 22q11.2 einer der wichtigsten bekannten Risikofaktoren für die Entwicklung einer Schizophrenie sei, dessen Rolle eher noch unterschätzt werde. Nur Kinder von schizophrenen Eltern und eineiige Zwillinge schizophrener Patienten hätten demnach ein höheres Erkrankungsrisiko (Briegel 2006).

> ❶ Nach Briegel und Cohen (2004) sollte bei Kindern und Jugendlichen mit psychiatrischen Störungen, insbesondere ADHS, früh beginnenden psychotischen Erkrankungen, Autismusspektrumstörungen und affektiven Störungen, eine Deletion 22q11.2 in Betracht gezogen und humangenetisch untersucht werden, wenn sich zusätzlich kraniofaziale Auffälligkeiten in Kombination mit Entwicklungsstörungen, insbesondere der Sprache und des Sprechens, zeigen.

Bei Nachweis der Deletion sollte das jeweilige Kind im Hinblick auf die häufigsten somatischen und psychiatrischen Begleitsstörungen gründlich untersucht und ggf. adäquat behandelt werden (Briegel 2006).

Zur Behandlung neuropsychiatrischer Auffälligkeiten bei Deletion 22q11.2 liegen nur für die Behandlung einer begleitenden ADHS mit Methylphenidat erste positive Befunde vor (Gothelf et al. 2003). Wirksamkeit und Verträglichkeit waren in dieser offenen Studie an 12 Kindern gut; eine Induktion psychotischer oder manischer Symptome wurde in dieser Stichprobe nicht beobachtet, im Unterschied zu Berichten anderer Arbeitsgruppen (z. B. Papolos et al. 1996). Stimulanzien und andere Pharmaka mit Wirkung auf das katecholaminerge System sollten wegen der verminderten COMT-Aktivität bei Deletion 22q11.2 in niedrigeren Dosierungen eingesetzt werden (Briegel u. Cohen 2004).

Was erklärbar ist: Ätiologie und Entwicklungspsychopathologie

5.1 Biologische Faktoren

5.1.1 Erhöhtes Risiko für psychiatrische Störungen

Ein großer Teil der Kinder mit Hirnschäden und Hirnfunktionsstörungen zeigt kinderpsychiatrische Auffälligkeiten von Krankheitswert, und umgekehrt ist der Anteil hirnfunktionsgestörter Kinder unter psychiatrisch auffälligen Kindern deutlich erhöht. Die Auswirkungen von Hirnschäden auf die kindliche Psychopathologie scheinen dabei über diejenigen anderer (auch chronischer) körperlicher Erkrankungen hinauszugehen. Rutter et al. (1970, 1976) untersuchten im Rahmen der epidemiologischen Isle of Wight-Studien 1964 u. a. alle ca. 3.500 Kinder der Isle of Wight im Alter von 9–11 Jahren; Nachuntersuchungen erfolgten bis zum Alter von 15 Jahren. Ergänzend wurden bei allen 5–15 Jahre alten Kindern (ca. 11.000) »neuroepileptische« Störungen erfasst. Die Isle of Wight-Studien konnten einen starken Zusammenhang zwischen neurologischen Störungen und psychiatrischen Auffälligkeiten belegen.

In Folgestudien konnte gezeigt werden, dass diese Assoziation auch bei Berücksichtigung möglicher konfundierender Faktoren (wie etwa Intelligenz, körperliche Behinderung) bestehen blieb, sodass ein kausaler Zusammenhang als wahrscheinlich angenommen werden konnte. Rutter et al. (1983) fanden diese Beziehung zwischen Psychopathologie und Hirnfunktionsstörung später auch für erworbene Hirnschädigungen (Schädel-Hirn-Traumata). Der Zusammenhang zwischen Hirnschädigung und Psychopathologie ist nicht allein durch die Stigmatisierung der betroffenen Kinder oder das Ausmaß der körperlichen Beeinträchtigung zu erklären. In einer großen epidemiologischen Stichprobe mit einseitiger Zerebralparese wies mehr als die Hälfte dieser Kinder psychiatrische Störungen auf, obwohl die körperliche Beeinträchtigung milde war, die meisten Kinder normal begabt waren und Regelschulen besuchten (Goodman u. Graham 1996).

Zur Einordnung der Befunde sei aber auch darauf hingewiesen, dass die große Mehrzahl der Kinder mit psychiatrischen Störungsbildern keine offensichtlichen Hirnschäden bzw. Hirnfunktionsstörungen aufweist, und dass viele Kinder mit Hirnschäden oder Hirnfunktionsstörungen nicht psychiatrisch auffällig sind. In der Isle of Wight-Studie etwa waren 65% der Kinder mit

◘ **Tab. 5.1.** Zusammenhang zwischen Hirnschädigung und der Häufigkeit psychopathologischer Auffälligkeiten in der Isle of Wight-Studie. (Nach Rutter et al. 1970)

Subgruppe	Auffällig
Gesunde Kinder	7%
Kinder mit körperlichen Erkrankungen ohne Beteiligung des Gehirns	12%
Kinder mit idiopathischer Epilepsie	29%
Kinder mit symptomatischer Epilepsie oder struktureller Hirnschädigung	35%
Kinder mit lokalisierten Hirnverletzungen	62%
Kinder mit lokalisierten Hirnverletzungen und Frühepilepsie	67%
Kinder mit lokalisierten Hirnverletzungen und Spätepilepsie	83%

Zerebralparese oder Epilepsie frei von psychiatrischen Störungen und bei weniger als 10% der Kinder mit psychiatrischen Auffälligkeiten gab es Hinweise auf Hirnschädigungen.

Die Diskussion über die Spezifität, mit der Hirnfunktionsstörungen das Risiko für bestimmte psychiatrische Syndrome erhöhen, wurde lange kontrovers geführt. Mittlerweile wird immer deutlicher, dass Hirnfunktionsstörungen zwar das Risiko für die meisten psychiatrischen Störungen erhöhen, aber nicht für alle in gleichem Ausmaß. So waren etwa hyperkinetische Störungen in der Isle of Wight-Studie bei Kindern mit Zerebralparese und Epilepsie überrepräsentiert: Während das Vorliegen einer Hirnfunktionsstörung insgesamt mit einer etwa 7-fach höheren Rate psychiatrischer Syndrome im Vergleich zu gesunden Kindern einherging, war die Prävalenz hyperkinetischer Störungen 90-fach erhöht.

Zwischen bestimmten neurologischen Störungsbildern und kinderpsychiatrischer Auffälligkeiten gibt es z. T. eine größere Überschneidung als statistisch zu erwarten wäre, etwa zwischen tuberöser Sklerose und Autimusspektrumstörungen, zwischen Temporallappenepilepsien und Schizophrenien oder eben zwischen Zerebralparese und hyperkinetischen Störungen. Dieser engere Zusammenhang zu einem bestimmten psychopathologischen Muster wird bei den genetischen Syndromen, wie weiter oben ausführlicher dargelegt, als Verhaltensphänotyp (»behavioural phenotype«) bezeichnet.

❗ Wichtig festzuhalten bleibt aber, dass es kein spezfisches »Gehirnstörungssyndrom« gibt und dass eine pauschale Zuschreibung psychischer Eigenschaften oder unveränderlicher Verhaltensmuster zu einer bestimmten Hirnfunktionsstörung der komplexen Wirklichkeit nicht gerecht wird.

Neben der Rolle der Hirnfunktionsstörungen in der Pathogenese psychiatrischer Auffälligkeiten ist auch die umgekehrte Beziehung zu beachten: Psychiatrische Störungen können auch das Risiko für körperliche Erkrankungen mit Hirnfunktionsstörungen erhöhen. So ist etwa für Kinder mit hyperkinetischen Störungen (aber auch für Jugendliche mit aggressivem Verhalten oder Drogenkonsum) das Unfall- und Verletzungsrisiko, auch für Schädel-Hirn-Traumata, deutlich erhöht, insbesondere bei komorbider oppositioneller Störung. Die Unfallrate mit schweren Verletzungsfolgen liegt bei ADHS mehr als 6-fach höher als bei Kontrollpersonen; noch schwerer betroffen sind ADHS-Kinder ohne medikamentöse Therapie (Grützmacher 2001). Bei diesen Patienten werden daher deutlich häufiger intensivmedizinische Behandlungen notwendig als bei Kontrollpersonen (DiScala et al. 1998). Mit dem erhöhten Unfallrisiko wächst die Möglichkeit einer Schädigung von Hirnfunktionen, die sich dann wiederum auf die Psychopathologie auswirken kann (Bijur et al. 1986; Brown et al. 1981). Allerdings sind diese Befunde nicht unumstritten (Donders 1992).

❗ Vorbestehende psychiatrische Störungen beeinflussen nicht nur die Auftretenswahrscheinlichkeit für Hirnfunktionsstörungen, sondern auch deren Verlauf.

So konnte wiederholt belegt werden, dass die Häufigkeit und der Verlauf emotionaler, behavioraler und kognitiver Störungen nach Schädel-Hirn-Traumata von präexistenten emotionalen Problemen ungünstig beeinflusst wird (Bohnen et al. 1992; Gerring et al. 2002).

Für Kinder mit Epilepsie ist beschrieben, dass internalisierende und externalsierende Verhaltensauffälligkeiten der ersten Anfallsmanifestation auch um Monate vorausgehen können (Austin et al. 2001). Dieser Zusammenhang ist ätiologisch noch nicht verstanden; möglicherweise sind die psychopathologischen Störungen und die epileptischen Anfälle verschiedene Manifestationen eines gemeinsamen Pathomechanismus.

Entwicklungspsychopathologische Aspekte

Aus entwicklungspsychopathologischer Sicht ist hinsichtlich der Ätiologie und Pathogenese von Hirnfunktionsstörungen die unterschiedliche Vulnerabilität des Gehirns in Abhängigkeit vom jeweiligen Reifezustand und Entwicklungsstand zu beachten. Komplexere kognitive Vorgänge wie Daueraufmerksamkeit und Hemmungskontrolle setzen eine Integration verschiedener Regelkreise und eine funktionelle Balance zwischen den Hemisphären voraus. Diese Regelkreise reifen in mehreren Schritten von der frühesten Kindheit bis zur Adoleszenz (Gasser et al. 1988). Das Auftreten schädlicher Noxen und Ereignisse in einer kritischen Phase der Entwicklung greift u. U. in den Prozess der Hirnreifung ein und begünstigt damit das Auftreten kognitiver Störungen. Bis etwa zur 24. Schwangerschaftswoche führen Störungen zu Fehlbildungen, ab dem späten 2. Trimenon zu Defektbildungen. Zwischen der 24. und 36. Woche stehen periventrikuläre Läsionen im Vordergrund, also Schädigungen der weißen Substanz in Form der periventrikulären Leukomalazie, intra-/periventrikulären Blutung sowie der hämorrhagischen Infarzierung. Beim reifen Neugeborenen ist die graue Substanz bevorzugter Ort einer Schädigung. Ein weiteres Schädigungsmuster stellen Infarkte der großen Hirnarterien dar.

5.1.2 Geburtskomplikationen

Ein häufig angeführter, aber in seiner Bedeutsamkeit für die Ätiologie von Hirnfunktionsstörungen und ihre psychiatrischen Langzeitfolgen besonders umstrittener Begriff sind »Geburtskomplikationen« oder »perinatale Schädigungen«. Gemeint sind etwa Asphyxien, d. h. eine Sauerstoffminderversorgung unter der Geburt. Generationen von Medizinstudierenden haben gelernt, dass infantile Zerebralparesen, Epilepsien und geistige Behinderung, aber auch Hyperaktivität, Lernprobleme und motorische Koordinationsstörungen häufig durch perinatale Komplikationen verursacht seien. Diese Annahme eines »Kontinuums reproduktiver Kausalität« ist aller Wahrscheinlichkeit nach nicht zutreffend. Sie geht davon aus, dass schwere perinatale Komplikationen zu schweren neuropsychiatrischen Folgen (Tod des Kindes, Epilepsie, Zerebralparese) führen, leichtere perinatale Probleme eher zu kognitiven oder behavioralen Symptomen.

> ❗ Komplikationen während der Geburt und in der Neonatalperiode sind häufig, aber meist von geringen Folgen.

So waren etwa in einer Untersuchung mit gut dokumentiertem Geburtsverlauf über die Hälfte der gesunden Kontrollpersonen von solchen Komplikationen betroffen (Jacobsen u. Kinney 1980). Auch schwere perinatale Schädigungen sind meist harmlos. So hatten etwa in einer prospektiven Untersuchung Kinder mit einem Apgar-Wert 5 Minuten nach der Geburt von 3 oder darunter, eine 30-mal höhere Chance im Alter von 7 Jahren neurologisch unauffällig zu sein als an einer Zerebralparese zu leiden (Freeman u. Nelson 1988). Dieselbe Studie konnte belegen, dass nur bei jedem fünften Kind mit Zerebralparese Hinweise auf eine während der Geburt stattgehabte Asphyxie vorliegen. Auch Esser und Schmidt (1987) konnten keinen Zusammenhang finden zwischen anamnestischen Angaben der Eltern zu schädigenden Ereignissen in der Schwangerschaft, bei der Geburt oder in der Perinatalzeit und späteren Hirnfunktionsstörungen der Kinder, auch nicht bei Berücksichtigung von objektiven Auszügen aus geburtshilflichen Protokollen.

❗ Perinatale und frühe postnatale Auffälligkeiten sind allerdings oft ein Indikator für vorangegangene Schädigungen im Verlauf der Schwangerschaft.

Kinder mit Zerebralparese und belegter Geburtsasphyxie haben in vielen Fällen zusätzliche angeborene Malformationen, die eine abweichende Entwicklung bereits lange vor der Geburt anzeigen (Miller 1989). Dass Geburtsauffälligkeiten als »harmloser Marker« für schwerwiegendere Schädigungen angesehen werden können, belegt auch die trotz Fortschritten in der perinatalen Versorgung weitgehend konstant gebliebene Rate von Zerebralparesen. Wenn perinatale Komplikationen für die Entstehung von Zerebralparesen entscheidend wären, hätten die rückläufige perinatale Mortalität und Fortschritte in Geburtshilfe und Neonatologie auch zu einem Rückgang von Zerebralparesen führen müssen, was aber offensichtlich nicht der Fall ist. Ähnliche Überlegungen zu Geburtsauffälligkeiten als »Marker« gelten auch für die geistigen Behinderungen: So findet sich auch bei den Kindern, deren Behinderung genetisch oder chomosomal (und somit lange vor der Geburt) determiniert ist, eine hohe Rate perinataler Komplikationen (Rantakallio u. von Wendt 1985). Auch für die Entwicklung von Anfallsleiden scheinen pränatale Risiken bedeutsamer als perinatale.

Für den Kinderpsychiater sind diese Befunde deswegen bedeutsam, da er bei sorgfältiger Anamneseerhebung bei vielen seiner Patienten perinatale Komplikationen erheben wird (so wie er es aber auch bei psychiatrisch unauffälligen Kindern tun könnte).

❗ Die Verbindung von perinatalen und psychiatrischen Auffälligkeiten wird oft zufällig sein, da beide in der Bevölkerung häufig auftreten. Der Schluss eines kausalen Zusammenhangs sollte aber ohne überzeugende Belege nicht gezogen werden. Eine Ausnahme stellen wahrscheinlich neurologisch gesunde Frühgeborene mit extrem niedrigem Geburtsgewicht dar.

Szatmari et al. (1990) konnten 82 frühgeborene Kinder mit extrem niedrigem Geburtsgewicht (zwischen 500 und 1000 g) im Alter von 5 Jahren auf Entwicklungsverzögerungen und psychiatrische Auffälligkeiten untersuchen. Während die Prävalenz von Störungen des Sozialverhaltens und emotionalen Störungen in dieser Kohorte nicht erhöht war, fand sich bei 16% der ehemaligen Frühgeborenen eine ADHS, im Vergleich zu 7% der Kontrollpersonen. Der Zusammenhang zwischen extremer Frühgeburtlichkeit und ADHS war aber nicht mehr nachweisbar, wenn für die ebenfalls erhöhte Rate von Entwicklungsverzögerungen und Intelligenzminderung kontrolliert wurde. Die Autoren schlossen daraus, dass die Aufmerksamkeitsproblematik allein auf den niedrigeren IQ der extrem Frühgeborenen zurückzuführen sei; die Kinder seien nicht unaufmerksamer, als andere Kinder mit vergleichbarer Begabungsstruktur. Andere Nachuntersuchungen von Kindern mit einem Geburtsgewicht unter 1500 g zeigten aber auch bei Ausschluss derjenigen mit offensichtlichen neurologischen Auffälligkeiten und bei Kontrolle von sozioökonomischen Einflüssen eine erhöhte Prävalenz von Aufmerksamkeitsstörungen und, wenn auch weniger deutlich, von Ticstörungen und Trennungsangst (Whitaker et al. 1997; Wolke 1998). Dies galt auch für Kinder mit normaler Intelligenz. Hirnmorphologisch finden sich bei diesen Kindern gehäuft periventrikuläre Leukomalazien, die auch dann mit kognitiven und psychiatrischen Auffälligkeiten assoziiert sind, wenn sich keine sichtbaren neurologischen Defizite finden.

5.1.3 Minimale zerebrale Dysfunktion (MCD)?

Die Diskussion um die Möglichkeit, Verhaltensauffälligkeiten auf eine sog. minimale zerebrale Dysfunktion (MCD) zurückzuführen reicht mittlerweile 70 Jahre zurück und scheint noch immer nicht abgeschlossen (zum historischen Überblick vgl. Esser u. Schmidt 1987; Schmidt 1992). Die Geschichte des Konzeptes der MCD begann kurz nach dem 2. Weltkrieg mit einer Publikation von Strauss und Lethinen, die eine Gruppe von entwicklungsverzögerten Kindern mit Schulproblemen, Reizüberempfindlichkeit, Hyperaktivität, Unaufmerksamkeit, Impulsivität, Affektlabilität und Distanzstörung beschrieben, und diese Verhaltensauffälligkeiten als ein mögliches Syndrom im Gefolge von Hirnschädigungen während Schwangerschaft, Geburt und postpartaler Entwicklung auffassten. Ergänzend beschrieben wurden feinneurologische Auffälligkeiten (sog. »soft signs«) und Besonderheiten im EEG. Bereits Strauss postulierte allerdings, dass neurologische Ausfälle nicht zwingend für die Diagnose der MCD notwendig seien.

Verhaltensauffälligkeiten und Schulschwierigkeiten werden überwiegend »Wahrnehmungsstörungen« der Kinder zugeschrieben. Es besteht die Vorstellung, die Merkmale und Symptome seien regelhaft im Sinne eines Syndroms verbunden.

> **Merkmale der minimalen zerebralen Dysfunktion (MCD)**
> - Risiken in frühester Kindheit
> - Abnormitäten der psychmotorischen Entwicklung
> - Neurologische und neurophysiologische Defizite
> - Spezifische Teilleistungsschwächen
> - Besondere Verhaltensweisen

Als Voraussetzung für die Diagnosestellung wurden in der Regel Symptome aus 2 oder 3 von mindestens 5 Merkmalsgruppen verlangt; diese wurden ohne Gewichtung aufsummiert. Dies bedeutet allerdings, dass auch bei einem Kind mit auffälligem Verhalten, belasteter Geburtsanamnese und verlangsamter frühkindlicher Entwicklung eine MCD diagnostiziert werden kann, ohne dass dieses Kind »harte« Zeichen einer Hirnschädigung aufweist. Die postulierten diagnostischen Merkmale treten allerdings in der Bevölkerung relativ häufig auf und erklären sich z. T. gegenseitig. Werden diese Merkmale also ungewichtet summiert, können der gleichen Diagnose eine Vielzahl sehr unterschiedlicher Kombinationen (und in unterschiedlichen Ausprägungsgraden) zugrunde liegen.

Daher wurden schon früh Zweifel an der Spezifität der psychopathologischen Symptomatik einer MCD geäußert (Rutter 1977; Poustka 1979).

Beeinträchtigungen der Hirnfunktionen können sich nach der Operationalisierung von Esser und Schmidt auf verschiedenen folgenden Ebenen manifestieren:
- neurophysiologische Funktionen (Veränderungen im Hirnstrombild und in den evozierten Potenzialen, die über den Funktionszustand des zentralen Nervensystems informieren und wenig von Umweltbedingungen beeinflusst sind),
- neuropsychologische Funktionen (die trotz ihrer Beeinflussung durch biographische und situative Umstände Rückschlüsse auf den zerebralen Funktionszustand zulassen),
- (Leistungs-)Verhalten (das am stärksten von Sozialisationsbedingungen beeinflusst ist).

Wenn der MCD nun Syndromcharakter zuerkannt werden soll, müsste man fordern, dass ausgeprägtere Normabweichungen in den Hirnfunktionen aus verschiedenen der genannten Manifestationsebenen gehäuft zusammen auftreten oder sogar regelhaft miteinander verknüpft sind. Das diagnostische Vorgehen ist hiervon aber in aller Regel weit entfernt, es summiert einfach fakultative Symptome.

Kinder mit Einschränkungen in mehr als einem der oben genannten Bereiche werden in bevölkerungsgestützten Stichproben in weniger als 1% gefunden (Esser u. Schmidt 1987). Das bedeutet, dass die minimale zerebrale Dysfunktion ein seltenes Ereignis ist, etwa so häufig wie die Manifestation einer Epilepsie.

Dies bedeutet im Umkehrschluss nicht, dass Hirnfunktionsstörungen (operationalisiert als Beeinträchtigungen der neurophysiologischen oder neuropsychologischen Funktionen oder Schwächen in spezifischen Teilleistungen) ohne Bedeutung für kinderpsychiatrische Auffälligkeiten wären. Annähernd 40% hirnfunktionsgestörter Kinder zeigen kinderpsychiatrische Auffälligkeiten von Krankheitswert (gegenüber 10–15% in bevölkerungsgestützten Stichproben). Umgekehrt ist der Anteil hirnfunktionsgestörter Kinder unter psychiatrisch auffälligen Kindern deutlich erhöht. In Untersuchungen kinderpsychiatrischer Inanspruchnahmepopulationen im Grundschulalter finden sich bei etwa jedem fünften Kind Hirnfunktionsstörungen (Esser u. Schmidt 1987; Remschmidt et al. 1988), während die Rate bei gleichaltrigen Kontrollgruppen nur etwa halb so hoch ist. Allerdings findet sich bei diesen Kindern weder eine spezifische Psychopathologie noch eine einheitliche Ätiologie, sodass ein Syndromcharakter der Hirnfunktionsstörungen nicht nachweisbar ist.

Im Hinblick auf den Verlauf der Hirnfunktionsstörungen und ihre Stabilität konnte die Mannheimer Arbeitsgruppe aufzeigen, dass zwar bei der Hälfte der 13-Jährigen, die als 8-Jährige Hirnfunktionsstörungen aufgewiesen hatten, solche nicht mehr nachweisbar waren (referiert in Schmidt 1992). Allerdings fand sich eine ebenso hohe Rate von »Neuerkrankungen« an Hirnfunktionsstörungen. Auch dieser Befund spricht

gegen ein Syndrom, das ja pathogenetisch mit dem Lebensanfang in Verbindung gebracht wird und das entweder einen stabilen Verlauf oder eine abnehmende Häufigkeit zeigen müsste.

Nach Einschätzung von Schmidt (1992) ist das MCD-Konzept trotz seiner Schwächen weiterhin so verbreitet, da es häufige kinderpsychiatrische Auffälligkeiten mit einer scheinbar naheliegenden Erklärung, nämlich der Annahme einer organischen Genese, versieht. Die als ursächlich angeführten Risiken während Schwangerschaft, Geburt und postpartaler Entwicklung sind so häufig (bei drei Vierteln aller Kinder in der Stichprobe von Esser und Schmidt), dass sie vielen Eltern als nachvollziehbare Begründung für die Verhaltensauffälligekeiten ihrer Kinder plausibel erscheinen. Die Diagnose kann zudem für Eltern entlastend wirken und sichert bei günstiger Spontanprognose in etwa der Hälfte der Fälle den Eindruck therapeutischer Erfolge. Dass betroffene Kinder auch Stigmatisierungen als frühkindlich hirngeschädigt ausgesetzt sind, wird allerdings oft übersehen.

❶ Hirnfunktionsstörungen bei Kindern sind häufig assoziiert mit kinderpsychiatrischen Störungen. Um diese Assoziation zu erklären, ist aber kein MCD-Konzept vonnöten. Sinnvoller ist es, sich das Wissen um die Diagnostik und Therapie spezifischer Entwicklungsstörungen zunutze zu machen, die sich hinter einer postulierten MCD verbergen, um die daraus resultierenden kinderpsychiatrischen Störungen nach Möglichkeit zu vermeiden.

5.1.4 Auswirkungen der Lateralisation einer Hirnfunktionsstörung

Die Entwicklung des menschlichen Gehirns führt in der frühen Kindheit, wenn nicht schon pränatal, zu einer asymmetrischen Spezialisierung der beiden Hemisphären. Demzufolge ist es notwendig zu fragen, ob einseitige Hirnfunktionsstörungen unterschiedliche Effekte auf die Häufigkeit und Art sekundärer neuropsychiatrischer Folgestörungen haben können, abhängig davon welche Hemisphäre des Gehirns ursprünglich betroffen ist. Solche Effekte durch Lateralisation einer Hirnfunktionsstörung sind in der Tat beschrieben worden, allerdings oftmals auf der Basis kleiner Fallzahlen und hochselektierter Patienten. Zudem sind die publizierten Befunde keineswegs einheitlich. So berichtete etwa Voeller (1986) von vermehrter Hyperaktivität bei Kindern mit rechtsseitigen zerebralen Läsionen, während Stores (1977) eine erhöhte Rate von hyperaktiven Jungen (nicht aber Mädchen) bei linksseitigen epileptischen Foci fand. Ähnlich widersprüchliche Befunde liegen auch für externalisierende Verhaltensauffälligkeiten in der Folge von Hirnfunktionsstörungen vor: Nass und Koch (1987) fanden vermehrt ausagierendes Verhalten bei Kleinkindern nach Läsionen der rechten Hemisphäre, Sollee und Kindlon (1987) berichteten ähnliche Verhaltensprobleme bei linkshemisphärischen Schädigungen.

❗ Betrachtet man Studien an größeren, möglichst wenig selektierten (und somit eher repräsentativen) Stichproben, dann lassen sich kaum generelle Aussagen zu spezifischen psychiatrischen Effekten der Lateralisation einer Hirnfunktionsstörung machen.

So ist die Häufigkeit hyperaktiven Verhaltens in mehreren großen Studien an Kindern mit zerebralen Läsionen offenbar unabhängig von deren Lateralisation (Rutter et al. 1970; Uvebrandt 1988). In einer Studie an 98 Kindern mit umschriebenen, traumabedingten Hirnsubstanzschäden fand sich keine Assoziation zwischen der Seite der Läsionen und nachfolgender Psychopathologie (Rutter et a. 1984). Goodman und Graham (1996) konnten in einer bevölkerungsgestützten Stichprobe von über 400 Kindern mit einseitiger

Hemiplegie zwar eine erhöhte Rate von Verhaltensauffälligkeiten belegen, aber keinen Zusammenhang zwischen der Lateralisation der neurologischen Störung und der Häufigkeit und Art psychopathologischer Symptome.

Uneinheitlich sind auch die Befunde in Bezug auf eine Korrelation zwischen neuropsychologischen Defiziten und der Lateralisierung von epilepsietypischen Potenzialen (Übersicht in Holtmann et al. 2004a). Einige Arbeitsgruppen fanden keinen spezifischen Einfluss der Lateralisierung benigner epilepsietypischer Potenziale auf das spezifische Muster von Sprachauffälligkeiten, andere dagegen sahen bei linksseitigem Fokus eine ungewöhnliche beidseitige Repräsentation des Sprachzentrums, während Kinder mit rechts- und beidseitigem Fokus Aufmerksamkeitsprobleme und Defizite bei der räumlichen Wahrnehmung hatten. In einer eigenen Untersuchung fanden wir bei hyperkinetischen Kindern mit Rolando-Fokus signifikant häufiger rechts- oder beidseitige Rolando-Spikes (Holtmann et al. 2003). Die Lateralisation betreffende Befunde bei den benignen fokalen Epilepsien sind allerdings vorsichtig zu interpretieren, da ein Wechsel der Fokuslokalisation und der betroffenen Hemisphäre häufig ist und die Einteilung der Patienten in solche mit links- oder rechtsseitigem Fokus allenfalls für die EEG-Ableitung zum Zeitpunkt der testpsychologischen Untersuchung gelten kann.

Bei einigen neuropsychologischen Symptomen gelingt eine lokale Zuordnung. So gehen im Erwachsenenalter linkshemisphärische Läsionen mit verbalen Defiziten einher und Schädigungen der rechten Hemisphäre ziehen häufig Störungen des visuell-räumlichen Systems nach sich. Solche kognitiven Auswirkungen der Lateralisation sind bei Kindern möglicherweise noch altersabhängig. Erkenntnisse der Entwicklungsneuropsychologie belegen, dass die Reifung und Entwicklung spezifischer Gedächtnisfertigkeiten in der Kindheit in Phasen über viele Jahre verläuft. Auch die Entwicklung der zugrunde liegenden Hirnstrukturen schreitet nicht kontinuierlich fort, sondern oft in Entwicklungsschüben. Abhängig von diesen Reifungsprozessen zeigen sich auch bei kognitiven Folgestörungen altersabhängige Effekte. So sind modalitätsspezifische Gedächtnisstörungen frühestens bei Kindern ab etwa 5 Jahren beobachtbar, da sie an eine weitgehende funktionelle Spezialisierung der beiden Hirnhemisphären gebunden sind. Erst dann lässt sich beispielsweise zeigen, dass Funktionsstörungen des rechten Parietallappens zu einem Verlust des visuell-räumlichen Kurzzeitgedächtnisses führen, während linksseitige Störungen Auswirkungen auf das sprachlich-rechnerische Kurzzeitgedächtniss haben, während zuvor keine lateralitätsspezifischen Effekte von Läsionen nachweisbar sind (Lepach u.a. 2007; Goodman und Yude 1997).

In diesem Zusammenhang ist auch eine Differenzierung zwischen umschriebenen kognitiven Defiziten und umfassenderen psychiatrischen Folgen einer Hirnfunktionsstörung notwendig. Die aussagekräftigsten Belege für einen spezifischen Zusammenhang zwischen psychiatrischen Symptomen und Lateralisation von Läsionen finden sich in Studien, die die Assoziation von Temporallappenepilepsien im Kindesalter und einem erhöhten Risiko für spätere Psychosen untersuchen. Obwohl nicht ganz einheitlich, sprechen die Befunde elektroenzephalographischer, neuropathologischer, bildgebender und neuropsychologischer Studien überwiegend dafür, dass Kinder mit Temporallappenepilepsien später eher eine schizophrene Psychose entwickeln, wenn der Anfallsursprung im linksseitigen Temporallappen lag (Glauninger et al. 2001).

5.1.5 Gen-Umwelt-Interaktion am Beispiel des modifizierenden Einflusses von ApoE auf den Verlauf nach Schädel-Hirn-Trauma

Die Frage, warum trotz gleicher Charakteristika eines Schädel-Hirn-Traumas manche Kinder einen guten, andere aber einen schlechten Verlauf nehmen, ist bisher nicht hinreichend beantwortet. Die komplexe Beeinträchtigung der psychointellektuellen Entwicklung nach kindlichen Schädel-Hirn-Traumata lässt sich nur unzureichend mit den verschiedenen Verletzungsmechanismen, der anatomischen Lokalisation und dem Ausmaß der Hirnsubstanzdefekte erklären. Der modifizierende Einfluss genetischer Faktoren am Erhalt oder dem erneuten Erwerb verlorener kognitiver Fähigkeiten blieb dabei lange ungeprüft. Eine zunehmende Fülle an Veröffentlichungen befasst sich in den letzten Jahren mit der Interaktion von Genen und Umwelt, insbesondere mit genetischen Einflüssen auf den Verlauf nach SHT. Ein Gen ist dabei seit den 1990er Jahren besonders in den Fokus geraten: das ApoE-Gen. Mehrere Studien zeigten, dass ApoE in Abhängigkeit vom Genotyp oder von der Isoform die Kapazität zur plastischen Reorganisation geschädigten Nervengewebes, z. B. nach Schlaganfall oder Schädel-Hirn-Trauma, unterschiedlich beeinflusst (Laskowitz et al. 1998; Samatovicz 2000).

Befunde bei Erwachsenen

Apolipoprotein E (ApoE) ist als Träger von Cholesterin, Cholesterinestern und anderen Lipiden im Nervensystem eine unverzichtbare Komponente der Regeneration des Nervensystems. Auch wenn die exakten Mechanismen noch nicht vollständig aufgeklärt sind, scheint ApoE eine Schlüsselrolle bei der Verteilung von Lipiden im Rahmen der Reparatur von zerstörten oder verletzten Nerven zu spielen. Zudem hat es Einfluss auf die Stabilität und das Wachstum des Zytoskeletts der Nervenzellen, die zerebrale Durchblutung nach Verletzungen, auf Entzündungsprozesse und den Schutz vor oxidativen Noxen (Blackman et al. 2005). Im ApoE-Gen treten 3 Allel-Varianten auf (ε2, ε3, ε4), die für 3 Plasmaprotein-Isoformen des Apolipoproteins kodieren. Die Genhäufigkeit variiert in der Bevölkerung für ApoE-ε3 mit 78%,für ApoE-ε4 mit 15% und für ApoE-ε2: mit 7% (Roses 1996). Das ApoE-Gen wurde für Neurologen relevant, als bei Erwachsenen erstmals die Assoziation zwischen dem ε4-Allel und bestimmten Formen der Alzheimer-Demenz beschrieben wurde: Die Vererbung von einem oder zwei ε4-Allelen erhöht das dosisabhängige Risiko, an Alzheimer-Demenz zu erkranken und führt zu einem früheren Erkrankungsbeginn. Die Vererbung des ε2-Allels hingegen reduziert das Risiko und führt zu einem späteren Erkrankungsbeginn (Corder et al. 1994).

Nach einem SHT hatten Verletzte mit einem ε4-Allel ein schlechteres neurologisches Ergebnis nach 6 Monaten (Liaquat et al. 2002; Teasdale et al. 1997; Teasdale et al. 2005). Bei dieser Patientengruppe war der neurologische Status auch unmittelbar nach dem Trauma schlechter, obwohl es sich um jüngere Individuen handelte und diese weniger Hirnsubstanzdefekte aufwiesen, was normalerweise einen günstigeren Verlauf erwarten lässt (Teasdale et al. 1997). Das Risiko für eine mehr als 7-tägige Bewusstlosigkeit nach SHT war bei Trägern des ε4-Allels fast 6-fach erhöht, das Risiko für ein ungünstiges neurologisches Ergebnis nach 6 Monaten sogar 14-fach (Friedman et al. 1999). Patienten mit dem ε4-Allel gelangten nach langem posttraumatischem Koma zudem weniger häufig wieder zu Bewusstsein als Individuen mit den anderen Genotypen.

Das ε4-Allel wurde darüber hinaus mit weiteren neurologischen Störungsbildern und deren Verlauf in Verbindung gebracht, etwa bei der multiplen Sklerose, dem Outcome nach kardiopulmonaler Wiederbelebung und nach intrazerebralen Blutungen, dem Fortschreiten diabetischer Neuropathie und einer demenziellen Entwicklung beim Down-Syndrom (Übersichten bei Blackman et al. 2005; Heun u. Kölsch, 2003; Ziegeler et al. 2004). Mit dem besten neuroregenerativen Potenzial geht offensichtlich der am häufigsten auftretende homozygote Genotyp ε3/3 einher. Patienten mit diesem Genotyp hatten nach kardiopulmonaler Wiederbelebung aufgrund kardialer oder pulmonaler Ereignisse eine doppelt so hohe Überlebensrate wie Träger der beiden anderen Allele ε2 und ε4 (Schiefermeier et al. 2000). Die Überlebenden mit der protektiven Konstellation hatten weiterhin deutlich bessere neurologische Ergebnisse als andere Patienten.

Befunde bei Kindern

Auch im Kindesalter findet sich eine erstaunliche Variabilität des Verlaufs nach neurologischen Erkrankungen, insbesondere nach SHT, ohne dass diese allein mit der Schwere der auslösenden Störung erklärbar wäre. Für das Kindesalter liegen allerdings nicht annähernd so viele Befunde zum modifizierenden Einfluss von ApoE vor, wie bei Erwachsenen (Blackman et al. 2005). Die Ergebnisse sind zudem uneinheitlich und vereinzelt auch konträr zu denen aus Untersuchungen an Erwachsenen. Eine Studie an 71 Kindern, die nach einem SHT stationärer Rehabilitation bedurften, legt unerwartet einen günstigeren Verlauf der Rehabilitation bei Kindern mit der ε4-Variante des ApoE nahe als bei jenen mit ε2- und ε3-Varianten (Blackman et al. 2004). Ebenfalls im Unterschied zu Befunden bei Erwachsenen fand sich bei Kindern nach herzchirurgischen Eingriffen nach einem Jahr ein schlechterer Verlauf, gemessen mit den Baylely Scales of Infant Development, wenn sie Träger des (für Erwachsenen protektiven) ε2-Allels waren (Gaynor et al. 2003).

Träger der ε4- und ε2-Varianten haben eine erhöhtes Risiko an einer infantilen Zerebralparese (ICP) zu erkranken und sind dann auch schwerer betroffen; allerdings weisen nur 18% der Kinder mit ICP eines dieser Allele auf, sodass in jedem Fall andere ätiologische Faktoren zu berücksichtigen sind (Kuroda et al. 2007).

Kein Zusammenhang fand sich zwischen Apo-E-Polymorphismen und Autismus (Raiford et al. 2004), früh beginnender Schizophrenie (Fernandez et al. 1999), spinaler muskulärer Atrophie (Morrison et al. 1999) und kognitiven Fähigkeiten bei Kindern (Turic et al. 2001).

Eine bis dato nicht bekannte Wechselwirkung im Hinblick auf den Verlauf nach SHT fanden Teasdale et al. (2005) zwischen dem Alter bei SHT und dem ApoE-Genotyp. In einer großen prospektiven Studie an über tausend SHT-Patienten vom Neugeborenenalter bis zu über 90-Jährigen unter Einbeziehung einer Vielzahl von konfundierenden Variablen fand sich zunächst keinerlei Einfluss des ApoE-Genotyps auf das Outcome. Erst als verschiedene Altersgruppen betrachtet wurden, fand sich bei den Kindern und jungen Erwachsenen ein eindeutiger Zusammenhang zwischen einem ungünstigen Verlauf und der ε4-Variante, der mit zunehmendem Alter etwa ab dem 30. Lebensjahr nicht mehr nachweisbar war.

Auch Baz Bartels et al. (2006) konnten in ihrer Nachuntersuchung von 38 Probanden mit einer schwergradigen Schädel-Hirn-Verletzung im Kindesalter zeigen, dass die ε4-Variante einen bedeutsamen genetischen Vulnerabilitätsfaktor insbesondere für spätere kognitive Defizite darstellt. Während retrospektiv in der Akutphase vor allem eine längere posttraumatische Bewusstseinsstörung in der ApoE-4 Gruppe vorlag, war das Outcome am Ende der Nachbeobachtungszeit (im Mittel 17 Jahre) im Blick auf neurologische Behinderungen zwischen der ApoE-4- und der Non ApoE4-Gruppe weitestgehend ausgeglichen. Bei der Nachunter-

suchung mit einer psychointellektuellen Testbatterie zeigten hingegen die Mitglieder der ApoE-4-Gruppe ein statistisch signifikant niedrigeres Ergebnis im Diagnostikum für Cerebralschädigung (DCS) und im Hamburg-Wechsler-Intelligenz-Test (HAWIE). Insbesondere waren das Figuralgedächtnis, die Konzentrationsfähigkeit und das Durchhaltevermögen deutlich beeinträchtigt.

❗ ApoE kann derzeit als das am besten untersuchte, aber sicherlich nicht das einzige Gen gelten, das den Verlauf neurologischer Störungen modifiziert. Bei Kindern etwa gibt es Hinweise auf modifizierende Einflüsse von Polymorphismen des Angiotensin-Converting-Enzyms auf den Meningitisverlauf.

Zusammenfassend lässt sich, im Gegensatz zum Erwachsenenalter, für das Kindes-und Jugendalter noch kein einheitliches Bild vom modifizierenden Einfluss des ApoE-Genotyps auf den Verlauf neurologischer Störungen zeichnen. Es erscheint aber gerade daher sinnvoll, in künftigen Studien den ApoE-Allel-Status mit zu erfassen.

Sicherlich sind die beschriebenen Mutationen jeweils nur eine Komponente in einem multifaktoriellen Geschehen, das letztlich zur Ausprägung eines Krankheitsbildes beiträgt. Zudem ist für die genannten Polymorphismen keine Kausalität für verschiedene Verläufe belegt, sondern lediglich die Assoziation von einem Verlauf mit dem jeweiligen Phänotyp. Möglicherweise werden die tatsächlich verursachenden Gene nur gemeinsam mit den Markerpolymorphismen vererbt (Ziegeler et al. 2004). Eindeutige Aussagen hierüber sind jedoch in genetischen Assoziationsstudien nicht möglich. Bisher haben die vielen, z. T. auch widersprüchlichen Befunde noch keine direkte Relevanz für die klinische Praxis. Für die Zukunft allerdings sind durchaus klinische Implikationen denkbar. So könnte etwa die Genotypisierung der Identifikation von Hochrisikopatienten dienen, denen besonderes Augenmerk bei der Nachbetreuung geschenkt werden muss. Andererseits besteht das Risiko, durch ein Offenlegen des Genotyps ohne verfügbare Therapie emotionale Belastungen für die Betroffenen und ihre Angehörigen zu schaffen. Daher gilt es in diesem Zusammenhang sorgsam ethisch abzuwägen, welcher Nutzen derzeit mit einer Genotypisierung von Patienten einhergeht.

5.2   Psychologische und Umweltfaktoren

Ein einheitliches Erklärungsmodell für das Wechselspiel zwischen psychologischen und Umweltfaktoren und ihrem Einfluss auf die Psychopathologie nach Hirnfunktionsstörungen ist wegen der komplexen Interaktionen nicht möglich. Zu unterschiedlich sind die einzelnen Grunderkrankungen, die Familien, auf die diese Störungen treffen, und die jeweiligen Umweltbedingungen. Hier können daher nur exemplarisch anhand einiger prototypischer Störungen mögliche Mechanismen aufgezeigt werden. Inwieweit diese dann für ein gegebenes Kind und seine Familie als Erklärungsversuche hilfreich sind, muss die Bedingungsanalyse im Einzelfall zeigen. Für einige Störungsbilder (Prader-Willi-Syndrom, Smith-Magenis-Syndrom) ist belegt, dass die familiäre Belastung hauptsächlich von der Psychopathologie des Kindes abhängt. Andererseits finden sich auch Belege, dass Umwelteinflüsse das Auftreten von Psychopathologie erst triggern: Verhaltensauffälligkeiten bei Kindern mit Down-Syndrom etwa werden stark beeinflusst durch Eheschwierigkeiten und psychiatrische Störungen der Eltern (Gath 1990).

Hirnfunktionsstörungen machen Kinder und Jugendliche nicht immun gegenüber psychosozialen Belastungen, die auch für »gewöhn-

liche« psychiatrische Störungen als Risikofaktoren gelten. Soziale Probleme innerhalb und außerhalb der Familie können Auswirkungen auf die Psychopathologie von hirnfunktionsgestörten Kindern haben. Die sozialen Stressoren und Belastungsfaktoren können vielfältig sein. Von besonderem Interesse sind Schwierigkeiten mit Gleichaltrigen wie Zurückweisung und Ausgrenzung. Die Stigmatisierung scheint u. a. davon abhängig zu sein, als wie »anders« die hirnfunktionsgestörten Kinder von ihren unbelasteten Peers wahrgenommen werden (Freeman u. Kasari 1998). Kinder mit Hirnfunktionsstörungen bestimmter Ätiologie werden besonders häufig Opfer von Ausgrenzung, etwa Kinder mit Prader-Willi-Syndrom (aufgrund ihres ausgeprägten Übergewichts und ihrer Verhaltensauffälligkeiten). Bei Kindern mit Epilepsie ist die Zurückweisung durch Gleichaltrige ein belegter Prädiktor für Verhaltensauffälligkeiten (Gordon u. Sillanp 1997). Allerdings legen die Studien von Rutter et al. (1970) nahe, dass Stigmatisierung bzw. Ausgrenzung bei Epilepsie viel häufiger die Folge als die Ursache psychiatrischer Symptome sind.

❶ Die Vulnerabilität gegenüber Umweltstressoren ist bei Kindern mit Hirnfunktionsstörungen, entgegen einer weit verbreiteten Annahme, nicht erhöht (Breslau 1990). So wirkt sich zwar eine widrige familiäre Umgebung negativ auf depressive Symptome bei Kindern mit Zerebralparese aus, aber nicht stärker als bei hirngesunden Kontrollen.

Die Entwicklung psychopathologischer Auffälligkeiten bei Kindern und Jugendlichen mit Hirnfunktionsstörungen mag auch in Zusammenhang stehen mit einigen Besonderheiten ihres Selbstbildes und ihrer Persönlichkeit. Im Unterschied zu ihren nicht durch zerebrale Erkrankungen betroffenen Altersgenossen zeigen diese Kinder häufig weniger idealisierte Sichtweisen ihrer selbst (eine Übersicht zu dieser Problematik mit Schwerpunkt auf geistig Behinderten findet sich bei Dykens 2000). Diese negativere Sichtweise auf sich selbst kann dann durch Misserfolgserlebnisse noch verstärkt werden. Angesichts der objektiven Schwierigkeiten, etwa im kognitiven, aber auch im motorischen Bereich sehen manche Autoren die Lerngeschichte dieser Kinder als dominiert durch Misserfolge an. Misserfolg führt in der Folge dann zu Unsicherheit und »erlernter Hilflosigkeit«, die wiederum mit depressiven Entwicklungen und weiteren Problemen in Verbindung gebracht werden. Nach der Theorie der erlernten Hilflosigkeit von Seligman (1974) kommt es zu depressiven Reaktionen, wenn eine Person zu der Überzeugung gelangt, keine Kontrolle über negative oder bedrohliche Ereignisse zu haben.

Eine Erweiterung dieser Theorie bezieht den individuellen Attributionsstil als entscheidendes Kriterium mit ein. So werden bestimmte Persönlichkeitsstile von Kindern mit der Entwicklung von Psychopathologie in Zusammenhang gebracht, beispielsweise eine niedrige Erfolgserwartung und ein externaler Attributionsstil, der Lösungen schwieriger Probleme eher von anderen als von sich selbst erwartet; Ähnliches gilt für eine übermäßige Zurückhaltung oder zu große Distanzlosigkeit gegenüber anderen. Maladaptive Folgen dieser Persönlichkeitsstile umfassen niedrigen Selbstwert, Geringschätzung eigener Potenziale, Abhängigkeit, Rückzug und Hilflosigkeit (Dykens 2000).

❶ Im Sinne eines Teufelskreises kann das Vorhandensein neuropsychiatrischer und -psychologischer Symptome selbst, etwa eine Beeinträchtigung kognitiver Basisfunktionen, weitere Beeinträchtigungen nach sich ziehen.

So konnten beispielsweise Gasteiger-Klicpera et al. (2006) belegen, dass Kinder mit neuropsychologischen Störungen vermehrt Rückzugsver-

halten und soziale Anpassungsschwierigkeiten zeigten. Auch die möglicherweise ungeduldigen Reaktionen der Umwelt auf (nicht erkannte) kognitive Störungen (»Pass doch auf! Das haben wir dir jetzt schon x-mal erklärt!«) oder eine unterstellte Motivationslosigkeit, Faulheit oder mangelnde Begabung wirken sich das emotionale Befinden der betroffenen Kinder aus (Petermann und Lepach 2007).

Interaktionsbeobachtungen

Interaktionsbeobachtungen hirnfunktionsgestörter Kinder und ihrer Eltern beim Spielen zeigen ein erhöhtes Risiko für die Ausbildung einseitiger, von den Eltern gelenkter Interaktionsmuster. So setzen Mütter von Kindern mit schwerer Zerebralparese in der Interaktion oft mehr Aufforderungen ein, steuern die Aufmerksamkeit stärker, strukturieren die Interaktion und kontrollieren einseitig das Thema (Pennington u. McConacchie 2001). Solche intuitiven Anpassungen an eine geringere Handlungsinitiative oder Kommunikationsfähigkeit des Kindes muss nicht notwendigerweise negative Folgen haben. Es besteht jedoch die Gefahr, dass eine anhaltende einseitige Lenkung dazu führt, dass die Kinder wenig Zutrauen in die eigenen Fähigkeiten erwerben und eine ängstliche oder oppositionelle Haltung gegen soziale Anforderungen entwickeln (Sarimski 2007). Allerdings fehlen bisher prospektive Studien, die den Entwicklungsverlauf psychischer Störungen bei hirnfunktionsgestörten Kindern im Zusammenhang der Familienbeziehungen analysieren.

Beispiel
Schädel-Hirn-Trauma
Zum Einfluss psychosozialer Umstände auf die Entstehung und den Verlauf psychiatrischer Auffälligkeiten nach Schädel-Hirn-Traumata liegen einige z. T. konträre Befunde vor. Während Vasa et al. (2002) keinen Zusammenhang zwischen widrigen familiären Umständen (gemessen mit dem Family Adversi-

ty Index) und Angststörungen nach SHT fanden, beobachteten Gerring et al. (2002) genau diese Wechselwirkung. Max et al. (1998) sahen bei 43 Kindern nach SHT einen signifikanten Einfluss des Funktionsniveaus der Familie vor dem Trauma auf früh auftretende psychiatrische Auffälligkeiten nach dem Unfall.

Für den Verlauf psychiatrischer Auffälligkeiten ist die Rolle der Umgebungsfaktoren weniger umstritten. Dass das Verhalten von Eltern (z. B. das Fernhalten angemessener Anforderungen) gegenüber ihrem Kind, etwa nach einem schweren Unfall, Auswirkungen auf das Kind, seine Befindlichkeit sowie seinen Umgang mit der Erkrankung und ihren Folgen hat, liegt auf der Hand.

Zwei Reaktionsweisen können, etwas vereinfacht, unterschieden werden (Remschmidt 1990): Besonders in Familien, die bereits prämorbide (zu) hohe Erwartungen an ihr Kind gestellt haben, ist ein Beharren auf der bisherigen Einschätzung des Kindes und der ihm bisher zugedachte Rolle nicht selten. Dieses Beharren ist aber nun angesichts der traumatischen Schädigung und ihrer Folgen unangemessen. Als Ergebnis resultiert fast zwangsläufig eine Überforderung des Kindes, das mit den gleichen Anforderungen konfrontiert wird, wie vor dem Trauma. Reaktionen des Kindes auf diese Überforderung können von Leistungsverweigerung über Rückzug und Entmutigung bis hin zu aggressivem Verhalten reichen. Eine zweite, relativ charakteristische elterliche Verhaltensweise besteht in einer recht abrupten Einstellungsänderung zum Kind. Das Trauma nimmt dann in der familiären Kommunikation einen hohen Stellenwert ein, adäquate Anforderungen werden vom Kind überprotektiv ferngehalten und es kommt zu einem eher verwöhnenden Erziehungsstil.

Beispiel

Epilepsie

Das Auftreten einer Anfallserkrankung kann Reifungsprozesse und Entwicklungsvorgänge im Kindes- und Jugendalter, wie die Entwicklung des Gefühls für körperliche Unversehrtheit, Unabhängigkeit und soziale Akzeptanz durch Gleichaltrige nachhaltig stören.

Die Mehrzahl der Kinder und Jugendlichen erlebt ihre Anfälle nicht bewusst; mit großer Aufmerksamkeit registrieren sie aber die Reaktionen der Umwelt, insbesondere der Eltern, auf ihre Anfälle: Die Jugendlichen erleben ihr Kranksein oft erst im Spiegel ihrer Umwelt. Erst die Reaktionen der Umwelt und ihre Wirkung auf die eigene Person sowie die von außen den Patienten auferlegten Einschränkungen des täglichen Lebens machen die Krankheit wahrnehmbar. Die plötzlich und unerwartet über den Patienten hereinbrechenden epileptischen Anfälle gehen mit einem maximalen Kontrollverlust einher und sind daher eine Herausforderung an die Entwicklung stabiler Bewältigungsstrategien. Die mangelnde Verlässlichkeit des eigenen Körpers beeinflusst das Selbstkonzept der Betroffenen umso mehr, als diese Erfahrung in eine sensible Entwicklungssphase fällt.

Im Vergleich zu anderen chronischen Erkrankungen im Kindesalter scheint die Epilepsie auf der einen Seite durch ihre Nichtsichtbarkeit und oft abwesende Behinderung eine primäre äußere Stigmatisierung zu verhindern. Auf der anderen Seite wird sie aber, durch ihre permanente Präsenz und die paroxysmale Bedrohung, den Alltag, das eigene Selbstbild und die Rollenfindung wesentlich beeinflussen. Die Nichtsichtbarkeit kann ebenfalls einen Faktor für insuffizientes Bewältigungsverhalten darstellen, da sie die Auseinandersetzung mit der eigenen Erkrankung verdrängen bzw. verhindern kann (Brod 2004).

Für viele Eltern geht ein erster epileptischer Anfall ihres Kindes einher mit ausgeprägter Hilflosigkeit und der Sorge, das Kind zu verlieren. In der Folge bedeutet die Diagnose einer Epilepsie, wie bei anderen chronischen Erkrankungen auch, den Verlust eines gesunden, unversehrten Kindes. Die Auswirkungen auf die Familiendynamik und die Interaktion zwischen Eltern und Kind sind mannigfaltig. Oft neigen Eltern aus Angst vor den Anfällen und deren Folgen, etwa Verletzungen, zu überprotektivem Verhalten. Aus Angst resultierende Restriktionen können die Entwicklung des Kindes beeinträchtigen. Bestimmte Einschränkungen sind in Abhängigkeit vom Alter, Anfallstyp, von der Anfallsfrequenz und begleitenden Behinde-

rungen zeitweilig oder ständig zum Schutz vor Verletzungen, vor anfallsauslösenden Situationen und vor emotionaler Überlastung notwendig. Andere Einschränkungen beruhen z. T. auf Unwissenheit; in diesen Fällen können etwa Schulungsprogramme, wie das Projekt MOSES (s. unten), zur Verbesserung der Kenntnisse über Epilepsien und der Fertigkeiten im Umgang mit Anfällen bei Eltern und Kindern hilfreich und entlastend sein (Siemes u. Bourgeois 2001).

Coping

Coping (Bewältigungsverhalten) meint eine individuelle adaptive Auseinandersetzung mit einer neuen Lebenssituationen, etwa das Bemühen, eine Krankheit innerpsychisch oder durch Handeln aufzufangen, zu meistern oder zu verarbeiten. Die Bewältigungsanstrengungen werden neben Krankheits- und Umgebungsfaktoren insbesondere geprägt von der Persönlichkeit des Einzelnen und seinen subjektiven Bewertungsprozessen. Für Kinder mit Hirnfunktionsstörungen kann in Anlehnung an Steinhausen (1984), Billings et al. (1987) und Seiffge-Krenke (1996) ein biopsychosoziales Modell von Bewältigungsprozessen formuliert werden, in dem die Anpassung von verschiedenen Faktoren beeinflusst wird. In ◘ Tab. 5.2 ist horizontal der zeitlichen Verlauf der Erkrankung von prämorbiden Faktoren über den Behandlungsprozess bis zu den Resultaten abgebildet; vertikal werden biologische, psychische und sozialen Ebenen dargestellt. Dieses Modell ist gut geeignet, Kinder mit Hirnfunktionsstörungen umfassend zu beschreiben und therapeutische Ansatzpunkte zu entwickeln.

Damokles-Schwert-Syndrom

Viele Erkrankungen des Kindesalters, die mit Hirnfunktionsstörungen einhergehen, sind in besonderer Weise durch Ängste vor unkalkulierbaren erneuten Verschlechterungen des Gesundheitszustandes, Rückfällen, Tumorrezidiven, erneuten Anfällen usw. belastet. Auch bei einer erblichen genetischen Erkrankung, z. B. Huntington-Chorea, die bereits ein Familienmitglied betroffen hat, geht das realistische Erkrankungsrisiko oft mit Angst einher. Dieses sog. Damokles-Schwert-Syndrom ist besonders charakterstisch für Tumorerkrankungen (Koocher u. O'Malley 1981). Die psychosozialen Folgen einer Tumorerkrankung des kindlichen Gehirns sind gravierend, auch nach erfolgreicher onkologischer Behandlung. Dies bezieht sich sowohl auf das Miteinander in der Familie als auch auf Kontakte zu Gleichaltrigen. Im Vordergrund der familiären Problematik steht die auch bei anderen kindlichen Tumorerkrankungen beobachtbare anhaltende elterliche Sorge, das Kind könne erneut an einer bösartigen Erkrankung leiden (Konrad et al. 1998).

☐ Tab. 5.2. Biopsychosoziales Modell von Bewältigungsprozessen

	Der Erkrankung vorausgehende Faktoren	Behandlungsprozess	Resultat
Biologisch	Alter, Entwicklungsstand, kognitives Niveau, Geschlecht, körperlicher Zustand	Art, Dauer, Schweregrad der Erkrankung, Krankheitsverlauf, Funktionsbeeinträchtigung, Versorgungsabhängigkeit, Hospitalisierungsbedarf	Körperlicher Zustand, z. B. Anfallskontrolle, Mobilität
Psychisch	Psychische Dispositionen, z. B. emotionale Stabilität; prämorbide Psychopathologie; Temperament, Charakter; frühkindliche Erfahrungen	Vertrauen zum Arzt, Streben nach Unabhängigkeit etc. Verleugnungs- und Rationalisierungsmechanismen, Attributionsstil	Emotionale Befindlichkeit, Selbstwert, Einschätzung des eigenen Zustandes, Körperbild, Verhalten, Kognition
Sozial (Familie, Schule, Gruppe der Gleichaltrigen)	Familiäres Umfeld: Ressourcen, Kohäsion, Umgang mit Gefühlen; Schulbedingungen, Gruppe der Gleichaltrigen; lebensgeschichtliche Ereignisse (Veränderungen, Verlusterfahrungen, Beziehungskrisen)	Einfluss von Familie und Freundeskreis auf den Behandlungsprozess; Integration und Unterstützung vs. Stigmatisierung und Isolation; eine Belastung zu sein oder einen Schutz darzustellen kann einerseits zu Verunsicherungen führen	Beziehungen zu Familie, Freunden, soziale Kompetenz, Schulprobleme

Der Blick auf das Besondere: Störungspezifische Diagnostik

6.1 Symptomatik und störungsspezifische Entwicklungsgeschichte

Die Abgrenzung direkter neuropsychiatrischer Folgen einer Hirnfunktionsstörung von psychoreaktiven oder primären emotionalen und Verhaltensstörungen ist für die diagnostische Einordnung auf der Basis der bestehenden Klassifikationssysteme notwendig. Klinisch ist diese Unterscheidung allerdings im Einzelfall kaum möglich, therapeutisch ist sie zweitrangig.

Die Bedeutung der Lokalisation von Hirnschädigungen im Kindesalter wird in der Literatur kontrovers diskutiert. Als gesichert kann angesehen werden, dass infolge der Plastizität des kindlichen Gehirns die klassischen hirnlokalen Ausfälle und Syndrome des Erwachsenenalters erst in der Adoleszenz einigermaßen sicher diagnostiziert werden können.

Die Symptomatik der einzelnen Syndrome ergibt sich aus der Anamnese, der Exploration und der klinischen Beobachtung. Sie wird detailliert und spezifisch erhoben durch die testpsychologische und neuropsychologische Untersuchung, deren Ergebnisse zu jenen der elektrophysiologischen und bildgebenden Verfahren in Beziehung gesetzt werden. Dazu sind die folgenden diagnostischen Maßnahmen notwendig:

- genaue Erhebung der Vorgeschichte mit sorgfältiger Klärung der Zusammenhangsfrage zwischen dem schädigenden Ereignis (z. B. Tumor, Enzephalitis, Epilepsie, Schädel-Hirn-Trauma) und der Verhaltens- bzw. Persönlichkeitsveränderung;
- Eruieren der prämorbiden Persönlichkeitsstruktur und des prämorbiden Verhaltens durch Befragung von Bezugspersonen, ggf. Heranziehung von externen Beurteilungen durch Lehrer oder Erzieher. Insbesondere Abklärung prämorbider Störungen, die in kausalem Zusammenhang mit der Hirn-

schädigung stehen können (z. B. hyperkinetisches Syndrom als möglicher Risikofaktor für ein Schädel-Hirn-Trauma);
- Klärung der Bedingungen nach Einsetzen des schädigenden Ereignisses; dabei geht es um die Verarbeitung der Schädigung durch das Kind, um die familiäre Situation (strukturelle Besonderheiten in der Familie, Reaktionen auf das schädigende Ereignis) und um die schulischen oder beruflichen Anforderungen;
- umfassende klinisch-psychopathologische Untersuchung;
- testpsychologische und neuropsychologische Untersuchung;
- sorgfältige und vollständige neurologische Untersuchung;
- ggf. Untersuchung mit Hilfe elektrophysiologischer Verfahren (EEG, evozierte Potenziale) und bildgebender Verfahren (Röntgen, CT, MRT, ggf. Positronen-Emissions-Tomographie);
- laborchemische Untersuchung, je nach Syndrom bzw. einzelfallspezifischen Verdachtsmomenten.

6.2 Störungsrelevante Rahmenbedingungen

Am Beginn jeglicher Behandlung von Verhaltensstörungen ist es zunächst unabdingbar das Bedingungsgefüge und die störungsrelevanten Rahmenbedingungen zu klären. Diese Klärung erstreckt sich auf drei Bereiche: Ist ein auffälliges Verhalten wirklich direkt auf die Hirnschädigung zurückzuführen (primäre Ebene), ist sie Folge anderer primärer Schädigungen wie z. B. von Gedächtnisstörungen, die eine Bewältigung von Anforderungen schwerer machen und deshalb zu unkontrollierten Verhaltensausbrüchen führen (sekundäre Ebene) oder sind sie Folge der psychischen Bewältigung und eine Reaktion auf die gesamte veränderte Lebenssituation (tertiäre Ebene)?

Dazu ist neben einer ausführlichen Befragung von Eltern, anderen Bezugspersonen und den Patienten selbst auch die Sichtung von medizinischen und therapeutischen Vorbefunden und Schulunterlagen notwendig.

Folgende Rahmenbedingungen sollten bei der Problemanalyse genau betrachtet werden (Erdmann u. Heindorf):

1. Bedingungen vor dem schädigenden Ereignis: Hierbei geht es um das Erfassen möglicher zerebraler Vorschädigungen des Kindes und Verhaltens- oder Persönlichkeitsauffälligkeiten vor dem schädigenden Ereignis. So können vorbestehende emotionale Probleme das Risiko für Auffälligkeiten nach Traumata erhöhen. Die Erfassung der prämorbiden Persönlichkeit ist z. B. wichtig zum Verständnis verschiedener späterer Coping-Stile. Ferner ist das Lebensumfeld des Kindes oder Jugendlichen in Schule, Familie und Beruf genau zu beschreiben.
2. Bedingungen und Folgen im Zusammenhang mit dem schädigenden Ereignis: Erhebungen sind anzustellen über die Art und Schwere des schädigenden Ereignisses (z. B. Hirntrauma), über mögliche neuropsychologische Störungen (Aphasien, Apraxien), über intellektuelle und kognitive Leistungsausfälle sowie über emotionale Störungen und ihre möglichen zerebralen oder psychoreaktiven Komponenten.
3. Bedingungen nach dem schädigenden Ereignis: Hier geht es um die Verarbeitung der zerebralen Schädigung oder Funktionsstörung durch das Kind, die familiäre Situation sowie die möglichen schulischen und beruflichen Anforderungen. Ebenso bedeutsam ist die reaktive Verarbeitung des Ereignisses durch die Familie, die etwa geprägt sein kann von Schuld oder Reue. Die Reaktion der Angehörigen kann u. U. Verhaltens-

störungen verstärken oder aufrechterhalten, ebenso wie Kooperation und Geduld von Angehörigen und Toleranz in der Schule die Anpassung des Kindes erleichtern. Traurigkeit und Verzweiflung beim Kind oder seiner Familie können vorübergehend sehr angemessene Verhaltensweisen sein und sind erst, wenn sie Anpassung und Neuorientierung verhindern, als Störung zu bewerten.

❶ Für eine störungsspezifische Bedingungs- und Problemanalyse bei genetischen Syndromen ist es hilfreich, sich mit dem Konzept der Verhaltensphänotypen (s. oben) zu beschäftigen. Studien zu Verhaltensphänotypen bestimmter Syndrome können eine Anregung für das Verständnis der komplexen Interaktion zwischen Individuum und Umwelt sein.

Wie sich Umgebungsbedingungen auf das Verhalten hirnfunktionsgestörter Kinder auswirken können, sei am Beispiel fremd- und autoaggressiven Verhaltens dargestellt. Zum Verständnis solcher Auffälligkeiten ist eine genaue Analyse der Bedingungen notwendig, unter denen es gehäuft (oder eben seltener) zu beobachten ist. So kann aggressives Verhalten durch reaktive Aufmerksamkeit der Umgebung verstärkt werden, sei es durch verbale Reaktionen (»Hör auf damit!«) oder durch körperliche Reaktionen (Festhalten o. Ä.). Möglicherweise tritt die Aggression auch besonders in Gruppensituationen auf, wenn »braves« Verhalten nicht beachtet wird. Aggression kann bevorzugt in überfordernden oder angstauslösenden Situationen (Unterricht o. Ä.) zunehmen. Über die Herausnahme des Kindes aus der Situationen wird die Aggression in diesem Fall negativ verstärkt. In anderen Fällen ist das Problemverhalten Ausdruck einer sensorischen Eigenstimulation, etwa in reizarmen Umgebungen.

6.3 Apparative und Labordiagnostik

6.3.1 Apparative Diagnostik

Die apparative Diagnostik umfasst, sofern keine einschlägigen Vorbefunde vorliegen, die gängigen elektrophysiologischen Verfahren (EEG, evozierte Potenziale) und die modernen bildgebenden Verfahren (CT, MRT, Positronen-Emissions-Tomographie).

Die Indikation ergibt sich aus der Symptomatik und den Entstehungsbedingungen für Hirnschädigungen bzw. Hirnfunktionsstörungen.

Elektroenzephalogramm (EEG)

Die Ableitung eines EEG ist bei Kindern mit psychiatrischen Syndromen nach Hirnfunktionsstörungen obligatorisch (Becker u. Holtmann 2006). Sie ist indiziert

— zur Beurteilung der elektrophysiologischen Hirnreife (altersentsprechend?); zu berücksichtigen ist zum einen die hohe interindividuelle Variabilität, die eine Definition starrer Grenzen für altersentsprechende Befunde nicht zulässt; zum anderen ist auch die intraindividuelle Konstanz der EEG-Befunde bei Kindern noch relativ gering im Vergleich zu anderen Altersgruppen (Rothenberger u. Woerner 1985);
— zum Nachweis einer fokalen oder diffusen hirnelektrischen Funktionsstörung/Allgemeinveränderung (für das Alter zu hoher Anteil von langsamer EEG-Aktivität, entweder generalisiert oder lokal umschrieben);
— zur möglichen Erfassung von Intoxikationen mit Benzodiazepinen und Barbituraten (β-Aktivität);
— zum Ausschluss akuter und chronischer zerebraler Erkrankungen;
— zum Ausschluss einer erhöhten zerebralen Erregungsbereitschaft (Nachweis epilepsietypischer Potenziale);
— zum Ausschluss eines nonkonvulsiven Status epilepticus (Petit-Mal-Status);
— zum Ausschluss einer dissoziativen Bewusstseinsstörung (normales EEG).

> **Wegweisende Befunde (Zschocke 1995)**
> — Bei Enzephalitis findet sich meist eine diffuse Allgemeinveränderung unterschiedlichen Schweregrades.
> — Bei einer nekrotisierender Herdenzephalitis zeigt das EEG ausgeprägte Herdbefunde temporal und/oder periodische Komplexe (sog. PLED), dadurch ist evtl. die Früherkennung einer Herpesenzephalitis möglich.
> — Bei der subakuten sklerosierenden Panenzephalitis (SSPE) finden sich triphasische Wellen mit frontotemporaler Betonung simultan zu Myoklonien (sog. Radermecker-Komplexe).
> — Beim Angelman-Syndrom findet sich ein durch Augenschluss provoziertes Muster mit hohen Amplituden und Spikes.

Ein Schema für die Beurteilung des kindlichen EEG ist in ◘ Tab. 6.1 dargestellt.

Körperliche Untersuchung

Eine gründliche körperliche Untersuchung mit Schwerpunkt auf einer vollständigen neurologischen Untersuchung ist bei jedem Verdacht auf das Vorliegen einer Hinfunktionsstörung indiziert. Je nach Vorgeschichte und Fragestellung kann sich die körperliche Untersuchung in der Kinder- und Jugendpsychiatrie auf die Inspektion und eine orientierende neurologische Untersuchung beschränken, insbesondere wenn die Patienten bereits ausführlich (neuro-)pädiatisch untersucht worden sind. Grundsätzlich sollen immer ein allgemeiner Körperstatus erhoben, Körpergröße und Gewicht, Kopfumfang und

◨ Tab. 6.1. Beurteilung des kindlichen EEG. (Nach Schmidt et al. 2002)

Beurteilung	Definition
Normal	Altersentsprechende Grundaktivität, keine ETP, keine Seitendifferenz, kein Herd, keine Allgemeinveränderungen
Noch normal	Dysrhythmische altersentsprechende Grundaktivität, keine ETP, kein Herd, keine Seitendifferenz, vereinzeltes Auftreten von steileren Abläufen
Abnorm	Altersentsprechende Grundaktivität, keine ETP, keine Seitendifferenz, kein Herd, Auftreten von inkonstanter Amplitudendifferenz, Auftreten von steileren Abläufen
Pathologisch	Verlangsamte oder erhöhte Grundaktivität, Auftreten von ETP, Seitendifferenzen, Herdbefunden, Allgemeinveränderungen

ETP epilepsietypische Potenziale

Blutdruck gemessen, sowie Sehvermögen und Gehör geprüft werden.

Die gemeinsame Ethikkommission der drei deutschen kinderpsychiatrischen Fachgesellschaften (2001) hat hilfreiche Grundsätze im Hinblick auf die körperliche Untersuchung von Kindern und Jugendlichen aufgestellt. Die körperliche Untersuchung folgt in der Regel auf die Erhebung der Anamnese und die Exploration, die den für die Untersuchung notwendigen Kontakt herstellen. Sie soll in einer ruhigen Atmosphäre bei unverschlossener Tür stattfinden. Patienten und Angehörige sind über Zweck und Ablauf der Untersuchung aufzuklären. Bei jungen Kindern ist die Anwesenheit eines Elternteils erforderlich, bei älteren Kindern und Jugendlichen ist die Untersuchung durch gleichgeschlechtliche Untersucher in Anwesenheit von gleichgeschlechtlichen Dritten zu empfehlen. Die vollständige körperliche Untersuchung eines akut psychotischen und verwirrten Patienten darf zurückgestellt werden, bis ein besserer Kontakt möglich ist, es sei denn, eine organische Ursache für das Zustandsbild muss ausgeschlossen werden. Untersuchungsergebnisse sind schriftlich in der Krankenakte zu dokumentieren. Fotografische und Videoaufnahmen des Körpers und von Körperregionen bedürfen der vorherigen Genehmigung durch die Sorgeberechtigten (Gemeinsame Ethikkommission der DGKJP, BKJPP und BAG 2001).

Humangenetische Untersuchungen

Eine Untersuchung zur Auffindung chromosomaler Aberrationen und molekulargenetische Untersuchungen sollten nur bei eindeutiger Indikation erfolgen, etwa bei unklarer Intelligenzminderung oder bei autistischer Symptomatik zur Differenzierung von möglichen Begleiterkrankungen, wie dem Fragilen-X-Syndrom, Rett-Syndrom (MeCP2-Mutation) und tuberöser Sklerose. Molekulargenetische Untersuchungen sichern bei klinischem Verdacht die Diagnose u. a. bei Huntington-Chorea, Deletion 22q11.2, Angelman- und Prader-Willi-Syndrom (Deletion 15q11-13) und neuronalen Ceroid-Lipofuszinosen.

Neuroradiologische Untersuchungen

Sie sind erforderlich zum Nachweis entzündlicher Veränderungen des Hirn- und Rückenmarkparenchyms und zur Abschätzung der Schwere eines möglichen Hirnödems; zum Ausschluss eines Hirnabszesses, eines Hirntumors, einer intrakraniellen Blutung, eines Hirninfarktes, einer Sinusvenenthrombose, eines

Hydrozephalus und einer kontusionellen Schädigung; zur Verlaufskontrolle und Abschätzung der Prognose.

Außer zum Ausschluss einer Blutung, eines akuten Hydrozephalus und bei Einschätzung der Schwere eines möglichen Hirnödems ist die Magnetresonanztomographie (MRT) der Computertomographie (CT) überlegen. Außer in akuten Notsituationen mit der Frage operativer Konsequenzen ist deshalb die MRT der CT vorzuziehen. Zur Darstellung entzündlicher Veränderungen ist auf jeden Fall Kontrastmittelgabe erforderlich (CT und MRT). Bei der MRT sind Spezialsequenzen erforderlich (sog. T2, Flair, Diffusionswichtung).

Befunde und Interpretation: Bei Enzephalitis T2-hyperintense fokale Veränderungen, evtl. mit Kontrastmittelaufnahme; Besonderheiten der Lokalisation sind bei HSV-Enzephalitis temporobasale, periinsuläre und zinguläre Herdveränderungen, bei postinfektiöser Enzephalomyelitis umschriebene großflächige Veränderungen vorwiegend des Marklagers und bei CMV-Enzephalitis diffuse hyperintense Marklagerveränderungen.

Bei autistischer Symptomatik ist mindestens einmal eine Untersuchung mithilfe eines bildgebenden Verfahrens zum Ausschluss einer bekannten organischen Erkrankung, z. B. einer tuberösen Hirnsklerose, indiziert.

Funktionelle Kernspintomographie

Seit einigen Jahren hat die funktionelle Kernspintomographie (fMRT) Einzug in den Bereich der psychiatrischen Forschung genommen. Allerdings wurden bislang in vergleichsweise wenigen Studien Kinder mit Hirnfunktionsstörungen mittels fMRT untersucht. Beim fMRT macht man sich die Tatsache zunutze, dass neuronale Aktivität zu einem erhöhten Blutfluss in der betreffenden Hirnregion führt. Lokale Änderungen der zerebralen Blutoxygenierung, der sog. »Blood-oxygen-level-dependent«-

(BOLD-)Effekt, werden im fMRT während der Durchführung von Aufgaben zur Aufmerksamkeit, zum Gedächtnis, Problemlösen etc. gemessen. Ist eine bestimmte Gehirnregion aktiv, so steigt der Verbrauch von Metaboliten und Sauerstoff, entsprechend steigt der Blutfluss zu dieser Region. Obwohl man sich zukünftig einen großen Beitrag von dieser Methode für die Diagnostik von psychischen Störungen verspricht, ist sie zum jetzigen Zeitpunkt nicht für die Einzelfalldiagnostik geeignet (Konrad u. Gilsbach 2007).

6.3.2 Laboruntersuchungen

Sie umfassen, neben der allgemeinen Labordiagnostik (Blutbild, Blutzucker, Elektrolyte etc.) störungsabhängig und indikationsgeleitet spezielle Untersuchungsmethoden, die sich vor allem auf die Liquordiagnostik (Liquorzytogramm, Liquorelektrophorese) und die Untersuchungen auf Enzymdefekte (z. B. bei Mukopolysaccharidosen und neuronalen Ceroid-Lipofuszinosen) beziehen.

Bei demenzieller Entwicklung sollte ein Morbus Wilson (verminderter Coeruloplasmin- und Kupfergehalt im Blutplasma und gesteigerte Kupferausscheidung im Urin) ausgeschlossen werden.

6.4   Psychopathologie

Da Kinder mit Hirnfunktionsstörungen eine große Vielfalt von psychiatrischen Symptomen aufweisen können, sollte mithilfe von Screeningverfahren in einem ersten diagnostischen Schritt überprüft werden, in welchen Bereichen die Betroffenen auffällig sind. In einem zweiten Schritt sollte dann mittels spezifischerer Instrumente die Kernsymptomatik genauer erfasst werden. Prinzipiell geeignet sind selbstverständlich auch diagnostische Interviews, um das gesamte

Spektrum psychiatrischer Störungsbilder zu erfassen; diese kommen aber aus Gründen der Praktikabilität und Zeitökonomie selten zum Einsatz. Die im Folgenden dargestellten Breitbandfragebögen oder **Screeninginstrumente** zur Erfassung eines weiten Spektrums psychischer Auffälligkeiten bei Kindern und Jugendlichen stellen nur eine kleine Auswahl aus den vorliegenden deutschsprachigen mehrdimensionalen Fragebogenverfahren dar. Sie erlauben generell Auffälligkeiten auf mehreren Dimensionen gleichzeitig zu erfassen. Darüber hinaus liegen aber auch zahlreiche **störungsspezifische Instrumente** in Form von Fragebögen, Checklisten und Interviews vor (vgl. etwa Döpfner et al. 2000). Ihre Darstellung würde den Rahmen dieses Buches sprengen.

Die deutsche Version der Child Behavior Checklist (CBCL)

Den bisher umfassendsten Versuch, mithilfe psychometrischer Verfahren zu einer dimensionalen Klassifikation psychischer Auffälligkeiten bei Kindern und Jugendlichen zu kommen, stellen die Arbeiten von Achenbach (1991) dar. Die von ihm entwickelten Fragebögen gehören zu den international am häufigsten eingesetzten Verfahren. Übersetzungen der **Child Behavior Checklist** (CBCL) liegen mittlerweile in annähernd 60 Sprachen vor; die weite Verbreitung des Verfahrens ermöglicht daher aufschlussreiche (kultur-) vergleichende Untersuchungen. Auch im deutschen Sprachraum werden die Fragebögen in Forschung und klinischer Praxis zunehmend verwandt. Mittlerweile wurden von der »Arbeitsgruppe Deutsche Child Behavior Checklist« einheitliche deutsche Konsensusversionen erstellt. Der **Elternfragebogen über das Verhalten von Kindern und Jugendlichen** (CBCL4-18; Arbeitsgruppe Deutsche Child Behavior Checklist 1998) ist die deutsche Fassung der Child Behavior Checklist und dient der Erfassung von Kompetenzen und psychischen Auffälligkeiten von Kindern und Jugendlichen im Alter von 4–18 Jahren. Im ersten Teil des Fragebogens werden Kompetenzen des Kindes erfragt, der zweite Teil fragt etwa 120 Einzelsymptome (Verhaltensauffälligkeiten, emotionale Auffälligkeiten, körperliche Beschwerden) ab. Die Beurteilung erfolgt auf einer dreistufigen Skala (von 0 = nicht zutreffend bis 2 = häufig/genau zutreffend) für das zurückliegende halbe Jahr. Analog zum Elternfragebogen liegen Versionen zur Befragung von Lehrern (**Teacher's Report Form**, TRF; Arbeitsgruppe Deutsche Child Behavior Checklist 1993a) und der betroffenen Jugendlichen selbst (**Youth Self-Report**, YSR) vor (◘ Tab. 6.2).

Aufgrund der Korrelation der erfragten Symptome miteinander werden 8 Problemskalen gebildet. Mittels einer Faktorenanalyse 2. Ordnung (Faktorenanalyse der Skalenrohwerte) lassen sich daraus Faktoren extrahieren, die der häufig gefundenen Dichotomie internalisierender und externalisierender Störungen entsprechen. Auffälligkeiten, die weder der internalen noch der externalen Skala zugeordnet werden können, werden als gemischte Störungen zusammengefasst. Eigene Fragebogenversionen dienen der Erfassung von Auffälligkeiten bei Klein- und Vorschulkindern sowie bei jungen Erwachsenen (**Young Adult Self-Report**, YASR).

Die Reliabilität und faktorielle Validität des deutschen Elternfragebogens wurden in mehreren Studien untersucht; dabei konnte die dimensionale Struktur der Originalfassung weitgehend repliziert werden (Döpfner et al. 1994; Remschmidt u. Walter 1990). Für die Gesamtauffälligkeit und die übergeordneten Skalen »Internalisierende und Externalisierende Auffälligkeiten« wurden mit internen Konsistenzen von über .85 gute bis sehr gute Werte erzielt; für die meisten Subskalen ergab sich eine gute bis zufriedenstellende Reliabilität; lediglich die Skala »Schizoid/ Zwanghaft« erreichte unbefriedigende Werte.

◨ **Tab. 6.2.** Skalen des Elternfragebogens (CBCL4-18), des Lehrerfragebogens (TRF) und des Fragebogens für Jugendliche (YSR)

Internale Störungen	Externale Störungen	Gemischte Störungen
Sozialer Rückzug Die Skala erfasst das Verhalten von Kindern, die lieber alleine und verschlossen sind, sich weigern zu sprechen und sich eher schüchtern verhalten.	Dissoziales Verhalten Die Skala beschreibt dissoziale Verhaltensweisen wie Lügen, Stehlen, Schuleschwänzen u. a.	Soziale Probleme Beschrieben werden unreifes und abhängiges Verhalten sowie Ablehnung durch Gleichaltrige.
Körperliche Beschwerden Die Skala beschreibt verschiedene körperliche Symptome (Erbrechen, Müdigkeit, Schmerzen u. a.)	Aggressives Verhalten Verbale und körperliche Aggressionen und Verhalten, das häufig gemeinsam mit Aggressivität auftritt, werden von dieser Skala erfasst.	Schizoid/zwanghaft Neben Tendenzen zu zwanghaftem Denken und Handeln werden eigenartiges, bizarres, und psychotisch wirkendes Verhalten erfasst.
Angst/Depressivität Neben allgemeiner Ängstlichkeit werden Minderwertigkeits- und Schuldgefühle und traurige Herabgestimmtheit erfasst.		Aufmerksamkeitsstörungen Die Skala beschreibt motorische Unruhe und Ungeschicklichkeit, Impulsivität und Aufmerksamkeitsstörungen.

Strengths and Difficulties Questionnaire (SDQ) / Fragen zu Stärken und Schwächen

Auch für das Strengths and Difficulties Questionnaire (SDQ), einen vor wenigen Jahren in Großbritannien entwickelten Fragebogen (Goodman 1997), liegt eine deutsche Version mit eigenen Normen vor (vgl. die Informationen auf der Internet-Seite http://www.sdqinfo.com). Der SDQ erfasst Verhaltensauffälligkeiten und -stärken bei Kindern und Jugendlichen und liegt für Eltern, Erzieher und Lehrer sowie in einer altersadäquat formulierten Selbstberichtsfassung für Jugendliche ab 11 Jahren vor. Im Unterschied zu vergleichbaren Fragebögen, etwa der CBCL, wurde bei der Auswahl und Formulierung der insgesamt 25 einzelnen Items auf ein ausgewogenes Verhältnis von Fragen zu positiven und negativen Verhaltensaspekten geachtet, was möglicherweise die Akzeptanz erhöht. Durch Aufsummierung von je 5 Items werden 5 Einzelskalen gebildet (prosoziales Verhalten, Hyperaktivität, emotionale Probleme, Probleme im Umgang mit Gleichaltrigen, externalisierende Verhaltensauffälligkeiten). Die Bearbeitung des Fragebogens erfordert etwa 5 Minuten; zur Erfassung von Therapieverläufen liegen eigene Follow-up-Fassungen vor. Der SDQ ist damit ein gut praktikables und ökonomisch einsetzbares Instrument, das zudem inklusive der Auswertungssoftware in zahlreichen Sprachen frei im Internet verfügbar ist. Die Reliabilität des Gesamtproblemscores ist mit einer internen Konsistenz von .82 gut, diejenige der Subskalen zufriedenstellend (Woerner et al. 2002).

Instrumente zur Erfassung von Psychopathologie bei geistig Behinderten

Da es lange Zeit an validierten Instrumenten für geistig behinderte Kinder (insbesondere für schwer geistig behinderte Kinder) mangelte, wurde und wird bei der Untersuchung dieser Population auch auf Fragebögen und Checklisten zurückgegriffen, die sich bei nicht behinderten Kindern bewährt haben. So wurde die CBCL nicht nur zur Untersuchung normalbegabter Kinder und Jugendlicher verwandt, sondern auch in Studien mit intelligenzgeminderten und geistig behinderten Kindern und bei Kindern mit verschiedenen Hirnfunktionsstörungen, etwa bei Epilepsie und genetischen Syndromen (Dekker et al. 2002; Austin et al. 2001). Problematisch ist allerdings die Auswertung und Interpretation der Fragebogenergebnisse anhand von Normwerten, die an normalbegabten Kindern und Jugendlichen gewonnen wurden. Wünschenswert wäre ein Vergleich der Häufigkeit und Ausprägung von Verhaltensmerkmalen bei einer Gruppe von Kindern mit einem bestimmten Syndrom im Vergleich zur Häufigkeit und Ausprägung bei anderen Syndromen. Mit diesem Ansatz konnte etwa Sarimski (1997) auf Itemebene spezifische Verhaltensmerkmale bei Kindern mit Fragilem-X-, Prader-Willi- und Williams-Beuren-Syndrom belegen. Ein weiterer Ansatz wäre die Normierung der CBCL an einer großen Stichprobe geistig behinderter Kinder.

Allerdings fehlen in der CBCL Fragen zu Verhaltensweisen, die bei speziell geistig behinderten Kindern auftreten und eine besondere Belastung bedeuten, die aber bei nicht behinderten Kindern extrem selten sind, wie z. B. unterschiedliche selbstverletzende und stereotype Verhaltensweisen oder Besonderheiten der Nahrungsaufnahme. Andere Aussagen, die bei der Beschreibung des Verhaltens nicht behinderter Kinder relevant und hilfreich sind, treffen auf Kinder mit geistiger Behinderung generell häufiger zu und führen dann zu falsch-positiven Ergebnissen, ohne dass eine relevante Psychopathologie erfasst wäre, etwa das Item »verhält sich zu jung für sein Alter«.

❗ Die Beschreibung des Verhaltens von Kindern mithilfe an Normalpopulationen entwickelter Fragebögen kann somit unvollständig sein (Sarimski 2007).

Auch die »typischen« Folgen eines Schädel-Hirn-Traumas können in der für allgemeine Verhaltensauffälligkeiten konzipierte CBCL untergehen. Lehmkuhl und Melchers (2001b) kommen in ihrer Übersicht daher zu dem Schluss, dass zum Nachweis einer organischen psychischen Veränderung und zur Erfassung der Folgen von Schädel-Hirn-Traumata der Encephalopathie-Fragebogen von Meyer-Probst und Reis (1999) besser geeignet ist.

❗ Bei der Diagnostik psychiatrische Auffälligkeiten von Kindern und Jugendlichen mit geistiger Behinderung besteht zudem die Gefahr, die speziellen Äußerungsformen der Psychopathologie als Ausdruck der geistigen Behinderung anzusehen ohne die dahinter liegenden seelischen Probleme und Störungen zu analysieren (sog. »diagnostic overshadowing«; Reiss et al. 1982).

Die häufig verminderte Introspektionsfähigkeit und das eingeschränkte Sprachverständnis und Ausdrucksvermögen von in ihrer Entwicklung verzögerten Kindern und Jugendlichen bedingen zudem eine verminderte Mitteilung psychopathologischer Erlebnisweisen (sog. »underreporting«). Neben der eingeschränkten Anwendbarkeit üblicher diagnostischer Kriterien ist die Überwindung dieser Prozesse von »overshadowing« und »underreporting« eine besondere klinische und wissenschaftliche Herausforderung (Hennicke 2005).

Beispiel

Beispielhaft sei die Schwierigkeit genannt, depressive Symptome bei autistischen Patienten zu erfassen. Während im klinischen Alltag komorbide depressive

Störungen bei Autismusspektrumstörungen kaum diagnostiziert (und noch seltener behandelt) werden, liegen nach mehreren Studien depressive Episoden (nach DSM-IV) bei mindestens jedem zehnten autistischen Patienten vor, sogar jeder vierte Patienten ist durch »subsyndromale« depressive Symptome beeinträchtigt (Leyfer et al. 2006)

In den vergangenen Jahren sind einige psychometrische Instrumente, insbesondere Fragebögen, entwickelt worden, die den spezifischen Erfordernissen bei der Einschätzung von Verhaltensweisen geistig behinderter Kinder besser gerecht werden und etwa stereotype und selbstverletzende Verhaltensweisen adäquater erfassen. Eine gezielte Auswahl aufeinander abgestimmter deutschsprachiger Instrumente zur multimodalen Diagnostik bei Kindern und Jugendlichen mit geistiger Behinderung oder schweren Entwicklungsstörungen legten Sarimski und Steinhausen (2007) vor. Zwei dieser 23 Verfahren, von denen viele auch bei Patienten mit Hirnfunktionsstörungen einsetzbar sind, sollen wegen ihrer Bedeutung als Screeninginstrumente kurz erläutert werden.

Die **Developmental Behavior Checklist** (DBC; Einfeld u. Tonge 1995; deutsch: Verhaltensfragebogen für Kinder mit Entwicklungsstörungen; Einfeld et al. 2006) erfagt in 96 Items Einschätzungen zu 5 Skalen: disruptiv/antisozial, selbstabsorbiert, Kommunikationsstörung, Angst, soziale Beziehungsstörung. Mittlerweile liegen Übersetzungen in verschiedene Sprachen vor. Die DBC hat sich bewährt zur Differenzierung von charakteristischen Verhaltensproblemen bei unterschiedlichen Syndromen. Für die deutsche Fassung des Fragebogens wurden Reliabilität, Faktorenstruktur und konvergente Validität der DBC an einer großen Stichprobe bestätigt (Steinhausen u. Winkler Metzke 2005). Es liegen separate Normen für leicht, mittelgradig und schwer behinderte Kinder und Jugendliche im Alter von 4–17 Jahren vor. Eine spezielle

Screeningskala kann Kinder mit Autismus und geistiger Behinderung von Kindern mit reiner geistiger Behinderung ohne Autismus unterscheiden.

Die **Nisonger Child Behavior Rating Form** (NCBRF; Aman et al. 1996) hat sich ebenfalls als behinderungsspezifisches Erhebungsinstrument bewährt. Sie umfasst 71 Items, in denen positives Sozialverhalten, oppositionell-aggressives Verhalten, soziale Unsicherheit, Hyperaktivität, zwanghaftes Verhalten, selbstverletzendes/stereotypies Verhalten und Reizempfindlichkeit/Irritierbarkeit beurteilt werden. Rohwerte können in 6 verschiedene Prozentränge überführt werden. Reliabilität, Validität und differenzierende Kraft zwischen verschiedenen Syndromen mit charakteristischen Verhaltensphänotypen ließen sich bei 246 Kindern in einer deutschen Stichprobe bestätigen (Sarimski 2004).

Eine differenzierte Testbatterie zur Erfassung von Verhaltensauffälligkeiten speziell nach Hirnverletzungen wurde von Lehmkuhl und Thoma (1989) entwickelt.

6.5 Neuropsychologische Untersuchung

Im Fokus der neuropsychologischen Diagnostik stehen insbesondere Leistungsstörungen, Lernschwierigkeiten und Verhaltensstörungen. Die neuropsychologischen Befunde können zur Diagnostik, Indikationsstellung einer Behandlung und zur prognostischen Einschätzung herangezogen werden (◘ Tab. 6.3).

Die allgemeine testpsychologische Untersuchung erstreckt sich auf die Feststellung des kognitiven Leistungsniveaus (Intelligenz- und Leistungstests) sowie auf den emotionalen Bereich und die Persönlichkeit. Die spezielle neuropsychologische Untersuchung zielt darauf ab, umschriebene Defizite oder auch besondere Ressourcen bzw. Restfähigkeiten zu objektivie-

◘ Tab. 6.3. Nutzen neuropsychologischer Befunde

Bereich	Fragestellung
Diagnostik	Welche psychologischen Funktionen sind beeinträchtigt? Welche neuropsychologischen Störungen liegen vor? Stützen diese die klinische Diagnose? Welche Hirnregionen sind in ihrer Funktion beeinträchtigt?
Behandlung	Müssen die therapeutischen Angebote an kognitive Störungen angepasst werden? Sollen neuropsychologische Störungen gezielt behandelt werden?
Prognose	Ist das Kind/der Jugendliche in der Lage seine Schulllaufbahn unverändert fortzusetzen? Kann er/sie alltägliche Dinge unbeeinträchtigt durchführen?

ren. Hier geht es z. B. um Gedächtnis (Gedächtnistests), Lernfähigkeit und visuomotorische Fähigkeiten, Reagibilität und Reaktionszeitverhalten und um den Versuch, trotz der altersgegebenen Einschränkungen, hirnlokale Syndrome festzustellen.

6.5.1 Intelligenzdiagnostik

Eine sorgfältige Übersicht über ausgewählte deutschsprachige Verfahren zur Intelligenzdiagnostik unter Berücksichtigung kinder- und jugendpsychiatrischer Aspekte geben Baving und Schmidt (2000); für einzelne dort dargestellte Verfahren liegen mittlerweile aktualisierte Fassungen und Neunormierungen vor.

Hamburg-Wechsler-Intelligenztest für Kinder III

Der Hamburg-Wechsler-Intelligenztest für Kinder III (HAWIK-III; Tewes et al. 1999) soll die allgemeine Intelligenz mit den beiden Faktoren verbale Intelligenz und Handlungsintelligenz erfassen und die Darstellung eines Leistungsprofils ermöglichen. Er enthält 10 Standardtests, 2 weitere Untertests zur wahlweisen Anwendung (Zahlennachsprechen, Labyrinthtest; einsetzbar als Ersatz für nicht durchgeführte Untertests),

und den ergänzenden Untertest »Symbolsuche«, welcher zur Gewinnung eines Zusatzindex erforderlich ist.

Neben Verbal- und Handlungs-IQ ergeben sich 4 Indizes für Teilleistungsbereiche, die für kinder- und jugendpsychiatrische Fragestellungen interessant sein können:

- sprachliches Verständnis: hohe Übereinstimmung mit Verbal-IQ;
- Wahrnehmungsorganisation: hohe Übereinstimmung mit Handlungs-IQ;
- Unablenkbarkeit (aus »Rechnerisches Denken« und »Zahlennachsprechen«): Hinweis auf Konzentrationsverlauf;
- Arbeitsgeschwindigkeit (aus »Zahlen-Symbol-Test« und »Symbolsuche«).

Die faktorielle Validität der Indexwerte sprachliches Verständnis, Wahrnehmungsorganisation und Arbeitsgeschwindigkeit ist gut, diejenige für Unablenkbarkeit nur mäßig. Für die einzelnen Untertests ergeben sich Rohwerte auf einer Wertpunktskala (Mittelwert 10 Punkte, Standardabweichung 3 Punkte). Der Gesamttestwert (Gesamt-IQ) sowie die Ergebnisse für den Verbal- und Handlungteil werden auf der gängigen IQ-Skala (Mittelwert 100, Standardabweichung 15) angegeben. Der HAWIK-III verfügt über überdurchschnittliche Testgütekriterien und eine Normierung aus dem Jahr 1998, das Testmaterial ist zeitgemäß und attraktiv.

Für den Verbal-IQ fanden sich Korrelationen mit den Mathematik- und Deutschnoten sowie dem Intelligenzurteil durch Lehrer von .26 bis .58, diejenigen für den Handlungs-IQ lagen mit .15 bis .49 etwas darunter.

Eine Übersicht über die Untertest des HAWIK-III findet sich in ◨ Tab. 6.4.

◨ Tab. 6.4. Untertests des HAWIK-III. (Nach Tewes et al. 1999)

Test	Inhalt
Verbalteil	
Allgemeines Wissen	Mündlich gestellte Wissensfragen, die erfragen, ob dem Kind bestimmte Sachverhalte, Ereignisse, Orte und Persönlichkeiten vertraut sind
Gemeinsamkeitenfinden	Mündliche Frage nach dem Gemeinsamen an zwei Begriffen (Gegenstände oder Konzepte aus dem Alltag)
Rechnerisches Denken	Rechenaufgaben, die im Kopf zu lösen und mündlich zu beantworten sind
Wortschatztest	Serie von Wörtern, die dem Kind mündlich vorgegeben werden und die es definieren soll
Allgemeines Verständnis	Fragen, mit deren Beantwortung das Kind zeigen soll, ob es in der Lage ist, Alltagsprobleme zu lösen, und ob es soziale Regeln versteht
Zahlennachsprechen	Ziffernfolgen, die teils in derselben und teils in der entgegengesetzten Reihenfolge nachgesprochen werden müssen
Handlungsteil	
Bilderergänzen	Serie von Abbildungen (Objekte oder Situationen) aus dem Alltag, in denen ein wichtiges Detail fehlt, das zu identifizieren ist
Zahlen-Symbol-Test	Serie geometrischer Formen oder Ziffern, die mit abstrakten Symbolen gepaart sind; das Kind zeichnet, orientiert an einem Zuordnungsschlüssel, die Symbole in die geometrischen Formen oder unter die entsprechenden Ziffern
Bilderordnen	Es werden Bilderserien in einer falschen Reihenfolge vorgelegt, die in eine logisch richtige Folge umzuordnen sind
Mosaiktest	Eine Serie von geometrischen Mustern wird dem Kind als gezeichnet vorgelegt und muss von ihm mithilfe von zweifarbigen Würfeln nachgebaut werden
Figurenlegen	Aus Teilen eines Puzzles muss das Kind eine sinnvolle Figur zusammensetzen
Symbolsuche	Gepaarte Gruppen von abstrakten Formen und Symbolen müssen daraufhin verglichen werden, ob beide Gruppen ein gemeinsames Symbol enthalten
Labyrinthtest	Unterschiedlich komplex gezeichnete Labyrinthe, in denen das Kind mit einem Stift eine Linie vom Zentrum zum Ausgang zeichnen muss

Zusammenhang zwischen psychopathologischen Auffälligkeiten bei Kindern und HAWIK-Ergebnissen

Bei einer Untersuchung mit der Vorläuferfassung, dem HAWIK-R, an 465 Kindern aus 5 diagnostischen Gruppen (Störungen des Sozialverhaltens, emotionale Störungen, Angststörungen, hyperkinetische Störungen, andere Störungen) fand sich kein mit klinischen Diagnosen oder Symptommustern nach Child Behavior Checklist assoziiertes Testprofil (Rispens et al. 1997). Bei autistischen Kindern ergab sich ein spezifisches Profil mit deutlichen Stärken im Mosaiktest und einer Schwäche in den Subtests »Allgemeinen Verständnis« und »Bilderordnen« (Rühl et al. 1995); allerdings fand sich für Autisten mit hohem Funktionsniveau nur eine geringe Profilvariabilität (Siegel et al. 1996).

Bei 41 hyperkinetischen Kindern (F90.0 und F90.1) fand sich ein signifikant höherer Verbalals Handlungs-IQ (98 vs. 89), aber keine spezielle Schwäche hinsichtlich der Unablenkbarkeit (Tewes et al. 1999). Die Arbeitsgeschwindigkeit dieser Kinder ist im Handlungsteil deutlich verlangsamt. Diese Beeinträchtigung fiel um so höher aus, je ausgeprägter die hyperkinetischen Verhaltensauffälligkeiten von den Eltern mithilfe der Child Behavior Checklist eingeschätzt wurden.

Im Jahre 2003 erschien in den USA die völlig überarbeitete Fassung der Wechsler Intelligence Scale for Children (WISC-IV). Eine deutsche Version (HAWIK-IV) befindet sich in der Erarbeitung (Petermann u. Petermann, in Vorb.). Der HAWIK-IV beinhaltet Veränderungen auf der inhaltlichen Ebene durch die Einführung neuer Subtests, durch eine größere Anzahl von Aufgaben innerhalb der einzelnen Untertests oder durch Veränderungen in den Abbruchkriterien. Es entfällt die bisher übliche Aufteilung des Verfahrens in Verbalteil und Handlungsteil; dafür wird mehr Gewicht auf die vier zusammengesetzten Skalen (Sprachverständnis, Wahrnehmungsorganisation, Arbeitsgeschwindigkeit, Arbeitsgedächtnis) gelegt.

Kaufman-Assessment Battery for Children (K-ABC)

Die Kaufman-Assessment Battery for Children (deutsche Bearbeitung von Melchers u. Preuß 1994) wurde auf der Grundlage von Erkenntnissen der kognitiven Psychologie und der Neuropsychologie entwickelt, denen zufolge einzelheitliche und ganzheitliche Verarbeitungsstile einzelnen Hirnregionen zugeordnet werden. Sie soll Intelligenzfähigkeiten (einzelheitliches Denken, ganzheitliches Denken) und Fertigkeiten (z. B. Lesen, Textverstehen, Rechnen, Aktivierung von Wissen) messen. Die Autoren betonen die Unterscheidung von Problemlösen und Faktenwissen, und sie definieren nur das Problemlösen als Intelligenz.

Das Verfahren besteht aus 15 Untertests (◻ Tab. 6.5) und einem fakultativen Zusatztest; altersabhängig kommen 7–13 Untertests zur Anwendung. Diese werden 5 Skalen zugeordnet werden: intellektuelle Fähigkeiten, Fertigkeiten, einzelheitliches Denken, ganzheitliches Denken, sprachfreie Skala.

Für die Untertests ergeben sich Werte auf einer Punktskala (Mittelwert 10 Punkte, Standardabweichung 3 Punkte). Die Ergebnisse für die Gesamtskalen des Verfahrens und die Untertests der Fertigkeitenskala werden auf der gängigen IQ-Skala angegeben.

Die sprachfreie Skala der K-ABC ist eine Auswahl von Untertests der Skala einzelheitlichen Denkens und der Skala ganzheitlichen Denkens; sie kann ohne Verwendung von Sprache durchgeführt werden und ist für Kinder mit Hör-, Sprech- und Sprachstörungen sowie taubstumme Kinder ab 4 Jahren geeignet (Artner et al. 1989). Die nonverbale Skala ist nur zu einer allgemeinen Beurteilung der intellektuellen Kapazität geeignet, nicht zu einer Differenzierung in einzelheitliche und ganzheitliche Verarbeitung

◘ Tab. 6.5. Beschreibung der K-ABC-Untertests

Test	Inhalt
Zauberfenster	Erkennen und Benennen eines Objektes, von dem nur ein Teil zu sehen ist
Wiedererkennen von Gesichtern	Fotos von Gesichtern sollen später auf einem Gruppenbild wiedererkannt werden
Handbewegungen	Imitation von Handbewegungen, die der Untersucher vormacht
Gestalterschließen	Benennen oder Beschreiben unvollständiger Zeichnungen
Zahlennachsprechen	Ziffernfolgen, die nachgesprochen werden müssen
Dreiecke	Mustervorlagen mit Dreiecken nachlegen
Wortreihe	Genannte Objekte sollen in gleicher Reihenfolge durch Zeigen der Abbildungen reproduziert werden
Bildhaftes Ergänzen	Bildliche und abstrakte Analogieaufgaben
Räumliches Gedächtnis	Reproduzieren von Anordnungen kurz dargebotener Bilder
Fotoserie	Fotos mit Handlungsabläufen logisch ordnen
Wortschatz	Abbildungen von Gegenständen benennen
Gesichter und Orte	Lernen und Benennen von Bildern unbekannter und bekannter Personen und Orte
Rechnen	In eine Erzählung eingebaute Rechenaufgaben
Rätsel	Allgemeine Wissensfragen
Lesen/Buchstabieren	Lautes Vorlesen von Buchstaben und Wörtern
Lesen/Verstehen	Handlungsanweisungen lesen und gestisch ausführen

(Baving u. Schmidt 2000). Für Gehörlose liegen eigene Normen der nonverbalen Skala vor.

Die Autoren liefern Hinweise, wie über eine Profilinterpretation auf der Grundlage der Untertests, die sich bei dem betreffenden Kind als signifikante Stärken oder Schwächen erwiesen haben, spezielle Förderungsmaßnahmen abgeleitet werden können. Es existieren zudem einige Versuche über spezifische Ergebnisprofile bei unterschiedlichen klinischen Gruppen, etwa bei Kindern mit Fragilem-X-Syndrom, Down-Syndrom, tuberöser Sklerose und nichtsyndromaler Intelligenzminderung (Hodapp et al. 1992; Backes et al. 2000); eine umfangreiche Validierung dieses Aspektes steht aber noch aus.

Die K-ABC ist bei Kindern eines sehr weiten Altersbereichs einsetzbar, auch bei sehr jungen Kindern. Sie verfügt über überdurchschnittliche Testgütekriterien und hat bei Extremgruppen vermutlich eine höhere Validität als der HAWIK-R (Baving und Schmidt 2000). Die Normierung stammt aus den Jahren 1986 bis 1989.

Adaptives Intelligenz Diagnostikum 2 (AID 2)

Beim AID 2 (Kubinger u. Wurst 2001) handelt es sich um die Revision des Adaptiven Intelligenz Diagnostikums (AID), dem die pragmatische intelligenztheoretische Position zugrunde liegt, möglichst viele Fähigkeiten zu erfassen; thematisch orientieren sich die einzelnen Untertests grob an denjenigen der frühen Wechsler-Tests. In der neuen Version wurden 3 Tests zur Erfassung der visuell-manuellen Serialität, der verbal-akustischen Gedächtniskapazität und der visuell-manuellen Gliederungsfähigkeit/Analysierfähigkeit hinzugefügt.

Durch die adaptive Vorgabe der Untertests ist eine ökonomische Messung der Intelligenz möglich; die Probanden erhalten durch das angepasste Schwierigkeitsniveau ihrer Leistungsfähigkeit angemessene Aufgaben, was sich zur Steigerung der Motivation insbesondere für die Untersuchung von weniger leistungsfähigen Kindern bewährt hat. Eine Gruppentestung ist wegen der am Einzelfall orientierten Durchführung nicht möglich, aber aufgrund des adaptiven Vorgehens kann die Einzeltestung ökonomisch durchgeführt werden.

Das AID 2 besteht aus den beiden Teilskalen »verbal-akustische Fähigkeiten« und »manuell-visuelle Fähigkeiten«. Die Auswertung ergibt alters- und geschlechtsspezifische T-Werte. Zur globalen Beurteilung der Intelligenz dient die untere Grenze der Intelligenzquantität, ergänzt um die Bandbreite aller T-transformierten Subtestwerte als Gradmesser der Differenziertheit des erfassten Fähigkeitsspektrums. Vorzuziehen ist jedoch eine Profilinterpretation, indem die T-Werte pro Untertest und ihre Relation zueinander interpretiert werden. Ein Diagramm zur Diagnostik von Teilleistungsstörungen ermöglicht ein entsprechendes Screening in Bezug auf ausgewählte Teilleistungsfähigkeiten.

Die aktuelle Normierung des AID 2 erfolgte an 977 Kindern und Jugendlichen aus Österreich und Deutschland (im Zeitraum 1995–1997). Die psychometrischen Eigenschaften sind gut.

Heubrock und Lahusen (1994) konnten an einer klinischen Stichprobe neurologischer Patienten eine hohe Korrelation zwischen AID und HAWIK nachweisen, derzufolge beide Tests in der neuropsychologischen Diagnostik als Quasi-Paralleltests verwendet werden können.

Grundintelligenztest Skala 1 (CFT 1)

Der CFT 1 für für Vor- und Grundschüler (Cattell et al. 1997) bestimmt die Grundintelligenz als Fähigkeit, Merkmale rasch zu identifizieren und Regeln zu erkennen. Fünf Untertests werden 2 Faktoren zugeordnet: Die Subtests 1 und 2 des 1. Teils werden zusammengefasst unter »optische Wahrnehmung bei einfach strukturierten Problemstellungen«, die Subtests 3–5 des 2. Teils zählen zu den »grundlegenden intellektuellen Fähigkeiten«. Allerdings messen 3 der 5 Untertests weniger Intelligenz im engeren Sinne, sondern visuomotorische und visuelle Fähigkeiten und Aufmerksamkeit. Die Auswertung ergibt IQ-Werte, T-Werte und Prozentränge für den 1. und 2. Teil und den Gesamttest. Während der Test eine gute Differenzierung im unteren Leistungsbereich bietet, finden sich für Probanden im oberen Leistungsbereich vergleichsweise schnell Deckeneffekte. Der CFT 1 ist als Gruppentest konzipiert und normiert, was bei der Interpretation einer Einzeltestung berücksichtigt werden sollte. Bei Kindern mit Lese-Rechtschreib-Störung fanden sich keine statistisch bedeutsamen Abweichungen im Vergleich zur Norm; körperlich behinderte Probanden sind aber aufgrund der Geschwindigkeitskomponente benachteiligt. Bei Kindern ausländischer Arbeitnehmer fanden sich keine bedeutsamen Unterschiede im Vergleich zu Kindern deutscher Arbeitnehmer.

Es existieren gut differenzierende Alters- und Klassennormen für Vor- und Grundschule (bis 3. Klasse) und die 1.–4. Klasse der Sonderschule, die allerdings nicht aktuell sind. Für jüngere

Kinder stehen nur die alten Normen von 1976 zur Verfügung.

Grundintelligenztest Skala 20 (CFT 20)

Der CFT 20 (Weiß 1997) ist ein reliabler und valider Test zur Messung der allgemeinen intellektuellen Leistungsfähigkeit. Er erfasst zudem mit zwei Zusatztests die »kristalline« Intelligenz, wobei der ergänzende Wortschatztest Hinweise auf die Allgemeinbildung und verbale Verarbeitungskapazität liefert, der zusätzliche Zahlenfolgetest auf die numerische Verarbeitungskapazität.

Die Auswertung der 4 Subtests des CFT 20 ergibt IQ-Werte, T-Werte und Prozentränge für den 1. und 2. Teil und den Gesamttest. Alle 4 Subtests laden hoch auf einem Generalfaktor der fluiden Intelligenz. Durch Vergleich der Werte von 1. und 2. Testhälfte ergeben sich Hinweise auf Einschränkungen der Konzentrationsfähigkeit. Vorausgesetzt, dass kein Konzentrationsdefizit vorliegt, welches zu einer Beeinträchtigung der Leistungen in der 2. Testhälfte führt, kann die 1. Testhälfte als »Probedurchgang« eingesetzt werden, der nicht in die Bewertung einfließt.

Die Ergänzungstests korrelieren gut mit externen Kriterien, etwa der Wortschatztest mit der Deutschnote ($r = .50$), der Zahlenfolgetest mit der Mathematiknote ($r = .60$).

In der letzten Revision des CFT 20 wird anhand eines Vergleiches der Normstichprobe von 1977 und einer großen Kontrollstichprobe von 1996 gezeigt, dass keine Normverschiebung stattgefunden hat. Dieser Befund steht jedoch in deutlichem Widerspruch zu den generellen internationalen Befunden, und auch zu einer deutschen CFT 20-Kontrollstichprobe (Strehlow u. Haffner 2002), sodass unklar ist, inwieweit die CFT 20-Normen aktuell gültig sind. Daher ist zu begrüßen, dass mit dem CFT 20-R seit 2006 eine aktuelle, neue Version des Verfahrens verfügbar ist.

Progressive Matrizen-Tests (CPM, SPM, APM)

Die von Raven entwickelten Verfahren dienen zur sprachfreien Erfassung der allgemeinen intellektuellen Fähigkeiten und liegen in 3 Versionen für Kinder vor. Für Kinder von 4;9 bis 11 Jahren können die **Coloured Progressive Matrices** (CPM) eingesetzt werden (Raven et al. 2003). Die CPM eignen sich gut zur Anwendung bei Personen, die die deutsche Sprache weder ausreichend sprechen noch verstehen, bei Personen, die unter körperlichen Behinderungen, Aphasie oder Zerebralparese leiden oder gehörlos sind und bei geistig behinderten Personen, bei denen ein Nachlassen der intellektuellen Fähigkeiten unterstellt werden kann.

Die **Standard Progressive Matrices** (SPM) (Kratzmeier u. Horn 1987) eignen sich für Kinder und Jugendliche ab 10 Jahren. Eine Neunormierung erfolgte 1996/97 unter Einbezug der neuen Bundesländer (Heller et al. 1998); schultypspezifische Klassennormen liegen für 6- bis 18-jährige sowie für hörgeschädigte und lernbehinderte 14- bis 16-jährige Schüler vor. Die Auswertung ergibt Prozentränge für die Altersgruppen von 4 bis 11 Jahren in Halbjahresabständen.

Die **Advanced Progressive Matrices** (APM) sind ein Screeningverfahren zur sprachfreien Erfassung des Intelligenzpotenzials für Kinder bzw. Jugendliche ab 12 Jahren mit überdurchschnittlichen kognitiven Fähigkeiten (Kratzmeier u. Heller 1996). Die Aufgabenschwierigkeit ist insgesamt höher als bei den SPM und CPM.

Die Aufgaben aller Matrizentests bestehen aus geometrischen Figuren oder Mustern, die jeweils im Multiple-Choice-Verfahren aus 4–8 dargebotenen Antwortalternativen ergänzt werden sollen. Die Durchführung dauert 20–30 Minuten. Eine Zeitbegrenzung ist nicht vorgesehen; die Verfahren sind somit günstig für die Untersuchung von Probanden mit körperlicher Behinderung. Es existiert eine nonverbale Instruktion für gehörlose und anderssprachige Probanden.

Prüfsystem für Schul- und Bildungsberatung – revidierte Fassung (PSB-R)

Das PSB-R ist ein Paper-and-Pencil-Test und dient der mehrdimensionalen Erfassung der Intelligenz. Er liegt in Versionen für die 4.–6. Klasse (PSB-R 4-6) (Horn u.a. 2002) und für die 6.–13. Klasse (PSB-R 6-13) (Horn et al. 2003) vor.

Das PSB-R-Verfahren sind in der Tradition der Thurstone'schen Primärfaktoren der Intelligenz entwickelt, nach der jede kognitive Leistung aus dem additiven Zusammenwirken von 7 Primärfaktoren entsteht. Dementsprechend wird Intelligenz nicht als globale Fähigkeit betrachtet, sondern durch ein Intelligenzprofil dargestellt, das die Ausprägung der einzelnen Primärfaktoren abbildet. In den revidierten Formen des PSB werden auch schulbezogene Wissensbereiche erfasst. Die Durchführbarkeit als Gruppentest ermöglicht eine hohe Testökonomie. Die Korrelationen des PSB-Gesamtergebnisses mit Schulnoten sind mäßig bis hoch (Mathematiknote r = .53, Deutschnote r = .49, Sachkundenote r = .45; vgl. Baving u. Schmidt, 2000). Die PSB-R-Gesamtleistung korreliert mit der Übertrittsempfehlung in weiterführende Schulen zu .56 bis .62. Besondere Bedeutung für die Vorhersage der Schulnoten hat der Subtest 1 (Allgemeinwissen). In diesem Subtest werden Wörter vorgegeben, bei denen ein Buchstabe falsch ist (z. B. Kloma statt Klima, oder Osbeke statt Usbeke). Es ist zu erwarten, dass Kinder und Jugendliche mit schlecht ausgeprägter phonologischer Bewusstheit, wie etwa bei Lese-Rechtschreib-Störungen (LRS), diese Aufgabe nicht lösen können, obwohl sie über das entsprechende Wissen verfügen. Berücksichtigt man die Bedeutung, die dem Subtest 1 zukommt, so muss man kritisch anmerken, dass das PSB-R 4–6 Kinder bzw. Jugendliche mit

LRS bzw. mit weniger gut ausgeprägter phonologischer benachteiligt. Während durch das Einführen von Korrekturwerten für Kinder nicht deutscher Muttersprache deren Benachteilung begegnet wurde, fehlen solche Korrekturwerte oder eigene Normen für Kinder mit LRS.

Eine hohe Übereinstimmung findet sich zwischen dem Konzentrationsfaktor (Leistungen in den Subtests 9 und 10 des PSB-R 4-6) und der Leistung im Konzentrationsleistungstest KLT-R. Das Ergebnis ist allerdings stark motivationsabhängig (Amelang u. Zielinski 1997).

Subtests des PSB-R 4-6
1. Allgemeinwissen
2. Zahlenreihen
3. Buchstabenreihen
4. Figurale Reihen
5. Wortflüssigkeit
6. Gliederungsfähigkeit
7. Raumvorstellung
8. Gemeinsamkeiten finden
9. Zahlenaddition
10. Zahlenvergleich

Snijders-Oomen Nonverbale Intelligenztests (SON-R)

Die Snijders-Oomen Nonverbalen Intelligenztests dienen zur Bestimmung des allgemeinen intellektuellen Niveaus und liegen für zwei Altersbereiche vor (SON-R 2½-7, Tellegen et al. 1996; SON-R 5½-17, Snijders et al. 1997). Da für die Durchführung gesprochene oder geschriebene Sprache nicht erforderlich ist, kann das Verfahren auch für nichthörende und nichtsprechende Kinder verwendet werden. In der neuesten Fassung ist ein adaptives Vorgehen mit Rückmeldung nach jeder Aufgabe vorgesehen, was sich bei der Untersuchung leistungsschwächerer Probanden als günstig erwiesen hat. Der SON-R 2½-7 erfasst Denkfähigkeit und räumliches Vorstellungsvermögen; der SON-R 5½-17 enthält Tests für abstraktes und konkretes Denken, räumliches Vorstellungsvermögen und Wahrnehmung. Die Auswertung der Subtests erfolgt auf Skalen mit einem Mittelwert von 10 und einer Standardabweichung von 3 Wertpunkten. IQ-Werte werden auf der üblichen Skala angegeben; die Ausgabe umfasst auch Prozentrangwerte und ein Referenzalter. Prozentrangwerte liegen auch für den Gesamtwert Gehörloser vor. Die Ergebnisse des SON-R korrelieren deutlich mit Indikatoren der Schulkarriere (Schultyp, Wiederholen einer Klasse, Zeugnisnoten) (r = .59). Janke und Petermann (2006) konnten relativ diagnosespezifische Profile für Kinder mit Sprachentwicklungsstörung, allgemeiner Entwicklungsverzögerung und Intelligenzminderung belegen.

Gruppenintelligenztest für lernbehinderte Sonderschüler (CMM-LB)

Der Gruppenintelligenztest für lernbehinderte Sonderschüler (CMM-LB; Eggert u. Schuck 1971) misst die allgemeine Intelligenz und dient zur Klassifikation der Intelligenzleistung bezogen auf Schüler der Sonderschule für Lernhilfe. Die Aufgaben bestehen aus jeweils fünf nach einem Prinzip zusammengestellten Einzelbildern, von denen eines diesem Prinzip nicht entspricht. Die Ausgabe enthält T-Werte und T-Bänder, differenziert nach Geschlecht und Jahrgangsstufe. Eine Umrechnung in IQ-Werte ist nicht ohne weiteres möglich, wohl eine Umwandlung der T-Werte in Prozentränge.

Das Verfahren kann wegen der leichteren Aufgaben mit Kindern durchgeführt werden, die mit den üblichen Intelligenztests überfor-

◘ Tab. 6.6. Durch verschiedene Testverfahren abgedeckte Altersbereiche

Name des Testverfahrens	Alter
HAWIK III Hamburg-Wechsler-Intelligenztest für Kinder III	6;0–15;11 Jahre
K-ABC Kaufman-Assessment Battery for Children	2;6–12;5 Jahre
AID 2 Adaptives Intelligenz Diagnostikum 2	Kinder / Jugendliche 6;0–15;11 Jahre
CFT 1 Grundintelligenztest Skala 1	5;3–9;5 Jahre
CFT 20 (neue Version seit 2006 **CFT20-R**) Grundintelligenztest Skala 2	8;7–18 Jahre
PSB Prüfsystem für Schul- und Bildungsberatung	9–20 Jahre
SPM Standard Progressive Matrizen	ab 6 Jahren
SON-R Snijders-Oomen-Nonverbaler Intelligenztest	2;6–7 Jahre und 5;6–17 Jahre
CMM-LB Gruppenintelligenztest für lernbehinderte Sonderschüler	9–14 Jahre

dert sind, und erlaubt eine Differenzierung im unteren Leistungsbereich. Allerdings sind die Normen von 1971.

6.5.2 Verfahren zur Feststellung des allgemeinen Entwicklungsstandes

Die kindliche Entwicklung ist gekennzeichnet durch eine große Variabilität. Verschiedene Kinder können sich innerhalb eines breiten Entwicklungsspektrums bewegen und sich somit auf deutlich voneinander abweichende Weise normal entwickeln.

Zur der Objektivierung der Entwicklungsdiagnostik liegen verschiedene Verfahren mit deutlich voneinander abweichenden Zielsetzungen vor. Auffälligkeiten bei der Untersuchung mit diesen Verfahren sollten Anlass zu einer genaueren Diagnostik sein. Im Bereich der allgemeinen Entwicklungsdiagnostik wird grundsätzlich ein breiter Aussagebereich ins Auge gefasst, während spezifische Entwicklungstests einen umschriebenen Bereich differenziert erfassen möchten. Mit Entwicklungstests erfasst man Entwicklungszustände. Nach Erhebung mehrerer Entwicklungstests zu verschiedenen Zeitpunkten lassen sich auch Aussagen zu Entwicklungsverläufen treffen, etwa zur Verlaufskontrolle, der Wirksamkeitsüberprüfung von Fördermaßnahmen oder dem Einfluss von Erkrankungen. Die Aussagemöglichkeiten eines Entwicklungstests sind auch abhängig von der Art ihrer Ergebniswerte. Ein Gesamtentwicklungsquotient wird heute als zu undifferenziert bewertet; auch die Angabe eines Entwicklungsalters wird zunehmend kritisch gesehen. Sinnvoller ist die Erstellung eines Entwicklungsprofils, das Ressourcen und Defizite einander gegenüberstellt (Macha u. Petermann 2006).

Dabei beziehen sich die meisten allgemeinen Entwicklungstests auf eine Auswahl ähnlicher Entwicklungsbereiche, wie
- Grob- und Feinmotorik,
- Auge-Hand-Koordination,
- Wahrnehmung,
- Lernen und Gedächtnis,
- kognitive Entwicklung,
- Sprachentwicklung,
- soziale Entwicklung,
- emotionale Entwicklung
- lebenspraktische Fertigkeiten (Nahrungsaufnahme, Hygiene, Kleidung, Umgang mit Alltagsgegenständen).

Die **Denver Entwicklungskalen** (DES; Flehmig et al. 1983) sind ein Screeningverfahren zur Untersuchung von Kindern im Alter zwischen 0 und 6 Jahren. In 5 Bereichen (sozialer Kontakt, Feinmotorik, Adaptation, Sprache und Grobmotorik) können bis zu 105 Aufgaben eingesetzt werden. Es müssen nicht alle Aufgaben zum Einsatz kommen, einige der erforderlichen Informationen können von den Eltern erfragt werden. Die Resultate werden in Perzentilen angegeben und erlauben somit eine Aussage, wie viel Prozent der gleichaltrigen Kinder schlechter oder bessere Ergebnisse erzielen. Bei jüngeren Kindern ist die Differenzierung unzureichend. Das Verfahren gibt wenig Hinweise auf therapeutische Konsequenzen und Ansätze zur Frühförderung. Zudem ist die Sensitivität niedrig, d. h., eine relativ große Zahl von auffälligen Kindern wird nicht erfasst. Die Testdurchführung dauert zwischen 10 und 25 Minuten; eine Kurzform erfordert 5–10 Minuten.

Die **Münchner Funktionelle Entwicklungsdiagnostik im 1. Lebensjahr** gliedert die Entwicklung des Säuglings in 8 Funktionsbereiche auf, innerhalb derer die Testaufgaben nach dem Stufenleiterprinzip angeordnet sind:
- Körperdrehung und Kriechen,
- Sitzen,

- Stehen und Gehen,
- Greifen und Handbeherrschung,
- Sinnesorgane und Spielverhalten,
- Sprachäußerungen,
- Sprachverständnis,
- Sozialentwicklung.

Die einzelnen Aufgaben stehen mit Entwicklungsaltern in Beziehung. Es werden schrittweise Aufgaben so lange weiter durchgeführt, bis keine Aufgaben höherer Altersstufen mehr richtig gelöst werden. Die Auswertung erfolgt relativ zu dem Alterszeitpunkt, an dem 90% der Kinder die Aufgaben lösen (»Mindestnorm«). Bleibt ein Kind in einem spezifischen Entwicklungsalter hinter dem errechneten chronologischen Alter zurück, wird dies als auffällig angesehen. Die Durchführungsdauer beträgt etwa 20–40 Minuten.

Die **Münchener Funktionelle Entwicklungsdiagnostik, 2. und 3. Lebensjahr** (MFED 2-3; Hellbrügge 1994), überprüft 7 Funktionsbereiche, zu denen jeweils ein spezifisches Entwicklungsalter (in Monaten) ermittelt wird:

- Körperbewegung,
- Handgeschicklichkeit,
- Erfassen von Zusammenhängen,
- Aktive Sprache,
- Sprachverständnis,
- Sozialentwicklung,
- Selbstständigkeit.

Zu jedem Funktionsbereich sind die Aufgaben der Schwierigkeit nach in einer Rangreihe angeordnet. Die Beurteilung eines Entwicklungsbereichs sollte so lange fortgeführt werden, bis nach einer positiv bewerteten Aufgabe drei aufeinander folgende schwerere Aufgaben vom Kind nicht mehr gelöst werden. Für die Durchführung sind etwa 40–60 Minuten erforderlich. Die Münchener Funktionelle Entwicklungsdiagnostik hat sich als ein Standardverfahren zur allgemeinen Entwicklungsdiagnostik etabliert.

Als Mangel ist der fehlende Nachweis psychometrischer Güte und die grobe Normierung (es werden nur die 50. und 95. Perzentile angegeben) zu werten.

Die **Griffith-Entwicklungsskalen** (GES; Brandt 1987) für Kinder von 1–24 Monaten gliedern sich in die 5 Unterskalen: Motorik, Persönlich-Sozial, Hören und Sprechen, Auge und Hand sowie Leistungen (intellektuelle Entwicklung im engeren Sinne). Die Aufgaben sind nach ihrer Schwierigkeit angeordnet (Stufenleiter), sodass sich im Testverlauf von einfachen hin zu schwierigeren Aufgaben vorgetastet wird. Die Autorinnen halten es für möglich, durch das Verfahren Hinweise auf neurologische Störungen zu gewinnen. Die Durchführung beträgt zwischen 30 und 60 Minuten. Die Bewertung trägt der Variabilität normaler Entwicklung Rechnung. Ihre Grundlage bildet die Summe gelöster Aufgaben, nicht die in der Stufenleiter am höchsten platzierte Aufgabe. Neben einem Gesamtentwicklungsalter ist die Berechnung bereichsspezifischer Entwicklungsalter möglich, deren Profil interpretiert werden kann.

Das **Neuropsychologische Entwicklungsscreening für die ersten beiden Lebensjahre** (NES; Petermann u. Renziehausen 2005) ist konzipiert als Screening im Rahmen der kinderärztlichen Vorsorgeuntersuchungen U4 bis U7 sowie einem zusätzlichen Zeitpunkt zwischen dem 17. und 19. Lebensmonat, mit dem Risikokonstellationen der kindlichen Entwicklung erfasst werden können. Es soll vor allem reifungsbedingte Entwicklungsauffälligkeiten erfassen und frühzeitig eine differenzierende Entwicklungsdiagnostik veranlassen. Zu den jeweiligen Zeitpunkten wird eine Auswahl folgender Entwicklungsbereiche erfasst:

- Visuelle Wahrnehmung,
- Visuomotorik,
- Feinmotorik,
- Haltungs- und Bewegungssteuerung,
- Explorationsverhalten,

- Kognitive Leistungen,
- rezeptive Sprache,
- expressive Sprache.

Bereichsspezifische Punktwerte und die Gesamtsumme lassen eine Bewertung zu, ob die Leistung eines Kindes unter der 10. Perzentile seiner Altersgruppe liegt (auffällig), sich zwischen der 10. und 25. Perzentile befindet (grenzwertig, näher beobachten) oder oberhalb der 25. Perzentile liegt (unauffällig). Zur Durchführung sind ungefähr 10 Minuten nötig. Mit dem Verfahren liegt ein aktuell normiertes und sehr ökonomisches Screening für die ersten beiden Lebensjahre vor, das die Erfordernisse einer effizienten Entwicklungsbeurteilung erfüllt. Kinder mit dem größten Entwicklungsrisiko können mit dem Verfahren prognostisch valide identifiziert werden (Renziehausen u. Petermann 2007).

6.5.3 Neuropsychologische Testbatterien

Nachem lange Zeit orientierende Verfahren zur bloßen Identifikation einer Hirnschädigung Einsatz fanden, werden mit dem zunehmenden Wissensstand der Kinderneuropsychologie und einer verbesserten zerebralen Bildgebung nun zunehmend spezielle neuropsychologische Störungen erfasst, deren jeweilige Zusammensetzung von der zerebralen Lokalisation des Prozesses bei einem gegebenen Patienten abhängt. Für die Bewältigung dieser Aufgabenstellung ist die Heranziehung von Testbatterien notwendig, da nur durch die Anwendung verschiedener, sich ergänzender Messverfahren die Möglichkeit gegeben ist, den Funktionszustand des Gehirns umfassend und differenziert zu beschreiben und in einem individuellen Leistungsprofil abzubilden (Lehmkuhl u. Melchers 2001b).

Nach Wittling (1983) sollte eine neuropsychologische Testbatterie grundsätzlich so zusammengesetzt sein, dass sie Aussagen zu folgenden Problembereichen beinhaltet:

- Liegen bei den untersuchten Probanden Hirnfunktionsstörungen in irgendeiner Form vor?
- Welche Hirnregionen sind in ihrer Funktionsweise direkt oder indirekt beeinträchtigt?
- Welche psychologischen Funktionsbereiche sind betroffen?
- Welche Funktionsbereiche müssen als besonders vulnerabel angesehen werden?

Das Leistungsprofil des Patienten soll den speziellen Förderbedarf anzeigen und die Entwicklung eines individualisierten Behandlungsplanes ermöglichen. Dazu ist es unerlässlich, zum einen Funktionsbereiche abzuklären, die besonders beinträchtigt sind. Zum anderen ist es aber hilfreich, nicht nur defizitäre, sondern auch unbeeinträchtigte, ggf. kompensatorisch wirkende Anteile detailliert darzustellen (Rourke et al. 1983). Mithilfe eines individualisierten testpsychologischen Ansatzes gelingt es im Verlauf, das jeweilige Leistungsprofil eines Kindes in der weiteren Entwicklung zu erfassen und dabei auch diskrete neuropsychologische Funktionsstörungen zu erkennen. Im Rahmen des Untersuchungsganges sollen die wichtigsten funktionalen Systeme überprüft werden (Petermann u. Lepach 2007):

- Aufmerksamkeit und Konzentration,
- Impulskontrolle,
- Merkfähigkeit,
- räumlich-perzeptive, räumlich-kognitive und räumlich-konstruktive Leistungen,
- Psychomotorik,
- Problemlösefertigkeiten,
- Sprache,
- Antrieb,
- schulische Fertigkeiten (Lesen, Schreiben, Rechnen),
- Affektivität und Persönlichkeit.

Eine umfassende Übersicht zum diagnostischen Vorgehen und geeigneten Untersuchungsverfahren findet sich z. B. bei Heubrock und Petermann (2000), Lezak et al. (2004), Lösslein und Deike-Berth (2000) sowie Melchers und Lehmkuhl (2000).

Diagnostische Vorgehensweisen

Drei Arten von diagnostischen Vorgehensweisen sind bei der Untersuchung neuropsychologischer Fragestellungen denkbar: ein flexibles, adaptives, hypothesengeleitetes Vorgehen, der Einsatz von Standardbatterien und ein kombiniertes diagnostisches Vorgehen.

Der **flexible, adaptive Ansatz** geht davon aus, dass eine am einzelnen Kind orientierte, individualisierte neuropsychologische Untersuchung hilfreich ist. Diese Forderung verlangt ein schrittweises, adaptives Vorgehen. Noch während der Untersuchung werden Entscheidungen getroffen, welche Verfahren aufgrund der festgestellten Defizite beim nächsten Schritt verwandt werden. Für die klinische Praxis führen adaptive Testbatterien zu einer beinahe optimalen Informationsausschöpfung. Ein Nachteil besteht allerdings im möglichen »Übersehen« von bestimmten Problembereichen, da die Auswahl der einzelnen Testverfahren beim Untersucher liegt und dessen Testvorlieben und Entscheidungsstrategien mit einfließen. Zudem stehen keine Normen für die individualisierte Gesamtuntersuchung zur Verfügung.

Eine **standardisierte Testbatterie** erhebt Stichproben aus fast allen wichtigen Funktionsbereichen und wird immer nach einem gleichbleibenden Schema durchgeführt. Dies erleichtert die interindividuelle Vergleichbarkeit von Befunden. Einige Funktionsbereiche werden allerdings gar nicht, andere zu global erfasst.

Das **kombinierte diagnostische Vorgehen** verbindet standardisierte und flexible Elemente. Meist wird mehrstufig untersucht, d. h. auf eine Screeningphase folgt die Anwendung von standardisierten Subbatterien für Einzelbereiche bis hin zu einer individualisierten Nachuntersuchung. Diese Vorgehensweise ist äußerst effizient, da der Kliniker auf jeder Stufe des Prozesses entscheiden kann, ob die Informationen, die gesammelt wurden, für seine Zielsetzungen ausreichen.

Intermodale und intramodale Testbatterien

Neuropsychologische Testbatterien lassen sich inhaltlich in zwei grundlegende Arten unterteilen:

- in intermodale, multifunktionale Batterien, die eine Reihe von unterschiedlichen psychischen Prozessen erfassen, und
- in intramodale Batterien, die die Erfassung eines bestimmten Funktionsbereiches (z. B. Aufmerksamkeit) zum Ziel haben.

Zum gegenwärtigen Zeitpunkt liegt keine neuropsychologische Testbatterie für Kinder und Jugendliche im deutschen Sprachraum vor, mit der alle möglicherweise relevanten Teilaspekte erfasst werden können (Melchers und Lehmkuhl 2000).

Intermodale Batterien

Durch das weitgestreute Raster von inhaltlich verschiedenartigen Testaufgaben beim intermodalen Ansatz ist die Möglichkeit gegeben, auch relativ isolierte Leistungsschwächen zu erfassen. Als Beispiele multifunktionaler Batterien aus dem deutschen Sprachrraum seien die Tübinger Luria-Christensen Neuropsychologische Untersuchungsreihe für Kinder (TÜKI) und das Berliner-Luria-Neuropsychologische Verfahren für Kinder (BLN-K) genannt. Beide Verfahren erfordern etwa 2–3 Stunden. Die Standardisierung der TÜKI ist sorfältiger und differenzierter und erfasst ein breiteres Altersspektrum.

Die TÜKI (Deegener et al. 1998) soll eine umfassende (Differenzial-)Diagnostik isolierter neuropsychologischer Störungen und ihrer spezifischen Lokalisation ermöglichen. Erfasst werden 15 Funktionsbereiche. Vergleichswerte für jeden Bereich liegen, getrennt nach Geschlecht und diagnostischen Gruppen, vor für 5-Jährige, 6- bis 8-Jährige und 9- bis 16-Jährige. Die Untersuchungsergebnisse der TÜKI können als Grundlage für die Entwicklung differenzierter therapeutischer Strategien, Förderungs- und Rehabilitationsmaßnahmen dienen. Unterschiede zwischen Stichproben mit unterschiedlichen Diagnosen lassen sich gut abbilden.

Das BLN-K (Neumärker u. Bzufka 1989) ist eine Modifikation der Luria-Nebraska Neuropsychological Battery for Children für Kinder von 7;6–12;6 Jahren. Die Testbatterie besteht aus 11 Untertests. Die Testgütekriterien sind nur eingeschränkt erfüllt: Die Normierung ist ohne Altersdifferenzierung; Reliabilität und Validität sind niedrig. Das BLN-K ist daher am ehesten als erstes Screening einsetzbar; bei Auffälligkeiten sollten weiterführende Untersuchungen erfolgen.

Ein international zunehmend eingesetztes Verfahren ist die Cambridge Neuropsychological Test Automated Battery, eine computergestützes Testbatterie (CANTAB ; http://www.cambridgecognition.com). Die CANTAB untersucht mit 13 Untertests ein großes Spektrum neuropsychologischer Fähigkeiten, die insbesondere frontale und mesiotemporale Funktionen abbilden. Erfasst werden u.A. motorische Fertigkeiten, visuelle Aufmerksamkeit, Merkfähigkeit und Arbeitsgedächtnis. Insbesondere exekutive Funktionen werden differenziert untersucht. Alle eingesetzten Stimuli sind noverbal und bestehen aus geometrischen Formen, sodass Sprachfertigkeiten nur zum Verständnis der Instruktionen erforderlich sind und ein kultur- und sprachenübergreifender Einsatz und Ergebnisvergleich möglich sind. Die Antworten bei den meisten Aufgaben werden über einen berührungsempfindlichen Bildschirm gegeben, die Erfassung von Reaktionszeiten und Antwortlatenzen

geschieht durch Drücken einer Taste. Die einzelnen Subtest erlauben eine schrittweise Anpassung des Schwierigkeitsgrades, was die Verwendung über eine große Bandbreite von Alter und Diagnosen hinweg ermöglicht und Boden- und Deckeneffekte weitgehend vermeidet.

Intramodale Testbatterien

Intramodale Testbatterien sind z. B. der Bruninks-Oseretsky-Test für motorische Leistungen oder die Boston Diagnostic Aphasia Untersuchung. Als weitere Beispiele für intramodale Verfahren werden im folgenden Testbatterien zur Diagnostik von Aufmerksamkeits- und Gedächtnisfunktionen beschrieben, da diese Störungen im Alltag von Kindern und Jugendlichen mit Hirnfunktionsstörungen einen besonderen Stellenwert haben.

Die **Memory and Learning Testbatterie for Children** (MLT-C) ist ein Verfahren, das zur Erfassung globaler sowie modalitäts- und funktionsspezifischer Störungen der Merk- und Lernfähigkeit bei Kindern und Jugendlichen von 6–16 Jahren entwickelt wurde (Lepach u. Petermann 2007). Es lassen sich 5 verschiedene Skalen ermitteln: Aufmerksamkeit/Konzentration, visuelles Merken, visuelles Lernen, auditives Merken und auditives Lernen. Die statistischen Kennwerte sind in allen Hauptuntertests mindestens zufriedenstellend, sodass es sich nach Einschätzung der Autoren um ein hilfreiches Verfahren zur kindgerechten Diagnostik von Merk- und Lernfähigkeitsstörungen handelt.

Im deutschsprachigen Raum hat die **Testbatterie zur Aufmerksamkeitsprüfung** (TAP; Zimmermann u. Fimm 1994) besondere Verbreitung in der Diagnostik von Aufmerksamkeitsstörungen gefunden. Die TAP, bzw. ihre speziell für Kinder adaptierte Fassung, die KITAP, hat zum Ziel, reliabel und valide verschiedene Aufmerksamkeitsfunktionen zu erfassen. Sie kann als das beste und umfassendste deutschsprachige Instrument mit dieser Zielsetzung angesehen werden. Erfasst werden: Alertness (allgemeine Reaktionsbereitschaft), Arbeitsgedächtnis, Augenbewegung, Gesichtsfeld-/Neglektprüfung, geteilte Aufmerksamkeit, Go/Nogo-Test (selektive Reaktionsfähigkeit), Inkompatibilität (Interferenzneigung), intermodaler Vergleich (sequenzielle Verarbeitung akustischer und optischer Signale), Reaktionswechsel (Flexibilität), verdeckte Aufmerksamkeitsverschiebung, Vigilanztests und visuelles Scanning. Deutsche Normen für Kinder liegen vor, wenn auch auf der Grundlage relativ kleiner Stichproben.

Merkfähigkeitsstörungen können neuropsychologisch sehr genau, d. h. modalitäts- und materialspezifisch sowie lernverlaufsbezogen, untersucht werden. Geeignete Instrumente für Kinder oder Jugendliche sind die Merk- und Lernfähigkeitsparameter des Auditiv-Verbalen Lerntests (AVLT; Heubrock 1992), der visuell-figurale Lernfähigkeitstest Diagnosticum für Cerebralschädigung (DCS; Weidlich u. Lamberti 1993) oder die Wahlform des Benton-Tests, durch die eine visuelle Merkfähigkeitsstörung ohne räumlich-konstruktive Komponente erfasst werden kann.

6.6 Ausschlussdiagnostik, entbehrliche Diagnostik

Sie ergibt sich jeweils aus der Symptomatik, dem möglichen Entstehungszusammenhang und der aktuellen Problematik. Ausgeschlossen werden sollen:

- Störungen, die mit erheblicher Beeinträchtigung kognitiver Funktionen und/oder des Sensoriums einhergehen (Demenz, amnestisches Syndrom, Delir: F00–F05);
- andauernde Persönlichkeitsänderung nach Extrembelastung oder nach psychischer Krankheit (F62.0, F62.1);
- Persönlichkeitsstörungen (F60, F61).

Vermieden werden sollten aufwendige Doppeluntersuchungen. Bildgebende Diagnostik sollte nur bei bislang ungeklärter Ursache zum Einsatz kommen. Der Stellenwert projektiver Verfahren in der Diagnostik ist gering; für die meisten Fragestellungen sind sie entbehrlich.

6.7 Schweregradeinteilung

Eine Schweregradeinteilung der neuropsychiatrischen Syndrome nach Hirnfunktionsstörungen ist wegen deren Heterogenität und der unterschiedlichen Verläufe schwierig. Als Anhaltspunkt für die Schwere einer Symptomatik kann ihr Einfluss auf das globale Funktionsniveau des betroffenen Kindes dienen, wie es auf der Achse VI des multiaxialen Klassifikationssystms erfasst wird.

Unterscheiden ist wichtig: Differenzialdiagnostik und multiaxiale Bewertung

7.1　Identifizierung von Leitsymptomen und weitereren Symptomen und Belastungen unter multiaxialen Gesichtspunkten

Im Hinblick auf psychische Störungen bei Kindern und Jugendlichen sind neben der psychiatrischen Kernsymptomatik für ein umfassendes Verständnis des Kindes und die Interventionsplanung weitere Faktoren (wie etwa das Vorliegen einer geistigen Behinderung oder einer Hirnfunktionsstörung, psychosoziale Bealstungen u. a.) bedeutsam. Dieser Überlegung trägt das Prinzip einer multiaxialen Klassifikation Rechnung. Für die Kinder- und Jugendpsychiatrie wurde daher die Klassifikation psychischer Störungen nach der ICD-10 erweitert zu einem 6-achsigen System, dem multiaxialen Klassifikationssystem (MAS; Remschmidt et al. 2001).

Bei psychiatrischen Syndromen nach Hirnfunktionsstörungen wird auf der **Achse I** die psychiatrische Symptomatik klassifiziert. Die Zuordnung der Symptomatik zu den einzelnen Syndromen ergibt sich meist aus der Klärung der Zusammenhangsfrage. Dieser erste Schritt wird allerdings dadurch erschwert, dass die Abgrenzung der einzelnen Untergruppen voneinander aufgrund der sich überlappenden Symptomatik nicht einfach ist.

Nicht immer werden sich die neuropsychiatrischen Folgen einer Hirnfunktionsstörung zwanglos einer Kategorie der Klassifikationssysteme zuordnen lassen.

❗ Unbefriedigend bleiben die Kodierungsmöglichkeiten insbesondere bei oligosymptomatischen Fällen, wenn Patienten nur wenige Symptome aufweisen oder nicht alle Kriterien für das Vollbild eines psychiatrischen Syndroms erfüllen, trotzdem aber erhebliche Einschränkungen aufweisen.

Zur umfassenden Charakterisierung werden neben dem psychiatrischen Syndrom im engeren Sinn weitere Symptome und Belastungen erfasst. Bei der Erstdiagnose geht es um die Klärung der Frage, ob vor dem schädigenden Ereignis umschriebene Entwicklungsstörungen (**Achse II**) oder kognitive Einschränkungen (**Achse III**) vorhanden waren, die die Symptomatik zusätzlich beeinflusst haben könnten. Dies geschieht über anamnestische Erhebungen und die Hinzuziehung etwaiger Vorbefunde oder schulischer Leistungsnachweise. Im weiteren Verlauf der Erkrankung sollten die Achsen II und III dann den aktuellen Zustand, also umschriebene Entwicklungsstörungen und das Intelligenzniveau infolge der Hirnfunktionsstörung erfassen.

Auf der **Achse IV** werden organische Faktoren des Gehirns oder anderer Organe erfasst, bei den hier relevanten Hirnfunktionsstörungen also insbesondere die somatische Grunderkrankung (Epilepsie, Enzephalitis, Schädel-Hirn-Trauma usw.). Auch selbstverletzende Handlungen und Selbsttötungsversuche werden hier kodiert.

Pychosoziale und familiäre Umstände, die für das Verständnis der Störung und die Therapieplanung relevant sein können, werden auf der **Achse V** des MAS abgebildet. Sie haben bei vielen Hirnfunktionsstörungen Einfluss auf das Auftreten und den Verlauf begleitender Verhaltensauffälligkeiten und sollten daher unbedingt sorgfältig erhoben werden.

Die Beurteilung des psychosozialen Funktionsniveaus auf der **Achse VI** ist ein Globalmaß, das eine Aussage über den Schweregrad der Beeinträchtigung zum Zeitpunkt der Untersuchung ermöglicht. Sie spiegelt die psychologische, soziale und schulisch-berufliche Anpassungsfähigkeit und Funktion wider. Außer bei sehr akuten Störungen bezieht sich die Kodierung auf den Zeitraum von 3 Monaten vor der Untersuchung; es wird das jeweils niedrigste Funktionsniveau in diesem Intervall auf der Basis offensichtlichen Funktionierens im Rahmen des gewöhnlichen sozialen Kontextes erfasst. Das Funktiosniveau muss im Hinblick auf die Erstellung eines Therapieplanes berücksichtigt werden, um insbesondere eine Überforderung des Patienten bzw. seiner Familie durch die Therapie zu vermeiden. Obschon die Kodierung des Funktionsniveaus ressourcenorientiert und an alterstypischen Entwicklungsaufgaben orientiert erfolgen sollte, folgen die Operationalisierungen des MAS weitgehend dem eher defizitbezogenen Ansatz der DSM-IV-Vorlage. Die Autoren schlagen aber ergänzend kompetenzbezogene Definitionen mit 9 Abstufungen vor (Remschmidt et al. 2001):

1. kann alterstypische Entwicklungsaufgaben (ATE) im Blick auf Beziehungen zu Gleichaltrigen und Erwachsenen, schulische oder beruflich Anpassung und Freizeitaktivitäten hervorragend oder gut erfüllen;
2. kann ATE in zwei der drei genannten Bereiche gut oder besser erfüllen, sonst befriedigende Anpassung;
3. kann ATE in zwei oder drei Bereichen befriedigend oder besser erfüllen, sonst fast funktionsfähig;
4. kann ATE in zwei oder drei Bereichen befriedigend oder besser erfüllen, sonst teilfunktionsfähig;
5. kann ATE in zwei oder drei Bereichen befriedigend oder besser erfüllen, sonst nur restfunktionsfähig;
6. kann ATE nur in einem Bereich befriedigend erfüllen, sonst restfunktionsfähig;
7. kann ATE nur in einem Bereich befriedigend erfüllen, sonst nicht funktionsfähig ohne zeitweise Anleitung oder Beaufsichtigung;
8. kann auch reduzierte ATE nicht ohne beträchtliche Anleitung und zeitweise Aufsicht erfüllen; Kommunikation nur mit Restfunktionen möglich;
9. kann ATE nicht erfüllen; braucht ständige Anleitung und Aufsicht; ist nicht kommunikationsfähig.

Für Kinder und Jugendliche mit Entwicklungsstörungen liegen eigene Operationalisierungen vor, deren Reliabilität und Validität bei autistischen Störungen evaluiert wurden (Wagner et al. 2007).

7.2 Differenzialdiagnose und Hierarchie des diagnostischen und therapeutischen Vorgehens

Schwierigkeiten bereitet oft die Frage, ob eine beobachtete affektive oder Verhaltensstörung ursächlich durch die Hirnfunktionsstörung bedingt ist oder Ausdruck von (dysfunktionalen?) Bewältigungsstrategien des Kindes, also Reaktion auf das Trauma, die Schädigung oder chronische Erkrankung, ist. Diese reaktiven psychiatrischen Störungsbilder gehören nosologisch zur Gruppe der Anpassungsstörungen (ICD-10 F43.2).

❗ Die Trennung zwischen hirnorganisch induzierten Auffälligkeiten und Anpassungsstörungen ist in der Praxis oft nicht möglich, aber auch nicht notwendig, da sich die Therapie in aller Regel unabhängig von der Ätiologie an der vorgefundenen Symptomatik ausrichtet.

Neben den Anpassungsstörungen sollten folgende Differenzialdiagnosen erwogen werden:
- prämorbide Störungen mit möglichem Einfluss auf die Symptomatik (z. B. hyperkinetisches Syndrom, Teilleistungsstörungen),
- andere hirnorganische Störungen,
- spezifische Persönlichkeitsstörungen (F60–F60.9),

- kombinierte und sonstige Persönlichkeitsstörungen (F61),
- andauernde Persönlichkeitsänderungen, nicht Folge einer Schädigung oder Krankheit des Gehirns (F62).

Was zu tun ist: Interventionen

Die psychiatrischen Syndrome nach Hirnfunktionsstörungen sind chronische Syndrome, die einer langfristigen therapeutischen bzw. rehabilitativen Intervention bedürfen. Diese hängen in ihrer konkreten Gestaltung vom Alter und Entwicklungsstand des Patienten, von der psychiatrischen Symptomatik und der Art und dem Schweregrad der zugrunde liegenden somatischen Störung, von etwaigen zusätzlichen Komplikationen (z. B. epileptischen Anfällen) und von den familiären und psychosozialen Bedingungen des jeweiligen Lebensumfeldes ab.

Im Verlauf der Behandlung von Kindern und Jugendlichen mit Hirnfunktionsstörungen werden oft verschiedene Interventionsansätze und Therapieverfahren eingesetzt und miteinander kombiniert, etwa Psychotherapie, Neuropsychologie, Verhaltenspädagogik, Psychopharmakotherapie, Physiotherapie, Logopädie und Ergotherapie. Dies ist nur möglich in einer vertrauensvollen Zusammenarbeit zwischen niedergelassenen Ärzten bzw. Therapeuten mit den Ärzten und Institutionen, die spezielle Therapieverfahren anbieten, wie Kliniken für Kinder- und Jugendpsychiatrie und -psychotherapie, neuropädiatrische Klinikabteilungen und Sozialpädiatrische Zentren.

❶ Entscheidend für die langfristige Qualität der Behandlung im Krankheitsverlauf sind Absprachen zwischen allen beteiligten Fachkräften über die kurz- und langfristigen Therapieziele, möglichst im Rahmen eines gemeinsamen Therapiekonzepts. Von großem Vorteil für die Behandlungsqualität ist dabei eine Begleitung der Patienten über einen langen Zeitraum möglichst durch dieselben Fachkräfte oder Institutionen.

Bisher sind, wohl wegen der notwendigen Interdisziplinarität mit der Einbindung mehrerer ärztlicher Fachgesellschaften, keine speziellen Standards für Behandlungsprogramme von Kindern mit Hirnfunktionsstörungen und psychiatrischen Symptomen verfasst und publiziert worden. Als Orientierung können aber die Standards der sozialpädiatrischen Komplexbehandlung dienen, wie sie von der Deutschen Gesellschaft für Sozialpädiatrie und Jugendmedizin für die Arbeit in Sozialpädiatrischen Zentren (SPZ) im sog. »Altöttinger Papier« definiert wurden (http://www.dgspj.de). Sie umfassen eine mehrdimensionale Diagnostik, die Erstellung eines interdisziplinären Behandlungsplans, die Verlaufsbegleitung und Rückkopplung an den Primärarzt, die Koordination und Durchführung der multiprofessionellen Behandlung sowie die Indikation, Einleitung und Koordination von speziellen Behandlungsmaßnahmen.

Die grundlegende Ausrichtung der therapeutischen Arbeit mit Menschen mit chronischen Erkrankungen und Behinderungen definiert das »Altöttinger Papier« in seinem Leitbild:

> Die Achtung, Bewahrung und Stärkung der natürlichen Autonomie des Kindes und seiner Familie bilden Grundvoraussetzungen diagnostischen und therapeutischen Handelns überhaupt. Das Bemühen, die Ressourcen des Kindes und seiner Familie systematisch zu erkennen, zu erschließen und zu erweitern, kennzeichnet wesentlich den (…) Behandlungsprozess. (…) Die Therapie (…) umfasst zugleich somatisch-funktionelle, emotionale und psychosoziale Bereiche.

Dieses Leitbild entspricht dem Geist der »International Classification of Functioning, Disability and Health« (ICF), die im Jahre 2001 von der Weltgesundheitsorganisation (WHO) verabschiedet wurde.

Entscheidend ist ein positiver emotionaler Zugang zum Patienten und seiner Familie. Dies schließt eine detaillierte und einfühlsame Aufklärung ein, u. a. über die individuelle Symptomatik eines Patienten und über deren langfristige Prognose, über die Wertigkeit medizinischer, psychotherapeutischer, neuropsychologischer und weiterer Therapien, über Therapieziele und vor allem über die fördernden Kräfte innerhalb der Familie oder des übrigen sozialen Umfelds.

8.1 Auswahl des Interventionsettings

Die Auswahl des Interventionssettings ist abhängig von den zu erwartenden zeitlichen Rahmenbedingungen (Krisenintervention oder langfristige Behandlung), dem Schweregrad der Störung (bestimmt durch das Vorliegen neurologischer Ausfallserscheinungen, das kognitive Leistungsniveau und das Niveau der psychosozialen Anpassung an die jeweilige Lebenssituation), dem Alter und Entwicklungsstand des Patienten und den vorhandenen Ressourcen in Familie, Freundeskreis und Schule. Ein höherer Schweregrad der Störung bedingt in der Regel auch intensivere therapeutische Maßnahmen, die oft nur in teil- oder vollstationären Einrichtungen erbracht werden können. Die Entscheidung zwischen Klinik und Rehabilitationseinrichtung ist in Abhängigkeit von zeitlicher Perspektive und erforderlicher Behandlungsintensität zu treffen.

Besonderheiten bei ambulanter Behandlung

Bei leichtem Schweregrad der Störung ist, wo immer möglich, eine ambulante Behandlung durchzuführen. Der Schweregrad kann nach der Symptomatik und der Globalbeurteilung der psychosozialen Anpassung (Achse VI) eingeschätzt werden. Ambulante Behandlung beinhaltet:

- psychotherapeutische und/oder medikamentöse Beeinflussung von Problemverhalten und Symptomen,
- Durchführung von Förder- und Trainingsprogrammen,
- Einbeziehung der unmittelbaren Bezugspersonen in den Behandlungsplan,
- Koordination und Verordnung zusätzlicher interdisziplinärer Maßnahmen (z. B. Krankengymnastik, Logopädie, Ergotherapien),
- Beratung über weitere Fördermöglichkeiten (z. B. durch Schule, Jugendamt, Arbeitsamt),
- aufgrund des oft chronischen Verlaufs Bereitschaft zu langfristiger Betreuung.

Besonderheiten bei teilstationärer Behandlung

Die teilstationäre Behandlung hat den Vorteil, über einen längeren Zeitraum hochstrukturierte Behandlungsprogramme zu ermöglichen, wobei der Transfer in das häusliche Milieu unmittelbar beobachtet und beurteilt werden kann. Die in Tageskliniken üblichen Strukturen setzen allerdings eine relative Gruppenfähigkeit über weite Strecken des Tages voraus, was abhängig vom Stadium der Grunderkrankung Schwierigkeiten bereiten kann. Einzelne Patienten tun sich möglicherweise schwer, den täglichen Milieuwechsel von Familie und Tagesklinik zu verkraften. Zudem sind die Patienten im Unterschied zur ambulanten Behandlung für längere Zeit aus ihrem schulischen bzw. beruflichen Umfeld herausgenommen. Häufig wird die teilstationäre Behandlung eine zeitlich begrenzte Übergangsphase von der vollstationären zur ambulanten Behandlung sein.

Besonderheiten bei stationärer Behandlung

Indikationen für eine stationäre kinder- und jugendpsychiatrische Aufnahme sind der Bedarf einer eingehenden diagnostischen Abklärung mit Einleitung weiter gehender Behandlungsmaßnahmen, Kriseninterventionen bei akuter Fremd- oder Selbstgefährdung sowie eine intensive Behandlung definierter Symptombereiche, die in vertretbarer Zeit Erfolg versprechend durchgeführt werden kann.

Die stationäre Behandlung bleibt, wenn man von Kriseninterventionen kürzerer Dauer absieht, schweren Fällen mit erheblichen Verhaltensauffälligkeiten und ausgeprägten neurologischen Ausfallserscheinungen vorbehalten, die häufig anschließend einer Rehabilitationsbehandlung bedürfen.

Hierarchie der Behandlungsentscheidung und Beratung

Da die möglichen oder auch Erfolg versprechenden Maßnahmen sich bei den einzelnen Syndromen stark überlappen, empfiehlt es sich, die einzelnen Interventionsmaßnahmen nach bestimmten Zielbereichen auszurichten, die bei allen Syndromen mehr oder weniger ausgeprägt vorkommen können.

❗ Die Therapie der durch Hirnfunktionsstörungen bedingten psychiatrischen Zielsymptome erfolgt nach den allgemeinen Regeln, die für die »endogenen« psychiatrischen Störungen entwickelt wurden.

Diese sind etwa in den Leitlinien zur Therapie psychischer Störungen (DGKJP et al. 2007) niedergelegt. Das übergeordnete Ziel aller Maßnahmen ist, die jeweiligen Patientinnen und Patienten in die Lage zu versetzen, ihren alterstypischen Aufgaben gerecht zu werden. Je nach Auffälligkeitsart und Zielsymptomatik empfiehlt sich ein multimodales Vorgehen. Im Einzelnen geht es dabei um die Förderung in folgenden Zielbereichen:

Kognitiver Bereich. Bei im Vordergrund stehenden Störungen in diesem Bereich können, je nach Alter, Entwicklungsstand und Schweregrad, Übungsprogramme angewandt werden, die sich an entsprechende diagnostische Maßnahmen anschließen und die zur Verbesserung von Einschränkungen in der Konzentrationsfähigkeit, im Gedächtnisbereich, im Lernverhalten, im Denken und im Problemlösen geeignet sind. Entscheidend ist, dass es nicht beim Üben in einer Einzelsituation bleibt, sondern dass der Transfer in eine Gruppensituation oder eine Alltagssituation mit praktischen Anforderungen gelingt. Letzteres geschieht z. B. bei Jugendlichen im Rahmen einer Berufsfelderprobung mit kontinuierlich steigenden Leistungsanforderungen.

Affektiver Bereich. Bei ausgeprägter Affektlabilität und starker depressiver Verstimmung empfiehlt sich ein Behandlungsversuch mit Antidepressiva. Ängste und Zwangssymptome lassen sich in der Regel durch Verhaltenstherapie positiv beeinflussen.

Sozialverhalten. Störungen im Sozialverhalten lassen sich erfahrungsgemäß schwer beeinflussen. Es lohnt sich jedoch der Versuch, dem Patienten Einsicht in soziale Problemlagen und in die Konsequenzen von Handlungen zu vermitteln. Hierfür existieren soziale Trainingsprogramme, die auf den Abbau unangemessener Verhaltensweisen und den Aufbau von sozialer Kompetenz abzielen. Bei ausgeprägter Aggressivität kann eine medikamentöse Behandlung indiziert sein, insbesondere wenn die Aggressivität mit fremd- oder selbstgefährdendem Verhalten einhergeht.

Impulskontrolle. Bei Patienten, die ihre Handlungsimpulse nur unzureichend kontrollieren können, sind Übungen bzw. Behandlungsprogramme empfehlenswert, die auch bei hyperkinetischen Kindern angewandt werden und zum Ziel haben, zwischen Handlungsimpuls und Handlungsausführung eine reflexive Zäsur einzubauen nach dem Motto: »Erst denken, dann handeln«. Zusätzlich kann eine medikamentöse Behandlung indiziert sein.

Vegetative Symptome. Vegetative Symptome wie Schlafstörungen oder Essstörungen können, je nach Schwere und Ausmaß, verhaltenstherapeutisch und/oder medikamentös behandelt werden.

Neurologische Ausfallserscheinungen. Bei neurologischen Ausfallserscheinungen (z. B. Lähmungen) sind, wie auch bei autochthonen neurologischen Erkrankungen, Krankengymnastik und Rehabilitationsmaßnahmen angezeigt. Bei Vorliegen epileptischer Anfälle ist eine entsprechende antiepileptische Behandlung einzuleiten.

Neuropsychologische Syndrome. Bei Syndromen wie Aphasie, Apraxie, Akalkulie müssen gezielte Übungsprogramme, die den jeweiligen Störungsbereich zum Fokus haben, durchgeführt werden.

8.2 Behandlungsprogramme und ihre Komponenten

8.2.1 Psychotherapeutische und psychoedukative Strategien

Obwohl Erkrankungen, die mit Hirnfunktionsstörungen einhergehen, eine heterogene Gruppe mit Unterschieden in Prognose, Verlauf, Ausmaß der körperlichen Beeinträchtigung und Sichtbarkeit der Krankheitssymptome sind, lassen sich einige grundsätzliche Hinweise zu Behandlungsstrategien formulieren (Remschmidt 2004).

Neben objektiven Krankheitsbelastungen spielen für die Bewältigung der Folgen einer Hirnfunktionsstörung Aspekte der subjektiven Krankheitsbewertung eine Rolle, ebenso wie die verfügbaren psychosozialen Ressourcen des Patienten, seiner Familie und der Umgebung. Während einige Jugendliche ihre Erkrankung bagatellisieren, werden in anderen Fällen objek-

tiv wenig bedrohliche Symptome überbewertet, mit entsprechenden Folgen für das Verhalten im Alltag.

Zudem ist in der Behandlungsplanung zu bedenken, in welcher Phase der Erkrankung sich ein Kind oder Jugendlicher befindet. In der Phase der initialen Manifestation einer Erkrankung steht zunächst die ärztliche Aufklärung ganz im Vordergrund. Orientiert am Krankheits- und Behandlungsverständnis des Kindes oder Jugendlichen und seiner (möglicherweise beeinträchtigten) aktuellen Aufnahmefähigkeit sind dabei wichtige Informationen alters- und entwicklungsgemäß zu vermitteln. Nach Petermann (2001) sollten dabei dem Patienten und seiner Familie folgende Botschaften vermittelt werden:

Es sollte verdeutlicht werden, dass das Kind an einer ernsthaften Störung leidet, die für seine weitere Entwicklung (und eventuell für sein Leben) spezifische Risiken und Bedrohungen darstellt.

❗ In einfachen Worten und ohne zu bagatellisieren muss der Arzt alle wesentlichen Informationen über die Störung vermitteln, auch jüngeren Kindern. Im zweiten Schritt sollten die Betroffenen die Zusage erreichen, dass ihnen die derzeit beste Therapie zukommen wird.

Der Aufbau einer tragfähigen therapeutischen Beziehung zu Kindern mit organisch bedingten neuropsychiatrischen Symptomen ist zunächst oft dadurch erschwert, dass bei einigen der jungen Patienten keine Krankheitseinsicht besteht. Die mangelnde Krankheitseinsicht führt verständlicherweise zu teilweise erheblicher Abwehr im Sinne einer Ablehnung der Therapie, Noncompliance (auch in Bezug auf eveutell notwendige Pharmakotherapie), Bagtellisierung (»andere Kinder haben auch Schwierigkeiten in der Schule«), Verleugnung (»ich komme alleine klar«) oder Verschiebung (»meine Probleme in der Schule liegen an den Anforderungen des Lehrers«). Ursache der fehlenden Wahrnehmung ihrer Erkrankung kann vereinzelt eine organisch bedingte Wahrnehmungsstörung (Anosognosie) sein. Häufiger liegen der Abwehrhaltung Ängste und Selbstwertprobleme der Patienten zugrunde. Das Erleben der eigenen Hilflosigkeit wird oft als beschämend empfunden. Hilfe in Anspruch zu nehmen kann dann als weiterer Hinweis auf fehlende eigene Kompetenzen interpretiert werden. Somit ist ein Ziel der Therapie, Einsicht in die Grunderkrankung und ihre Folgesymptome herzustellen. Diese Phase der Behandlung erfordert Geduld von Ärzten, Kindern und Eltern. In manchen Fällen wird eine Krankheitseinsicht nicht erreicht werden und sollte dann nicht erzwungen werden.

Beispiel

Patienten mit mangelnder Krankheitseinsicht neigen beispielsweise dazu Rückmeldungen zurückzuweisen, insbesondere dann, wenn diese negativ sind (Gauggel 2003). Ziel sollte dann sein, ein wertschätzendes therapeutisches Milieus mit speziellem Feedbackklima zu schaffen, das das Annehmen von Rückmeldungen erleichtern und Verhaltensänderungen ermöglichen soll (Ben-Yishay und Gold 1990). Aufgrund der kognitiven Defizite der Patienten werden während der Therapie durch möglichst viel Bezugspersonen (Familie, Mitpatienten, Therapeuten) kontinuierlich und über mehrere Kanäle (verbal, visuell) Rückmeldungen gegeben. Erste Studien bestätigen die Effektivität solcher Therapieprogramme (Ezrachi et al. 1991).

Auch aufseiten des Psychotherapeuten können nicht bewusst gemachte Ängste den Umgang mit organisch erkrankten Kindern belasten, insbesondere wenn wenig Erfahrungen mit den zugrunde liegenden Störungsbildern bestehen, etwa bei Epilepsien oder onkologischen Erkrankungen.

❗ Die Grundhaltung in der therapeutischen Arbeit ist für den Erfolg der gemeinsamen Bemühungen entscheidend; sie sollte, wie in anderen Fällen auch, geprägt sein von Einfühlungsvermögen, Glaubwürdigkeit, Echtheit in den gezeigten Gefühlen, Fachkompetenz und einfache, nachvollziehbare Interventionen (Wetterling 2002).

Anknüpfend an das biopsychosoziale Modell der Hirnfunktionsstörungen, das weiter oben dargelegt wurde (▶ Kap. 5), können therapeutische Ansatzpunkte abgeleitet werden. Die Behandlungskomponenten erstrecken sich dabei auf biologische Symptome, die psychische Ebene und beziehen auch soziale Umweltfaktoren mit ein (◨ Tab. 8.1).

Bewährt hat sich in der Therapie von Kindern und Jugendlichen mit psychiatrischen Syndromen nach Hirnfunktionsstörung ein verhaltenstherapeutischer Ansatz. Dieser hat zum Ziel, möglichst viel Alltagsnähe zu vermitteln und symptombezogen gezielte Verbesserungen zu erreichen. Verhaltenstherapeutische Ansätze sind auch bei schweren kognitiven Beeinträchtigungen einsetzbar und zunächst sogar ohne direktes und motiviertes Mitwirken des Patienten durchführbar. Dies ist vor allem bei Patienten mit Störungen von Antrieb, Motivation und Impulskontrolle hilfreich.

Drei wesentliche verhaltenstherapeutische Vorgehensweisen können unterschieden werden:

- operante (verstärkerorientierte) Methoden,
- kognitiv-verhaltenstherapeutische Ansätze und
- komplexere Therapieprogramme (meist in Gruppen).

Operante, verstärkerorientierte Methoden

Operante, verstärkerorientierte Methoden unterbinden die aufrechterhaltenden verstärkenden Folgen von dysfunktionalen Handlungen (z. B.

Tab. 8.1. Behandlungsstrategien bei Kindern mit Hirnfunktionsstörungen

Behandlungsebene	Behandlungskomponente	Ziel
Biologisch (Symptom)	Verhaltensmedizin, Pharmakotherapie	Reduktion der Intensität und Frequenz von Symptomen, Problemverhalten und Beschwerden
Psychisch (Kind/Jugendlicher)	Psychotherapie, Förder- und Trainingsprogramme, Patientenschulung	Psychisches Wohlbefinden, gelungenes Selbstmanagement, Krankheitsbewältigung
Sozial (Familie, Schule, Gruppe der Gleichaltrigen)	Familienberatung, Information über Fördermöglichkeiten	Angemessener Umgang mit Erkrankung, hilfreiches Familienklima, Aktivierung von Ressourcen, Reduktion psychosozialer Belastungen

Aufmerksamkeit, Schonung) oder verstärken systematisch ein erwünschtes Verhalten. Dabei werden häufig sog. Verstärkerprogramme eingesetzt, bei denen zunächst eine Verstärkung mit Symbolen (Tokens) erfolgt, die gesammelt und später in kleine Belohnungen eingetauscht werden. Hierzu muss der Patient in der Lage sein, den Zusammenhang zwischen Token und späterer konkreter Belohnung zu verstehen. Viele Token-Systeme funktionieren deswegen nicht, weil die Wirksamkeit der Verstärker nicht für den Einzellfall geprüft wurde oder weil die Eintauschverstärker nur von geringer Wirkung sind. Bei Response-Cost-Ansätzen (Verstärkerentzug) wird zunächst eine bestimmte Anzahl an Verstärkern (Murmeln, »Smileys«, o. Ä.) ausgegeben, die bei vorher vereinbartem Fehlverhalten wieder abgenommen werden.

! Verstärkerprogramme erfordern zunächst eine gründliche Verhaltensanalyse mit einer sorgfältigen Auswahl des zu verändernden Verhaltens, eine begleitende Dokumentation und ein striktes Einhalten des Therapieablaufs.

Dabei sollte nicht nur unerwünschtes Verhaltens »wegtrainiert«, sondern auch neues erwünschtes Verhaltens aufgebaut werden.

Auch bei kognitiv schwer beeinträchtigten Patienten konnten mit geeigneten einfachen Interventionen, die sich am klassischen operanten verhaltenstherapeutischen Ansatz orientierten, noch Verhaltensänderungen erzielt werden (Wetterling 2002). Operante Methoden können allerdings nicht immer ohne Modifikation angewendet werden, da Patienten mit Hirnfunktionsstörungen bisweilen nicht so auf Verstärkungskontingenzen reagieren wie gesunde Personen (Gauggel 2003). Token-Programme und eine differenzielle Verstärkung von Verhaltensweisen, die unvereinbar mit den Verhaltensauffälligkeiten sind, hatten in verschiedenen Studien nur einen geringeren Effekt. Sie stellen möglicherweise zu hohe Anforderungen an metakognitive Strategien und Motivation. Response-Cost-Methoden oder die differenzielle Verstärkung von Phasen mit einer geringen Rate an Verhaltensauffälligkeiten scheinen dagegen wesentlich effektiver zu sein (Knight et al. 2002). Bei stark kognitiv beeinträchtigten Kindern kann die Erlaubnis zu Verhaltensweisen, die das Kind oft zeigt (im Raum umherlaufen) als Verstärker verwandt werden für seltener spontan gewählte Verhaltensweisen (kurzzeitiges Sitzenbleiben).

Kognitiv-verhaltenstherapeutische Ansätze

Abhängig vom Einzelfall und den kognitiven Vorausstzungen der Kinder und Jugendlichen können kognitive Elemente ihren Platz in der Behandlung haben, etwa wenn die subjektive Bewertung der Beeinträchtigung durch die Grunderkrankung oder Einschätzungen zu Reaktionen Dritter auf ihren Realitätsgehalt geprüft werden.

Durch Gespräche und Übungen werden Probleme und Auslöser für das Problemverhalten identifiziert, alternative kognitive Deutungen und verhaltensbezogene Reaktionen erarbeitet und durch wiederholtes Einüben in Rollenspielen und konkreten Situationen verfestigt.

Dieser Therapieansatz setzt eine grundlegend vorhandene Einsichtsfähigkeit und ein ansatzweises Problembewusstsein aufseiten des jugendlichen Patienten voraus. Störungen exekutiver Funktionen oder eine verminderte Einsichtsfähigkeit können bei Patienten mit Hirnfunktionsstörungen den erfolgreichen Einsatz von Selbstinstruktionstechniken und kognitiven Verfahren verhindern (Gauggel 2003). Auch ausgeprägte Merkfähigkeitsstörungen führen dazu, dass Therapieinhalte, z. B. aus der Psychoedukation, schnell wieder vergessen werden. Die Möglichkeit der Anwendung von kognitiven oder Selbstinstruktionstechniken sollte daher im Einzelfall geprüft werden.

So erbrachte bei depressiven Patienten mit einem Schlaganfall eine kognitive Verhaltenstherapie gegenüber der Standardbehandlung und einer Placebogruppe keinen signifikanten Therapiezugewinn, möglicherweise weil die Patienten aufgrund beeinträchtigter Merkfähigkeit und exekutiver Funktionen nicht in der Lage waren, Inhalte der kognitiven Therapie umzusetzen (Lincoln u. Flannaghan 2003).

Komplexe verhaltenstherapeutische Therapieprogramme

Komplexe verhaltenstherapeutische Therapieprogramme als dritte Behandlungsform umfassen zumeist Gruppentrainings, bei denen bestimmte Fähigkeiten wie z. B. soziale Kompetenz oder Problemlösefähigkeiten erworben werden sollen, die jedoch oft nicht speziell für hirnfunktionsgestörte Patienten entwickelt wurden. Solche Programme sind vor allem bei Jugendlichen erfolgreich, deren Verhaltensstörungen leichter ausgeprägt sind, die längeren Gruppensituationen gewachsen und kognitiv in der Lage sind, den Inhalten einer solchen Therapie zu folgen und diese selbstständig in den eigenen Alltag zu übertragen.

Verhaltensauffälligkeiten bei hirnfunktionsgestörten Kinden und Jugendlichen stehen oft in engem Zusammenhang zu Beeinträchtigungen exekutiver Funktionen, etwa Störungen des Planens, logischen Schlussfolgerns und der Eigen- und Fehlerkorrektur. Um diese Beeinträchtigungen zu vermindern (und darüber das Verhalten positiv zu beeinflussen) kann ein **Problemlösetraining** eingesetzt werden, das einzeln oder als Gruppenintervention durchgeführt werden kann. Ziel ist es, Prozesse des Problemlösens zu verdeutlichen, Methoden der Problemanalyse aufzuzeigen, Problemlösungen selbstständig durchzuführen und das Erreichen des Ziels zu überprüfen. Das praktische Einüben sollte an typischen Problemen erfolgen, wie dem Erfragen von Abfahrtzeiten von Bussen, der Planung eines Einkaufs oder der Vorbereitung einer Prüfung.

Zur Behandlung motivationaler Störungen bei Patienten mit Hirnfunktionsstörungen, die sich u. a. in einer verminderten Zielgerichtetheit des Verhaltens zeigen, können spezielle **Zielsetzungstechniken** eingesetzt werden, die etwa die Zuweisung herausfordernder, konkreter Ziele beinhalten (Gauggel 2003). Mit diesen Techniken kann auch bei schwer beeinträchtigten Patienten die Intensität des Verhaltens gesteigert und das Bewusstsein für Zielkonflikte verbessert werden (Malec 1999). Die positive Wirkung der Zielsetzungstechniken scheint dabei unabhängig von kognitiven Defiziten zu sein, sodass auch Personen mit schweren kognitiven Störungen oder mit geistiger Behinderung von dem Ansatz profitieren können. Ein eränzendes **Ziel-Management-Training** kann dann Patienten helfen, anhand einer Heuristik die Planung von Handlungen besser zu kontrollieren. So zeigten erwachsene Patienten mit einem Schädel-Hirn-Trauma, denen diese Heuristik vermittelt wurde, gegenüber einer Kontrollgruppe in verschiedenen Alltagsaufgaben signifikant bessere Leistungen (Levine et al. 2000).

Unterstützte berufliche Reintegration. Nur wenigen Patienten nach Schädel-Hirn-Trauma gelingt der schulische oder berufliche Wiedereinstieg ohne Schwierigkeiten, u. a. aufgrund geringen Transfers von Gelerntem, rigidem Verhalten, Leistungsschwankungen und vermindertem Antrieb. Bei der unterstützten Beschäftigung (»supported employment«) steht die Integration des Patienten am Arbeitsplatz (oder in der Schule) im Mittelpunkt (Wehman et al. 1991). Unterstützte Beschäftigung umfasst nach einer vorbereitenden neuropsychologischen Diagnostik die Platzierung an einem geeigneten (früheren oder neuen) Arbeitsplatz und die therapeutische Unterstützung an dieser Arbeitsstelle. Der Therapeut hilft dem Patienten bei den alltäglich anfallenden Problemen und entwickelt mit ihm vor Ort effiziente Kompensationsstrategien. Nach gelungener Integration wird die Begleitung schrittweise reduziert und in eine Nachbetreuung im Bedarfsfall überführt. Die Effektivität dieser unterstützten Reintegration ist mehrfach belegt (Kolakowsky-Hayner u. Kreutzer 2001). Für schulpflichtige Kinder und Jugendliche ist analog eine Schulbegleitung möglich.

Selbsterhaltungstherapie. Folgen einer demenziellen Erkrankung, wie kognitive Störungen, Unterbrechung der Kontinuität in persönlichen Erfahrungen, Erlebnisarmut usw. können auch zu Störungen der personalen Identität führen. Die sog. Selbsterhaltungstherapie, die Romero und Eder (1992) für erwachsene Demenzkranke entwickelt haben (deren Elemente sich aber an das Kindes- und Jugendalter anpassen lassen), hat zum Ziel, über eine Stabilisierung der personalen Identität des Patienten seine Eigenständigkeit so lange wie möglich zu erhalten, das Leid der Betroffenen zu vermindern und ihre Pflege zu erleichtern.

Als hilfreich hierzu werden angesehen:

- bestätigende Kommunikationsformen, die die Selbst- und Weltsicht des Kranken anerkennen und nicht unnötig in Frage stellen, selbst wenn sie nicht mit »der Realität« übereinstimmen;
- individuell gestaltete Beschäftigungsprogramme, die die jeweils aktuellen Interessen und Möglichkeiten des Kranken berücksichtigen;
- Üben von biographischem und anderem selbstbezogenen Wissen: Dem jeweiligen Patienten noch zugängliches und erinnerungswertes Wissen wird mithilfe von Tonbändern, Videoaufnahmen, Photos usw. als »externes Gedächtnis« gespeichert. Eine kontinuierliche, systematische Vergegenwärtigung von biographischem Wissen soll zur Reaktivierung eines Teils dieses Wissens führen.

Ein **tiefenpsychologisch fundierter Therapiezugang** ist bei Kindern und Jugendlichen mit Hirnfunktionsstörung nur in seltenen Fällen gegeben und aussichtsreich (DGKJP 2007).

Hilfen für Angehörige

Eltern und häufig genug auch Geschwister von hirnfunktionsgestörten Kindern sind oft im Alltag intensiv gefordert. Die Betreuung der erkrankten Kinder kann so anstrengend sein, dass die Angehörigen selbst psychisch erheblich leiden, sich überfordert fühlen und selbst der Hilfe bedürfen. Besondere Belastungen stellen aggressives Verhalten, wahnhafte Störungen und Schlafstörungen (z. B. bei der Mukopolysaccharidose III) dar. Bei plötzlich auftretenden Störungsbildern (Schädel-Hirn-Trauma, Erstmanifestation einer Epilepsie, Schlaganfall) sind von den Angehörigen zudem erhebliche Anpassungsleistungen gefordert, die mehrere Stufen durchlaufen.

Zur therapeutischen Unterstützung und Beratung der Familien von Patienten mit Hirnfunktionsstörungen haben Muir et al. (1990) das 4-stufige PLISSIT-Modell entwickelt (»permission«, »limited information«, »specific suggestions«, »intensive therapy«). Den Familien soll im Verlauf der Erkrankung immer wieder die Möglichkeit zugestanden werden, sich mit ihren Sorgen, Ängsten, Fragen und Bedürfnissen an den Therapeuten zu wenden (»permission«). Dieser soll den Angehörigen schrittweise alle wichtigen Informationen über die Art und Prognose der Störung sowie Möglichkeiten und Grenzen der Behandlung geben (»limited information«) und konkrete Vorschläge zum Umgang mit dem Patienten und besonderen Problemsituationen unterbreiten (»specific suggestions«). Im Bedarfsfall können auch intensivere Behandlungsangebote zum Einsatz kommen, (»intensive therapy«). Diese umfassen z. B. Psychoedukation, Familienberatung, Vermittlung an Selbsthilfegruppen und zuständige Ämter sowie die Vermittlung von Verhaltensstrategien im Umgang mit dem Betroffenen.

Psychoedukation und Patientenschulungen

Die Lebensführung von Kindern und Jugendlichen mit Hirnfunktionsstörung unterscheidet sich in vielen Aspekten von denen Gleichaltriger. Sie haben komplexe Aufgaben und Anpassungsleistungen zu bewältigen. Soweit ihre kognitiven Fertigkeiten es zulassen ist es daher vorteilhaft, wenn sie zu Experten ihrer Erkrankungen werden, um ihre Handlungsfähigkeit zu erweitern. Daher haben Psychoedukation und Patientenschulungen, d. h. die Aufklärung über ein Störungsbild, seine typische Symptomen und damit einhergehende Verhaltensweisen die Erarbeitung eines angemessenen Erklärungsmodells und die Herleitung und Erläuterung von Behandlungsansätzen, bei jedem psychiatrischen Syndrom infolge von Hirnfunktionsstörungen ihre Bedeutung. Psychoedukation sollte alle Beteiligten einbeziehen: den Patienten, seine Eltern, Geschwister und Lehrer. Patientenschulungen wurden seit Ende der 1970er Jahre zunächst für Kinder und Jugendliche mit chronischen Erkrankungen ohne zerebrale Beteiligung (Asthma, Diabetes, Neurodermitis) entwickelt. Vergleichbare Programme für hirnfunktionsgestörte Kinder sind bisher rar.

Beispielhaft für ein psychoedukatives Programm bei Hirnfunktionsstörungen sei das Modulare (Patienten-) Schulungsprogramm Epilepsie (MOSES) genannt, das unabhängig von Art und Schwere der Epilepsie für alle Betroffenen ab dem 16. Lebensjahr und deren Angehörige konzipiert ist. Voraussetzung ist, dass die Teilnehmer in der Lage sind, einer Schulungseinheit von ca. 90 Minuten zu folgen und lesen und schreiben können.

Die Ziele der Schulung sind vielfältig (und könnten in gleicher Weise für andere Störungsbilder formuliert sein):

- die Vermittlung von Wissen und Informationen,
- die Reflexion von Einstellungen und Meinungen und

— die Erarbeitung von Strategien und Verhaltensweisen, um im Alltag besser mit der Erkrankung zurecht zu kommen.

Zur Evaluation wurden in einem randomisierten, kontrollierten multizentrischen Studiendesign 242 Patienten untersucht. Dabei schnitten die geschulten Patienten in einigen Punkten überdurchschnittlich besser ab als die nicht geschulten: Sie wussten mehr über Epilepsie, konnten besser mit ihrer Krankheit umgehen und hatten weniger Anfälle und weniger unerwünschte Medikamentenwirkungen (May u. Pfäfflin 2002).

Nach dem Erfolg von MOSES wurde ein ähnliches Schulungsprogramm für Kinder mit Epilepsie und deren Familien (faMOSES) entwickelt. Parallel zum Kinderkurs wird ein Elternkurs angeboten. Themen, die insbesondere Eltern betreffen, sind z. B. Entwicklungsrisiken und Fördermöglichkeiten für das Kind, Auswirkungen der Epilepsie auf die Erziehung und das Zusammenleben in der Familie und Möglichkeiten des Umgangs mit belastenden Erfahrungen und Gefühlen in Bezug auf die chronische Erkrankung des Kindes. Das Programm vermittelt Anregungen, wie über Epilepsie in der Familie und mit anderen gesprochen werden kann, und hilft bei der Suche nach Bewältigungsformen, die in jeder Familie ganz unterschiedlich aussehen können (http://www.famoses.epilepsy-academy.org).

8.2.2 Neuropsychologische Behandlungsprogramme

Die häufige Komorbidität von Verhaltens- und Leistungsstörungen erfordert oft mehrdimensionale Therapiekonzepte, in denen verhaltenstherapeutische und neuropsychologische Fördermaßnahmen miteinander kombiniert werden.

Nachdem die Neuropsychologie in den letzten Jahrzehnten zunächst eine Vielzahl von Untersuchungsverfahren entwickelt hatte, um die Auswirkungen von Hirnfunktionsstörungen zu erfassen, wurden in der Folge auf der Grundlage neurowissenschaftlicher und psychologischer Erkenntnisse auch eine ganze Reihe von Interventionsmethoden eingeführt, um die häufig im Rahmen von Hirnfunktionsstörungem auftretenden neuropsychiatrischen Störungen zu behandeln. Ziel einer neuropsychologischen Behandlung ist es, die vorhandenen kognitiven, emotionalen, motivationalen Störungen sowie die daraus resultierenden oder damit einhergehenden psychosozialen Beeinträchtigungen und Aktivitätseinschränkungen eines Patienten zu beseitigen bzw. so weit wie möglich zu verringern (Gauggel 2003). Die betroffenen Patienten sollen durch die Therapie ein möglichst hohes Funktionsniveau im Alltag wiedererlangen und soziale und schulische Anforderungen möglichst wieder alleine bewältigen können.

Therapiesäulen neuropsychologischer Interventionen

Neuropsychologische Interventionen lassen sich nach Gauggel (2003) drei Therapiesäulen zugeordnet: Reaktiverung, Kompensation und integrierte Verfahren (◘ Tab. 8.2).

Reaktivierung bezieht sich auf Maßnahmen, mit denen durch eine intensive und wiederholte sensorische, motorische und kognitive Stimulationen der beeinträchtigten Funktion geschädigte neuronale Netzwerke teilweise oder vollständig wieder reaktiviert werden sollen. Die Stimulation kann dabei unspezifisch (allgemeine sensorische und motorische Anregungen, um die Aktivierung eines Patienten zu verbessern) oder sehr spezifisch auf individuelle Defizite abgestimmt erfolgen. Aktivierende Maßnahmen umfassen auch Ergotherapie, Spielen, Heranziehen zu einfachen Tätigkeiten im Haushalt usw., die die Patienten weder über- noch

◻ Tab. 8.2. Neuropsychologische Therapie

Reaktivierung	Kompensation	Integrierte Verfahren
Funktionswiederherstellung — Unspezifische Stimulation — Spezifische Stimulation	Ausgleich von Defiziten — Erhöhte Anstrengung — Substitution durch latente Fähigkeiten — Entwicklung neuer Strategien — Veränderung von Erwartungen	Verfahren anderer Therapierichtungen — Operante Verfahren — Kognitive Techniken — Rollenspiel — Familientherapie

unterfordern. Hirnfunktionsgestörte Kinder und Jugendliche sollten zudem kognitiv aktiviert werden, etwa durch Gespräche über Tagesereignisse und gemeinsame Spiele. Auch Fähigkeiten, die nicht direkt zur Alltagskompetenz beitragen, sollen gefördert werden, etwa Basteln oder das Spielen eines Musikinstrumentes.

Kompensation beinhaltet den aktiven oder passiven Ausgleich von Funktionsdefiziten durch den Einsatz noch vorhandener Fähigkeiten. Hierzu zählt nicht nur das Lernen neuer Strategien und der Einsatz von Hilfsmitteln, sondern auch die Veränderung von Erwartungen, Lebenszielen und andere kognitive Anpassungen. Bei der Vermittlung von Kompensationsstrategien lassen sich drei Behandlungsschritte unterscheiden (Gauggel et al. 1998):
— Identifikation von Problemsituationen: Es müssen konkrete Situationen identifiziert werden, in denen diese Strategien hilfreich und nützlich sein können. Dazu ist es notwendig, die Anforderungen, die an den Patienten gestellt werden, genau zu kennen.
— Entwicklung und Wahl von Strategien: Da zahlreiche hirngeschädigte Patienten keine adäquaten Strategien entwickeln können oder zuviel Zeit dafür benötigen würden, müssen in der klinischen Praxis Kompensationsstrategien häufig von den Therapeuten vorgegeben werden.

— Motivierung und Training: Anschließend sind oft eine Motivierung zum Gebrauch der Hilfe oder Strategien notwendig, die von einem systematischen Training (Einüben in Rollenspielen oder Alltagssituationen) begleitet werden sollte.

Die Entwicklung und der Einsatz von Kompensationsstrategien setzt eine umfassende Krankheitsbewältigung voraus, die auf der schmerzlichen Einsicht fußt, dass ein Wiedergewinnen der alten, verlorenen Fähigkeiten nicht mehr möglich ist. Das Annehmen dieser Verluste ist emotional belastend und fordert eine veritable Trauerarbeit mit dem Ziel, neue Lebensziele zu entwickeln und gelungene Formen der Bewältigung zu finden (Ben-Yishay u. Daniels-Zide 2000).

❶ Zu Beginn der Erkrankung ist die Hoffnung auf Verbesserung oder Heilung noch groß, sodass bei Kindern und Eltern oft die Notwendigkeit zur Kompensation noch nicht gesehen wird. Die Behandler sollten in dieser initialen Phase sehr behutsam vorgehen und nur allmählich auf Kompensationsmöglichkeiten hinweisen, um keinen Widerstand zu provozieren.

Die schrittweise Vermittlung von Informationen über die Erkrankung kann die Bereitschaft bei Kindern und Eltern erhöhen, sich auf einen Behandlungsversuch einzulassen.

Kompensationsstrategien müssen dann sorgfältig geplant, eingeführt, erklärt und geübt werden. Störungen exekutiver Funktionen und kognitive Beeinträchtigungen erschweren diese Vermittlung, verhindern sie aber nicht. Allerdings sind bei sehr schweren Defiziten nur Strategien für Angehörige von Nutzen. Detaillierte Empfehlungen für die Vermittlung von Kompensationsstrategien gibt Gauggel (2003) in seiner ausgezeichneten Übersicht zu neuropsychologisch fundierten Therapien (◘ Übersicht).

Kompensationsstrategien zum Ausgleich kognitiver Störungen (nach Gauggel 2003)

— **Gedächtnis und Lernen**
  - Einsatz von internen Gedächtnisstützen und Lernhilfen
  - Mehr Zeit beim Einspeichern von Informationen verwenden (z. B. »Ich brauche noch etwas Zeit, um den Text durchzulesen.«)
  - Externe Gedächtnisstützen (z. B. Notizbuch, Kalender)
  - Aufgaben an andere Personen übertragen (z. B. »Erinnerst Du mich bitte daran?«)
  - Selektive Aufnahme von Informationen (z. B. »Ich kann mir nicht alles merken. Deshalb konzentriere ich mich auf bestimmte Inhalte.«)
  - Wiederholungen erbitten (z. B. »Könnten Sie das bitte nochmal wiederholen? Würden Sie dies bitte für mich aufschreiben?«)

— **Aufmerksamkeit und Konzentration**
  - Geplante Handlungen immer sofort ausführen
  - Eine Aktivität nach der anderen durchführen
  - Beseitigung von Störquellen
  - Aufbau von Verhaltensroutinen (z. B. Schlüssel immer an den gleichen Platz)
  - Regelmäßige Pausen einlegen
  - Selbstkontrolltechniken (»Bin ich noch am Ball? Habe ich alles verstanden? Muss ich nochmal nachfragen?«)

— **Wahrnehmung**
  - Gebrauch von Büchern mit Großschrift
  - Verwendung von Audiobüchern
  - Markierungen am Rand eines Textes als Orientierungshilfen

Integrierte Verfahren stellen modifizierte Verfahren (z. B. operante Techniken, Selbstinstruktionstechniken, Problemlösetechniken) anderer Psychotherapierichtungen dar, die bei einer neuropsychologischen Behandlung Anwendung finden können und auf die Bedürfnisse von Patienten mit organisch bedingten psychischen Störungen zugeschnitten sind.

Thereapieprogramme zum Training kognitiver Basisfunktionen

Im Rahmen der neuropsychologischen Behandlung von Kindern und Jugendlichen mit Hirnfunktionsstörungen werden beeinträchtigte Basisfunktionen (Eigenantrieb, Lern- und Gedächtnisprozesse, Aufmerksamkeitsfunktionen) gezielt und am individuellen Leistungsprofil orientiert gefördert. Dabei kommen altersgerechte Trainingsmaterialien und Verstärkersysteme zum Einsatz (Heubrock u. Petermann 2000). Mittlerweile liegen einige evaluierte Therapieprogramme vor, die ein neuropsychologisch fundiertes Training kognitiver Basisfunktionen zum Ziel haben.

Störungen der räumlich-konstruktiven Fähigkeiten, d. h. der Orientierung im Raum, gehören zu den häufigen Folgen von Hirnfunktionsstörungen, etwa bei manchen Epilepsieformen, nach Schädel-Hirn-Traumata, Schlaganfällen und bei verschiedenen genetischen Syndromen (z. B. Fragiles-X-Syndrom oder Williams-Beuren-Syndrom). Störungen der raumanalytischen Basisfunktion gehen oft mit Folgeauffälligkeiten einher, wie dem Unvermögen eine bestimmte räumliche und soziale Distanz zu anderen einzuhalten, die Uhr oder Stadt- und Fahrpläne zu lesen, zu Basteln oder fehlerlos zu lesen und zu schreiben.

Das neuropsychologisch fundierte Gruppentraining DIMENSIONER für Kinder mit räumlich-konstruktiven Störungen hat das Ziel, Strategien zu vermitteln, die den Kindern eine Bewältigung von schul- und alltagsbezogenen Anforderungen ermöglichen. Das Trainingsprogramm ist für Kinder im Alter von 7–14 Jahren konzipiert (Muth et al. 2001). Im Mittelpunkt steht das Entwickeln alltagsnaher Lösungsstrategien unter Einbeziehung kognitiver Ressourcen (z. B. sprachliche und mnestische Fähigkeiten) und externer Hilfsmittel (Handspannenlänge, Lineal). Verhaltenstherapeutische Methoden (Token-System) werden zur Motivationssteigerung eingesetzt. Ergänzend findet eine intensive Elternberatung statt, in der die psychosozialen Auswirkungen der neuropsychologischen Grundstörung verdeutlicht und den Eltern konkrete Handlungsvorschläge unterbreitet werden. Erste Befunde deuten darauf hin, dass es durch das Trainingsprogramm zu signifikanten kognitiven Funktionssteigerungen und zu einer günstigeren psychosozialen Entwicklung der Kinder kommt (Heubrock et al. 2001).

Das Programm REMINDER für Kinder mit **Gedächtnis- und Merkfähigkeitsstörungen** trainiert Basisfunktionen der Merkfähigkeit, wie die Aufmerksamkeit und die multimodale Wahrnehmungsverarbeitung (Lepach et al. 2003). Es handelt sich um ein neuropsychologisch fundiertes Einzeltraining für Kinder im Alter von 6–14 Jahren mit. Die meisten Übungen des Gedächtnistrainings sind in eine Geschichte eingekleidet; motivationsfördernde Leitfiguren begleiten das Kind durch das Training. Dabei werden Speicher- und Abrufstrategien spielerisch erlernt und intensiv geübt, u. a. kategoriales Organisieren, Visualisierungs- und Verbalisierungsfähigkeiten und selektive Aufmerksamkeit. Ein Token-System wird zur Motivationssteigerung eingesetzt. Das Training besteht aus 10 Einheiten und wird ergänzt durch ein begleitendes Übungsprogramm für zu Hause zum Transfer in den Alltag des Kindes.

Ein zentrales Problem vieler Kinder und Jugendlicher mit Hirnfunktionsstörungen besteht darin, dass sie ihre Aufmerksamkeit nicht gezielt fokussieren und steuern können.

Für diese Kinder liegen verschiedene Trainigsprogramme vor. Nicht für alle liegen evaluierte Behandlungsergebnisse vor und die Generalisierung der Effekte in den Alltag wurde häufig nicht untersucht .

Funktionstrainings der geteilten Aufmerksamkeit üben gezielt die Fähigkeit, auf neue und ggf. rasch wechselnde Inhalte reagieren zu können. Trainings der Daueraufmerksamkeit zielen auf eine schrittweise Erhöhung der Arbeitsdauer und Arbeitsgenauigkeit.

Mit dem neuropsychologischen Gruppentraining ATTENTIONER werden sowohl **Störungen der fokussierten als auch Störungen der geteilten Aufmerksamkeit** behandelt (Jacobs u. Petermann 2007a). Die Kinder im Alter von 7–13 Jahren lernen vor allem, sich auf die jeweils wichtige Information zu konzentrieren und ablenkende unwichtige Umgebungsreize zu ignorieren. Das Trainingsprogramm greift auf entwicklungsneuropsychologische Grundlagen zurück und strebt eine Steigerung der gezielten Aufmerksamkeitssteuerung an. Dies wird durch eine enge Verzahnung von kognitiven und verhaltensbezogenen Trainingsmodulen erreicht. Durch ein in verschiedenen alltagsnahen Situationen immer wieder geübtes Verhalten lernen die Kinder und Jugendlichen, effektive Strategien zur Aufmerksamkeitssteuerung einzusetzen.

Beispiel
Beispielaufgabe zur Therapie der geteilten Aufmerksamkeit aus dem neuropsychologischen Gruppenprogramm ATTENTIONER (Jacobs u. Petermann 2007a): »Alles falsch oder ich sehe blaue Sterne«
Die Kinder hören aus dem Lautsprecher Aussagen und müssen beurteilen, ob diese falsch oder richtig sind. Gleichzeitig werden ihnen Bilder gezeigt und sie müssen darauf achten, ob ein blauer Stern zu sehen ist. Dabei führen sie zwei getrennte Strichlisten. Eine für die falschen Aussagen eine für die blauen Sterne.
Wolken sind grün.
Ein Gashahn besteht aus Gas.
Es ist nicht alles Gold, was glänzt.
Das Augenlid hat drei Strophen.
Die Mohrrübe ist nicht die einzige Rübe unter der Erde.
Die Kinder müssen ihre Aufmerksamkeit auf einen auditiven Reiz (Aussagen) und einen visuellen Reiz (blauer Stern) gleichzeitig richten. Es wird also eine parallele Reizverarbeitung gefordert.

Die Evaluation des Therapieprogramms konnte mithilfe der Testbatterie zur Aufmerksamkeitsprüfung (TAP) sowohl für die fokussierte als auch für die geteilte Aufmerksamkeit kurz- und mittelfristige Effekte (bis vier Monate nach Abschluss der Therapie) belegen, die auch von den Eltern als bedeutsam und verhaltensrelevant bewertet wurden (Jacobs und Petermann 2007b).

Das **Aufmerksamkeitstraining von Lauth und Schlottke** (1999) zielt auf die direkte Vermittlung von Selbststeuerungsfertigkeiten und deren Voraussetzungen. Je nach dominierender Symptomatik werden primär die Entwicklung und Differenzierung von Grundfertigkeiten und die Selbststeuerung gefördert (genau hinhören und hinschauen, Informationen verarbeiten; Reaktionstendenzen unterbrechen, innehalten, überprüfen) oder Planungsfertigkeiten und Selbstanweisungen vermittelt.

Für dieses Training konnten Langzeiteffekte (nach 6 Monaten) nachgewiesen werden, die denen eines Alternativtrainings überlegen waren (kritisch dazu Dreisörner 2004). Zudem fanden sich Verbesserungen im Alltagsverhalten und bei den Schulleistungen (Übersicht in Lauth 2001).

Das **Marburger Konzentrationstraining** (MKT) ist eine Gruppenintervention für Schulkinder von in der Regel 6 Trainingsstunden (Krowatschek 1994). Ziele des MKT sind:
- Training der Selbststeuerung durch Selbstanweisungen,
- vernünftiger Umgang mit Fehlern,
- Verbesserung der Leistungsbereitschaft,
- Zutrauen in eigenes Können,

- Stärkung der Eltern,
- Verbesserung der Interaktion zwischen Eltern und Kind.

Das Programm beruht auf der Methode der verbalen Selbstinstruktion, die die zunehmende Verinnerlichung zunächst durch den Trainer modellhaft demonstrierter verhaltenssteuernder Selbstanweisungen vorsieht. Diese Selbstanweisungen umfassen eine Aufgabenanalyse, Zielanalyse, Aufforderung zum Zeitlassen und Einplanen von Pausen, Formulierung von Teilzielen, Konfliktanalyse, Bewältigung von Frustration und Bewertung von Ergebnissen. Unterstützend wird ein Token-System eingesetzt. In begleitenden Einheiten werden die Eltern über die Schwierigkeiten von Kindern mit Aufmerksamkeitsstörungen informiert und bekommen demonstriert, welche Übungen im Training durchgeführt.

Evaluationsstudien konnten eine Wirkung auf die schulische Konzentrationsfähigkeit belegen (Dreisörner 2004). Das Training wirkt sich zudem positiv auf die Interaktion zwischen Kind und Eltern in der besonders konfliktreichen Hausaufgabensituation aus.

Verbreitet ist die Therapie gestörter Aufmerksamkeitsfunktionen mittels computergestützter Verfahren, die eine präzise Steuerung der zeitlichen und strukturellen Anforderungen an die Patienten erlauben und auch eine gewisse Gleichförmigkeit der Trainingssituation gewährleisten, die im Bereich der Daueraufmerksamkeit und Vigilanz Voraussetzung für eine gezielte Behandlung ist (Olbrich 1999). Die Effektivität einer **computergestützten Therapie** wird in Evaluationsstudien unterschiedlich eingeschätzt. Eine solche Behandlung scheint dann einen positiven Effekt zu haben, wenn die jeweils gestörte Komponente der Aufmerksamkeit spezifisch trainiert wird; eine Generalisierung zwischen verschiedenen Aufmerksamkeitsunktionen findet offenbar kaum statt (Sturm et al. 1994).

❗ Neuropsychologische Verfahren haben berechtigterweise einen festen Platz in der rehabilitativen Behandlung von Kindern und Jugendlichen mit Hirnfunktionsstörungen und begleitenden kognitiven Störungen. Inwieweit neu erworbene Strategien und Verhaltensweisen in den Alltag transferiert werden und dort auch eine hinreichende Stabilität zweigen, muss weiter Gegenstand von Langzeituntersuchungen sein.

8.2.3 Pharmakotherapeutische Strategien

Wenige therapeutische Verfahren bei Kindern und Jugendlichen mit psychischen Störungen lösen so viele Diskussionen, Widerstände und Ängste aus, wie eine geplante Medikation mit Psychopharmaka. Wer mit diesen Kindern und Jugendlichen und ihren Eltern, Lehrern und Erziehern arbeitet, weiß, welche divergierenden Ansichten es über den Einsatz von Psychopharmaka gibt. Ein großer Teil der öffentlichen Meinung ist charakterisiert durch Vorurteile und Ängste hinsichtlich dieser Medikamente. Oftmals wird die Psychopharmakotherapie assoziiert mit seelischem und körperlichem »Ruhigstellen« des Kindes, Einengung seiner Willensfreiheit und möglicher Suchterzeugung. Ein Teil der Widerstände ist bedingt durch Modelle der Eltern zur Entstehung der Störung ihrer Kinder, z. B. dass psychische Erkrankungen weitestgehend anzusehen seien als Reaktionen auf Belastungen, Familien-, Interaktions- und Milieuprobleme und daher nicht medikamentös zu behandeln seien.

Die in den letzten Jahren verstärkt vorgetragene Forderung nach einem evidenzbasierten Vorgehen bei der Auswahl von Therapiestrategien gilt selbstverständlich auch für die Pharmakotherapie bei Hirnfunktionsstörungen. In der klinischen Praxis ist mittlerweile die Kombination psychotherapeutischer und medikamentöser Therapieansätze häufig; systematische Therapievergleichsstudien bei diesen Krankheitsbildern zur Wirksamkeit von medikamentösen, psychotherapeutischen und kombinierten Behandlungsansätzen fehlen aber weitgehend, sodass der Forschungsbedarf diesbezüglich noch erheblich ist. Neben der indizierten Kombinationsbehandlung von Psycho- und Pharmakotherapie gibt es natürlich Störungsbilder, bei denen eine der beiden Therapieformen bevorzugt oder allein zum Einsatz kommt.

Je nachdem in welchem Stadium einer Behandlung eine Kombination mit Psychopharmaka zum Einsatz kommt, wird auch das Ziel dieser kombinierten Behandlung unterschiedlich sein. Unter pragmatischen Gesichtspunkten sind für den Einsatz von Psychopharmaka in Kombination mit verhaltenstherapeutischen Interventionen drei Indikationen gedanklich voneinander abgrenzbar, deren Übergänge in der Praxis selbstverständlich fließend sind (Holtmann u. Schmidt 2007): der Einsatz von Psychopharmaka

- zur Vorbereitung von Verhaltenstherapie,
- zur Unterstützung von Verhaltenstherapie und
- zur Stabilisierung verhaltenstherapeutischer Effekte.

Auch die umgekehrte Überlegung, wann denn Verhaltenstherapie zusätzlich zur Pharmakotherapie zur Anwendung kommen solle, hat ihre Berechtigung, etwa
- zur Erhöhung der Einnahmetreue,
- zur Nutzung und Stabilisierung pharmakotherapeutisch erzielter Wirkungen und
- um den Verzicht auf Pharmakotherapie im weiteren Verlauf möglich zu machen.

Bei der **Vorbereitung von Verhaltenstherapie** dient die pharmakologische Behandlung beispielsweise der Intensitätsminderung des Problemverhal-

tens und der besseren willentlichen Steuerung, etwa bei aggressivem Verhalten (ohne Impulskontrollstörungen) im Rahmen von Störungen des Sozialverhaltens oder bei Aufmerksamkeitsproblemen. Eine psychopharmakologische Behandlung zur vorbereitenden Spannungs- und Angstreduktion erscheint sinnvoll bei schweren Störungen mit Panik und Trennungsangst, deren Ausprägung einen primären Effekt verhaltenstherapeutischer Maßnahmen (Desensibilisierung durch Konfrontation, kognitive Techniken) verhindert oder gar unmöglich macht. Gleiches gilt für ausgeprägte depressive Episoden.

Zur **Unterstützung verhaltenstherapeutischer Maßnahmen** wird die kombinierte Pharmakotherapie beispielsweise eingesetzt zur Reduzierung von selbstverletzendem Verhalten, Zwangsstörungen und leichteren depressiven Episoden.

Ein Beispiel für die **Stabilisierung verhaltenstherapeutischer Effekte** durch kombinierte Pharmakotherapie mit Stimulanzien ist die langfristige Sicherung von Effekten des Kontingenzmanagements und kognitiver Selbstkontrolltechniken bei hyperkinetischen Kindern.

Im Folgenden werden für die Behandlung psychiatrischer Auffälligkeiten wichtige Substanzen kurz angeführt und ihr Behandlungsspektrum, Dosierungsempfehlung, unerwünschte Wirkungen und, soweit publiziert, Erfahrungen bei Kinder und Jugendlichen mit Hirnfunktionsstörungen dargestellt. Es handelt sich um eine subjektive Auswahl des Autors ohne Anspruch auf Vollständigkeit. Zur ausführlichen Darstellung, insbesondere zu Interaktionen und notwendigen Kontrolluntersuchungen sei auf Kompendien, Lehr- und Handbücher der Psychopharmakologie für das Kindes- und Jugendalter verwiesen (Bandelow et al. 2006; Benkert u. Hippius 2007; Gerlach et al. 2004). Diesen Werken sind auch weitgehend die Dosierungsempfehlungen entnommen. Die angeführten Indikationen stimmen häufig nicht überein mit den

Zulassungen des Bundesamts für Arzneimittel (BfArm).

Antidepressiva

Behandlungsspektrum. Antidepressiva sind stimmungsaufhellende, depressionslösende, anxiolytische und substanzabhängig dämpfende (z. B. Amitryptilin) oder psychomotorisch aktivierende (leicht: z. B. Imipramin; ausgeprägt: z. B. Desipramin) Pharmaka.

Trizyklische Antidepressiva (TZA) hemmen die neuronale Wiederaufnahme von Neurotransmittern und erhöhen so deren Konzentration im synaptischen Spalt. Für trizyklische Antidepressiva ließ sich in zahlreichen kontrollierten Studien bei depressiven Kindern und präpubertären Jugendlichen kein Wirksamkeitsnachweis erbringen (Hazell et al. 2003).

Zunehmende praktische Bedeutung erhalten die sog. **selektiven Serotoninwiederaufnahmehemmer (SSRI).**

In placebokontrollierten Studien bei depressiven Kindern und Jugendlichen konnte bisher nur für Fluoxetin und Sertralin eine Überlegenheit gegenüber Placebo empirisch belegt werden (für eine Übersicht vgl. Holtmann et al. 2006a). Für Paroxetin und Venlafaxin wurde kein überzeugender Wirksamkeitsnachweis erbracht. Die Studienlage zu Citalopram (eine Studie mit positivem, eine mit negativem Resultat) ist nicht eindeutig.

Das Behandlungsspektrum der SSRI erstreckt sich neben depressiven Störungen auch auf folgende Indikationen: Bulimie, Anpassungsstörungen, Reaktionen auf schwere Belastungen, elektiver Mutismus, aggressiv-impulsives und selbstverletzendes Verhalten. Zur Behandlung von Zwangsstörungen werden die SSRI im Vergleich zu TZA aufgrund ihrer oft geringeren Nebenwirkungen bei vergleichbarer Effektivität als Mittel erster Wahl empfohlen (DGKJP 2007).

Dosierungsempfehlungen. SSRI werden von Kindern schneller resorbiert und abgebaut als von Erwachsenen. Die erforderlichen Dosierungen können daher höher liegen.

- Citalopram: 10 (–40) mg
- Escitalopram 5 (–20) mg
- Fluoxetin: 5 (–60) mg; bei autistischen Störungen bis zu 80 mg
- Fluvoxamin: 25 (–200) mg
- Paroxetin: 5 (–50) mg; die Behandlung von Kindern und Jugendlichen wird nicht empfohlen
- Sertralin: 50 (–200) mg
- Venlafaxin: 12,5–75 mg

Unerwünschte Wirkungen. An Nebenwirkungen der trizyklischen Antidepressiva stehen Mundtrockenheit, Kopfschmerzen, Sedierung und allgemeines Unwohlsein im Vordergrund. Wegen der Gefahr von Herzrhythmusstörungen müssen vor Therapiebeginn Herzerkrankungen erfragt und ein EKG geschrieben werden.

Häufige unerwünschte Wirkungen der SSRI sind gastrointestinale Probleme, eine vermehrte innere Unruhe, Agitiertheit und ruheloses Verhalten, Schlaflosigkeit, sexuelle Funktionsstörungen. Wegen des Verdachts, dass SSRI bei depressiven Kindern und Jugendlichen zu einem erhöhten Suizidrisiko führen könnten, wird der Einsatz dieser Substanzen kontrovers debattiert.

❶ Bei der Behandlung mit Antidepressiva ist mit einer Wirklatenz von ca. 2 Wochen zu rechnen. Je nach dem pharmakologischen Wirkprofil können einzelne Symptome des depressiven Syndroms unterschiedlich schnell auf die Therapie ansprechen.

Während der ersten Behandlungswochen kann besonders bei gehemmt-depressiven Patienten der Antrieb gesteigert sein, ohne dass die Stimmung bereits ausreichend aufgehellt wäre. Dieses Phänomen ist allerdings nicht spezifisch für SSRI, sondern der Pharmakotherapie von Depression generell eigen. Wenngleich ein Zusammenhang von Antriebssteigerung und erhöhter Suizidalität nicht empirisch belegt ist, sollte zu Therapiebeginn vorübergehend ein engmaschiges Monitoring erfolgen.

Auch wenn nicht generell ein erhöhtes Suizidrisiko unter SSRI angenommen werden muss, stellt sich die Frage, ob Suizidalität unter dem Einfluss eines SSRI bei Kindern und Jugendlichen neu entstehen kann. Dieses Risiko ist wahrscheinlich klein, aber nicht zu vernachlässigen (Holtmann et al. 2006a). In Einzelfällen kann es offenbar zu psychomotorisch-erregenden Nebenwirkungen kommen, die gelegentlich dem Bild der neuroleptika-induzierten Sitzunruhe (Akathisie) entsprechen, aber auch zu als Ich-fremd erlebten dranghaft suizidalen Impulsen führen können (Arzneimittelkommission der deutschen Ärzteschaft 2004).

❶ Insgesamt besteht ein günstiges Nutzen-Risiko-Verhältnis für Fluoxetin und Sertralin; das Suizidalitätsrisiko dieser Substanzen scheint gegenüber Placebo nicht erhöht. Ihr Einsatz in der Behandlung depressiver Kinder und Jugendlicher ist derzeit verantwortbar und sinnvoll.

Mit Eltern und Patienten ist allerdings über mögliche Warnhinweise auf Suizidalität sowie ein Sicherheitsmanagement zu sprechen. Insbesondere in den ersten Behandlungswochen und bei Dosissteigerungen ist neben anderen Nebenwirkungen auf das Auftreten dranghafter suizidaler Gedanken, Unruhe, erhöhte Reizbarkeit, Aggressivität, Angstzustände und Schlaflosigkeit zu achten und ggf. die Medikation unter entsprechender Kontrolle abzusetzen bzw. die Dosis zu reduzieren.

Erfahrungen bei Kindern mit Hirnfunktionsstörungen. Für Sertralin und Fluoxetin liegen Erfahrungen aus einer Studie an 36 Kindern mit

Epilepsie und komorbider depressiver Störung vor (Thome-Souza et al. 2007), die eine gute Wirksamkeit und Verträglichkeit belegen; nur bei 2 Kindern kam es zu einer Zunahme epileptischer Anfälle.

Unter Behandlung mit SSRI kann es zu erhöhten Plasmaspiegeln einiger Antiepileptika kommen (Valproat, Carbamazepin, Lamotrigin), sodass in der Eindosierungsphase engmaschigere Spiegelkontrollen notwendig sind.

Für selbstverletzendes Verhalten bei Autismus wurden bei einer kleinen Stichprobe positive Effekte von Fluoxetin und Paroxetin berichtet (Tsiouris et al. 2003).

Johanniskraut (Hypericum-Extrakt)

Für die Behandlung von Kindern und Jugendlichen mit Johanniskraut liegen keine kontrollierten Studien vor. Metaanalysen von Studien an Erwachsenen mit leichter bis mittelschwerer Depression ergaben uneinheitliche Ergebnisse gegenüber Standardantidepressiva und Placebo.

Behandlungsspektrum. Leichte bis mittelgradige depressive Episoden.

Dosierungsempfehlungen. 300–1800 mg.

Unerwünschte Wirkungen. Entgegen der Ansicht, es handele sich wegen des pflanzlichen Ursprungs der Wirkstoffe um nebenwirkungsfreie »sanfte« Präparate, sind unerwünschte Wirkungen wie etwa Fälle von Photosensibilisierung als auch eine starke Induktion von CYP 3A4 mit Beeinflussung der Serumspiegel anderer Pharmaka (etwa Kontrazeptiva) belegt.

Erfahrungen bei Kindern mit Hirnfunktionsstörungen. Wurden bisher nicht publiziert.

Neuroleptika

Behandlungsspektrum. Antipsychotika oder Neuroleptika blockieren Bindungsstellen von

Dopamin im Gehirn und verringern dadurch dessen Wirksamkeit. Sie dämpfen substanzabhängig psychomotorische Erregungszustände und affektive Spannungen und wirken positiv auf psychotische Symptome. Neuroleptika dienen insbesondere der Behandlung von Kindern und Jugendlichen mit psychotischen Störungen und Tic-Störungen. Sie werden zudem begrenzt auch bei Autismus, massiven Verhaltensstörungen (z. B. Selbstverletzungen) im Rahmen einer Intelligenzminderung und schweren Impulskontrollstörungen mit Aggressivität eingesetzt. Konventionelle Neuroleptika werden lediglich kurzfristig oder als Notfallmedikation eingesetzt oder bei Patienten, die auf atypische Substanzen unzureichend reagieren.

Unerwünschte Wirkungen. An unerwünschten Nebenwirkungen stehen in den ersten Behandlungswochen oft sog. Frühdyskinesien im Vordergrund, extrapyramidal-motorische Störungen (EPS) z. B. in Form von Zungenschlundkrämpfen, Parkinson-ähnlichen Symptomen oder Sitzunruhe. Diese sind reversibel, im Gegensatz zu Spätdyskinesien, die nach einer Langzeitbehandlung auftreten können. Die genannten Risiken sind deutlich geringer ausgeprägt bei den neueren (»atypischen«) Neuroleptika wie Risperidon, Quetiapin, Amisulprid oder Olanzapin und Clozapin. Die beiden letztgenannten und Risperidon führen nicht selten zu deutlicher Gewichtszunahme, bei Clozapin sind zudem engmaschige Blutbildkontrollen erforderlich.

Risperidon
Behandlungsspektrum. Schizophrene Störungen, akute Manie, chronische Aggressivität, Störungen der Impulskontrolle, Verhaltensstörungen bei Intelligenzminderung oder Intelligenz im unteren Normbereich (zugelassen bei Kindern ab 5 Jahren), Tic-Störungen.

Dosierungsempfehlungen. Kinder 1–2 mg, Jugendliche 2,5–4 mg, bei Schizophrenien höher; erstes Depotpräparat eines atypischen Neuroleptikums.

Unerwünschte Wirkungen. Deutliche Gewichtszunahme, Sedierung, Tagesmüdigkeit, Hyperprolaktinämie, sexuelle Funktionsstörungen; dosisabhängige extrapyramidal-motorische Nebenwirkungen sind möglich (meist bei Tagesdosis >4 mg)

Erfahrungen bei Kindern mit Hirnfunktionsstörungen. Methodisch sorgfältige Studien bei **Autismus** wurden vom Autismusnetzwerk der Research Units on Pediatric Psychopharmacology (RUPP; McCracken et al. 2002) durchgeführt; Risperidon zeigte gute Wirksamkeit auf Begleitsymptome wie Reizbarkeit, selbstverletzendes Verhalten, Wutausbrüche, Aggression und, wenngleich weniger deutlich, motorische Unruhe. Für die Kernsymptomatik zeigte sich lediglich eine leichte Verbesserung repetitiven, restriktiven und stereotypen Verhaltens (McDougle et al. 2005).

Bei Kindern mit **Epilepsie** und begleitendem selbstverletzendem oder impulsiv-aggressivem Verhalten ist Risperidon gut wirksam und führte in einer offenen Studie nur bei einem von 54 Patienten zu einer deutlichen Anfallsverschlechterung (Holzhausen et al. 2007).

Olanzapin
Behandlungsspektrum. Schizophrene Störungen, akute Manie, Phasenprophylaxe bipolarer Störungen, chronische Aggressivität, Störungen der Impulskontrolle, Tic-Störungen, ausgeprägte Gewichtsphobie und wahnhaft anmutende Körperschemastörungen im Rahmen einer Anorexia nervosa.

Dosierungsempfehlungen. Kinder 2,5–10 mg, Jugendliche 5–15 mg.

Unerwünschte Wirkungen. Häufig Sedierung und Gewichtszunahme, gelegentlich Schwindel, orthostatische Dysregulation, Obstipation, Mundtrockenheit, EPS.

Erfahrungen bei Kindern mit Hirnfunktionsstörungen. Einige Studien konnten die Wirksamkeit auf selbstverletzendes Verhalten, Aggression und motorische Unruhe bei **Autismus** (bei deutlicher Gewichtszunahme und Sedierung) zeigen (Stachnik u. Nunn-Thompson 2007)

Quetiapin

Behandlungsspektrum. Schizophrene Störungen, akute Manie, Aggression.

Dosierungsempfehlungen. Kinder 150–400 mg, Jugendliche 250–550 (–900) mg.

Unerwünschte Wirkungen. Häufig Sedierung und Schwindel, gelegentlich orthostatische Dysregulation, Obstipation und Mundtrockenheit, Gewichtszunahme, Leukopenie.

Erfahrungen bei Hirnfunktionsstörungen. Eine Pilotstudie an 7 Patienten nach Schädel-Hirn-Trauma konnte die Wirksamkeit auf Reizbarkeit, Aggression und kognitive Funktionen zeigen (Kim u Bijlani 2006).

Niedrigpotente Neuroleptika

Behandlungsspektrum. Die niedrigpotenten Neuroleptika werden vorwiegend zur Sedierung und Spannungsreduktion bei psychomotorischer Erregung, Aggressivität und zur Schlafinduktion eingesetzt; ihre antipsychotische Wirkung ist bei den üblichen Dosierungen gering.

Unerwünschte Wirkungen. Anticholinerge Nebenwirkungen (Chlorprothixen, Levomepromazin), orthostatische Hypotonie, in höheren Dosierungen häufig Müdigkeit; selten extrapyramidal-motorische Symptome.

Chlorprothixen (Truxal)

Dosierungsempfehlungen. Kinder 0,5–1 mg/kg KG; Jugendliche 15–50 mg bis zu 3-mal/Tag. Zugelassen für Kinder ab 3 Jahren.

Levomepromazin (Neurocil)

Dosierungsempfehlungen. Beginnend mit 15–30 mg/Tag, steigerbar bis 75–100 mg/Tag

Pipamperon (Dipiperon)

Dosierungsempfehlungen. Kinder 0,5–1 mg/kg KG am Tag (max. 2–6 mg/kg); Jugendliche 20–120 mg (max. 360 mg) am Tag; einschleichend, verteilt auf 3 Gaben am Tag.

Psychostimulanzien

Behandlungsspektrum. Psychostimulanzien wie **Methylphenidat (MPH)** und **Amphetamine** erhöhen die Freisetzung von Katecholaminen (Noradrenalin, Dopamin) aus den Nervenendigungen und blockieren deren Wiederaufnahme. In der Therapie der Aufmerksamkeitsdefizit-Hyperaktivitäts-Störung, der häufigsten neuropsychiatrischen Störung des Kindesalters, haben sich Psychostimulanzien wie MPH als der zentrale Behandlungsfaktor erwiesen (MTA Cooperative Group 1999; DGKJP 2007). Sie werden zudem eingesetzt bei Aggressivität im Rahmen einer Impulskontrollstörung, darüber hinaus sind sie wirksam bei imperativen Schlafanfällen (Narkolepsie). MPH zählt zu den wenigen Medikamenten in der Kinder- und Jugendpsychiatrie, für das annähernd 50 Jahre Erfahrung vorliegen; wenige Psychopharmaka sind in Hinblick auf ihre Wirksamkeit und unerwünschte Wirkungen so gut untersucht worden.

Dosierungsempfehlungen. Methylphenidat bis zu 1 mg/kg KG; Amphetamin 0,2–0,5 mg/kg KG.

Unerwünschte Wirkungen. An unerwünschten Wirkungen der Stimulanzientherapie sind insbesondere abdominelle Beschwerden, Kopfschmerzen, Schlafstörungen, Inappetenz und Gewichtsverlust sowie klinisch nicht relevante Puls- und Blutdruckerhöhung bekannt geworden. Die unerwünschten Wirkungen treten meist nur vorübergehend zu Beginn der Behandlung auf; in jedem Fall sind sie nach Absetzen der Substanz reversibel. Lebensbedrohliche unerwünschte Wirkungen sind bislang nicht berichtet geworden.

Erfahrungen bei Kindern mit Hirnfunktionsstörungen. Bei Kindern mit **Epilepsie**, die antikonvulsiv gut eingestellt sind, kommt es unter einer Methylphenidattherapie (0,3–1 mg/kg KG) nicht zu gehäuftem Auftreten von Krampfanfällen, sondern z. T. zu Verbesserungen des EEG-Befundes (Rappley 1997; Gross-Tsur et al. 1997).

Für die Therapie einer ADHS bei Kindern mit **Intelligenzminderung** liegen bisher wenige Daten vor, die positive Effekte belegen. Es werden aber niedrigere Dosierungen (bis 0,6 mg/kg KG) empfohlen (Pearson et al. 2003).

Siddall (2005) kommt in seiner Übersicht über 10 Studien zum Einsatz von Methylphenidat in der Behandlung von Störungen nach **Schädel-Hirn-Traumata** zu dem Schluss, dass ein positiver Effekt auf Gedächtnis- und Aufmerksamkeitsfunktionen sowie Konzentration wahrscheinlich sei. Auswirkungen auf Verhaltensstörungen wurden nicht untersucht. Empfehlungen zur Dosierung, Zeitpunkt und Dauer der Behandlung seien ohne weitere doppelblinde, placebokontrollierte Studien nicht möglich.

Bei einer Studie des RUPP Autism Networks zur Wirksamkeit von MPH auf eine komorbide ADHS bei **Autismus** fanden sich bei ca. 50% eine geringere Ansprechrate sowie mehr unerwünschte Wirkungen (Reizbarkeit, emotionale Durchbrüche, Schlafstörung, Appetitverlust) als in Studien an Hirngesunden (RUPP Autism Network 2005). Die Autoren diskutieren, ob eine

zusätzliche Gabe von Risperidon günstig sein könnte.

Kinder mit **Neurofibromatose Typ 1**, bei denen zusätzlich eine ADHS vorliegt, profitieren nach einer ersten Studie von Stimulanzien; die Behandlung scheint sich auch positiv auf begleitende ängstlich-depressive Symptome und soziale Schwierigkeiten auszuwirken (Mautner et al. 2002).

Erste positive Befunde liegen für die Methylphenidatbehandlung einer begleitenden ADHS bei **Deletion 22q11.2** vor (Gothelf et al. 2003). Wegen der verminderten COMT-Aktivität bei Deletion 22q11.2 sollten allerdings niedrigere Dosierungen eingesetzt werden (Briegel u. Cohen 2004).

Atomoxetin

Atomoxetin, ein selektiver Noradrenalinwiederaufnahmehemmer, der nicht zu den Stimulanzien zählt, zeigt gute Wirksamkeit auf die Symptome der hyperkinetischen Störung. Anders als bei den Stimulanzien, deren Wirkung oft schon nach Minuten eintritt, entfaltet Atomoxetin die volle Wirksamkeit erst nach einigen Wochen.

Behandlungsspektrum. Hyperaktivität, Unaufmerksamkeit und Impulsivität im Rahmen von ADHS.

Dosierungsempfehlungen. Schrittweise Steigerung auf bis zu 1,2 mg/kg KG.

Unerwünschte Wirkungen. An unerwünschten Wirkungen werden ähnliche Effekte wie unter MPH beobachtet, u. a. gastrointestinale Nebenwirkungen, verminderter Appetit und Müdigkeit, zudem eine Steigerung von Herzfrequenz und Blutdruck, sodass bei kardial vorerkrankten Kindern ein engmaschigeres Monitoring empfohlen wird.

Erfahrungen bei Kindern mit Hirnfunktionsstörungen. Erste Erfahrungen an kleineren Stichproben liegen bei **Autismusspektrumstörungen** vor; Wirksamkeit und Nebenwirkungen sind bei diesen Patienten offenbar etwas günstiger als die von Methylphenidat (Arnold et al. 2006).

Sedativa und Tranquilizer

Diese Substanzen haben eine sedierende, angstlösende und z. T. auch muskelrelaxierende und antikonvulsive Wirkung. Die bedeutendste Gruppe bilden die Benzodiazepine; neben ihnen werden u. a. Aldehydderivate (Chloralhydrat) und Antihistaminika (z.B. Promethazin) angewandt.

Behandlungsspektrum. Sedativa und Tranquilizer werden bei Angststörungen, Epilepsien, zur Behandlung milder Alkoholentzugssyndrome sowie bei Ausnahme- und Erregungszuständen und zur Vorbereitung auf belastende ärztliche Maßnahmen (Prämedikation) eingesetzt. Wegen ihres ausgeprägten Suchtpotenzials sollten sie nur vorübergehend (für maximal 4 Wochen) und niedrig dosiert verordnet werden. Um Entzugssymptome zu vermeiden ist eine stufenweise Reduktion empfehlenswert (alle 5 Tage um 25%, nach mehrmonatiger Anwendung langsamer).

Lorazepam (Tavor)
Dosierungsempfehlungen. 1–3 mg/Tag; Höchstdosis 0,1 mg/kg KG; liegt auch als Schmelztablette zur sublingualen Anwendung vor.

Diazepam
Dosierungsempfehlungen. 5–10 mg/Tag.

Promethazin (Atosil)
Dosierungsempfehlungen. 25–50 mg/Tag.

Unerwünschte Wirkungen. Orthostatische Kreislaufprobleme; anticholinerge Nebenwirkungen.

Chloralhydrat
Behandlungsspektrum. Chloralhydrat wird bevorzugt bei Schlafstörungen, Erregungszuständen und zur Anfallsunterbrechung verwandt.

Dosierungsempfehlungen. 10–25 mg/kg KG.

Unerwünschte Wirkungen. Selten Benommenheit, Schwindel und Verwirrtheit; nach etwa einwöchiger Behandlung Wirkverlust durch Enzyminduktion.

Medikamente zur Phasenprophylaxe
Lithium
Behandlungsspektrum. Aggressiv-impulsives Verhalten, Akutbehandlung manischer Syndrome, Phasenprophylaxe bei bipolarer affektiver Störung, schizoaffektiver Störung, »Lithiumaugmentation« bei therapieresistenter Depression.

Dosierungsempfehlungen. Die tägliche Einnahme richtet sich nach der Serumkonzentration (Fließgleichgewicht nach einer Woche); rezidivprophylaktische und antiaggressive Wirkung: 0,6–0,8 mmol/l. Zu praktischen Empfehlungen vgl. Gerlach et al. (2006).

Unerwünschte Wirkungen. Kognitive Störungen, Gewichtszunahme, Polyurie, Tremor; CAVE: geringe therapeutische Breite, Intoxikation mit Übelkeit, Erbrechen, Durchfall, grobschlägigem Tremor, Vigilanzminderung, Schwindel, Dysarthrie bei Konzentrationen über 1,6 mmol/l (im Einzelfall darunter).

Erfahrungen bei Kindern mit Hirnfunktionsstörungen. Intelligenzminderung und tiefgreifende Entwicklungsverzögerungen sind nach Scheitern anderer Optionen keine Kontraindikation für Lithiumsalze (Gerlach et al. 2004).

Antiepileptika

Valproinsäure

Behandlungsspektrum. Valproat findet seinen Einsatz außer als Antikonvulsivum in der Behandlung von Epilepsien auch als Antimanikum, als Phasenprophylaktikum im Rahmen bipolarer Störungen und bei der Therapie aggressiver Verhaltensstörungen. In Deutschland ist Valproinsäure allerdings in psychiatrischen Indikationen nicht zugelassen und kann nur im Rahmen individueller Heilversuche (»off label«) eingesetzt werden. Im Rahmen bipolarer Störungen scheint Valproat Vorteile gegenüber Lithium bei der Behandlung schneller Phasenwechsel (»rapid cycling«) und gemischter Episoden zu haben. Der antimanische und phasenprophylaktische Wirkmechanismus ist unbekannt.

Dosierungsempfehlungen. Die Dosierung bei den psychiatrischen Indikationen entspricht weitgehend derjenigen in der Epilepsiebehandlung, d. h., es werden Serumspiegel von 50–100 µg/ml angestrebt (medikamentennüchtern vor der morgendlichen Einnahme). Ein Richtwert für die dazu nötige Tagesdosis sind etwa 20 mg/kg KG.

Halbwertzeit. Bei Monotherapie 12–16 h, bei Retardpräparaten 18 h.

Unerwünschte Wirkungen. Gelegentlich dosisabhängig Appetitsteigerung und Gewichtszunahme, gelegentlich reversibel Thrombozytopenien und Leukopenien, selten Koagulopathien, gelegentlich gastrointestinale Nebenwirkungen (insbesondere zu Therapiebeginn), selten Hepatotoxizität (bis hin zu Todesfällen), besonders bei Kindern mit Polytherapie.

Erfahrungen bei Kindern mit Hirnfunktionsstörungen. Es liegen breite Erfahrungen aus der antiepileptischen Behandlung von Kindern mit Intelligenzminderung vor.

Carbamazepin

Behandlungsspektrum. Epilepsien, manische Episoden, Phasenprophylaktikum im Rahmen bipolarer Störungen, aggressive Verhaltensstörungen; Alkoholentzug (zur Vermeidung von Entzugsanfällen).

Dosierungsempfehlungen. Angestrebte Serumspiegel 4–12 µg/ml, dafür notwendige Zieldosis 15–20 mg/kg KG; Beginn bei Kindern mit 50–100 mg, bei Jugendlichen mit 100–200 mg; Steigerung jeden 2. Tag.

Unerwünschte Wirkungen. Übelkeit, Erbrechen, Müdigkeit, Schwindel, Kopfschmerzen, Sehstörungen, Leukopenien, allergische Hautreaktionen (bis zu 10%); Carbamazepin beschleunigt den Abbau von oralen Kontrazeptiva.

Erfahrungen bei Kindern mit Hirnfunktionsstörungen. Es liegen breite Erfahrungen aus der antiepileptischen Behandlung von Kindern mit Intelligenzminderung vor.

Oxcarbazepin

Behandlungsspektrum. Wie Carbamazepin.

Dosierungsempfehlungen. Initial 8–10 mg/kg KG, wöchentliche Steigerung um 10 mg/kg bis auf 30-46 mg/kg (Kinder) bzw. 600–2400 mg (Erwachsene) in 2–3 Gaben.

Unerwünschte Wirkungen. Ähnliches Spektrum wie Carbamazepin, aber geringer ausgeprägt und seltener.

Erfahrungen bei Kindern mit Hirnfunktionsstörungen. Bei fokalen Epilepsien im Kindesalter fanden sich in verschiedenen Studien keine kognitiv beeinträchtigenden Nebenwirkungen, möglicherweise sogar positive kognitive Effekte (Borusiak u. Bast 2007).

Lamotrigin

Behandlungsspektrum. Depressive Syndrome bei bipolaren Störungen, schnelle Phasenwechsel (»rapid cycling«), Manie, Epilepsien mit generalisierten und therapierefraktären komplex-fokalen Anfällen.

Dosierungsempfehlungen. Beginn mit 25 mg/Tag für 14 Tage, dann 50 mg/Tag für weitere 14 Tage, dann Steigerungen um 50–100 mg alle 1–2 Wochen; Erhaltungsdosis 100–200 mg; bei Kombination mit Valproat und SSRI Beginn mit 12,5 mg, vorsichtigere Steigerungen.

Unerwünschte Wirkungen. Besonders bei Kindern erhöhtes Risiko von Hautausschlägen (bis hin zum Stevens-Johnson-Syndrom und Lyell-Syndrom), besonders unter zu hohen Anfangsdosierungen, daher sehr langsame Aufdosierung; Müdigkeit, Tremor, Ataxie, Leukopenie.

Erfahrungen bei Kindern mit Hirnfunktionsstörungen. Es liegen breite Erfahrungen aus der antiepileptischen Behandlung von Kindern mit Intelligenzminderung vor. Lamotrigin hat auch bei Epilepsiepatienten antidepressive Eigenschaften (Fakhoury et al. 2007). An einer kleinen Stichprobe von Kindern mit Angelman-Syndrom war Lamotrigin antikonvulsiv wirksam und gut verträglich (Dion et al. 2007).

Topiramat

Behandlungsspektrum. Generalisierte Anfälle (zugelassen ab 2 Jahren), fokale und sekundär generalisierte Anfälle, bipolare affektive Störungen, Migräneprophylaxe, Cluster-Kopfschmerz.

Dosierungsempfehlungen. Beginn mit 20–50 mg, wöchentliche Steigerungen um 20–50 mg bis zur Zieldosis von 100 mg.

Unerwünschte Wirkungen. Schwindel, Schläfrigkeit, Ataxie, Kopfschmerzen, kognitive Störungen (Wortfindungsstörungen), Appetitminderung.

Erfahrungen bei Kindern mit Hirnfunktionsstörungen. Es liegen breite Erfahrungen aus der antiepileptischen Behandlung von Kindern mit Intelligenzminderung vor.

Nootropika

Behandlungsspektrum. Nootropika (Synonym Antidementiva) zielen auf eine Verbesserung von Hirnfunktionen wie Gedächtnis, Konzentrationsfähigkeit und Aufmerksamkeit. Als wirksam werden Substanzen angesehen, die mindestens eine 10–20%ige Verbesserung der Zielsymptomatik erzielen; zudem sollte bei demenziellen Entwicklungen eine Minderung der Symptomprogredienz im Hinblick auf die kognitive Leistungsfähigkeit belegt sein (Benkert u. Hippius 2007).

Unter dem Begriff Nootropika werden Substanzen mit sehr unterschiedlichen Wirkmechanismen subsumiert:

- Azetylcholinesterasehemmer (Donezepil, Galantamin, Physostigmin, Rivastigmin),
- Gingko biloba (kein einheitlicher Wirkmechanismus),
- Glutamatantagonisten (Memantin),
- Antioxidanzien (Alpha-Tocopherol = Vitamin E).

Unerwünschte Wirkungen. Anfänglich cholinerge Effekte (bei Azetylcholinesterasehemmern), wie Übelkeit, Diarrhoe, Bradykardie, Obstipation; unter Gingko-Präparaten vermehrte Blutungsneigung.

Erfahrungen bei Hirnfunktionsstörungen. Breite Erfahrungen liegen vor aus der Behandlung von demenziellen Syndromen bei Erwachsenen, insbesondere der Alzheimer-Demenz.

Die überzeugendsten Wirksamkeitsnachweise bestehen für Donezepil, Galantamin, Memantin und Rivastigmin. In einer offenen Studie an Kindern mit **Autismus** erzielte Memantin bei 11 von 18 Patienten eine deutliche oder sehr deutliche Verbesserung des Funktionsniveaus; positive Effekte fanden sich zudem auf Rückzugsverhalten und Unaufmerksamkeit (Erickson et al. 2007). Im Vergleich zu Studien an dementen Erwachsenen fand sich allerdings eine deutlich höhere Nebenwirkungsrate, die bei jedem fünften Patienten zum Studienabbruch führte. Die Wirkung auf die autistische Kernsymptomatik wurde nicht untersucht.

Für Donezepil konnten auf einige neuropsychiatrische Symptome und Verhaltensauffälligkeiten nach **Schädel-Hirn-Trauma** in mehreren offenen Studien positive Effekte belegt werden, die möglicherweise bei frühem Beginn der Therapie ausgeprägter sind (Masanic et al. 2001; Walker et al. 2004). Galantamin und Rivastigmin zeigten vergleichbare Wirksamkeit wie Donezepil auf chronische Folgen von Schädel-Hirn-Traumata wie Antriebsminderung, Gedächtnisprobleme und Konzentrationsstörungen, erfasst im Selbsturteil der Patienten (Tenovuo 2005).

Bei Kindern und Erwachsenen mit **ADHS** ging eine Behandlung mit Donezepil mit zahlreichen, wenngleich leichten, Nebenwirkungen ohne ausreichende positive Effekte auf Kernsymptome und Störungen der exekutiven Funktionen einher (Wilens et al. 2005). Offene Studien geben Hinweise darauf, dass Gingko biloba in Kombination mit dem Extrakt des amerikanischen Ginseng (Panax quinquefolium) positive Wirkung auf Hyperaktivität, Impulsivität und soziale Probleme bei Kindern mit ADHS haben kann (Lyon et al. 2001).

Weitere Substanzen

Die beste Evidenz für die Behandlung von Aggression und Unruhe bei Patienten (älter als 10 Jahre) nach **Schädel-Hirn-Trauma** konnte in einer Cochrane-Analyse für die **Betablocker** Propranolol und Pindolol belegt werden (Fleminger et al. 2006).

Amantadine, eine dopaminerge Substanz, die ursprünglich vor allem bei akinetischen Krisen im Rahmen der Parkinson-Erkrankung Verwendung fand, findet mittlerweile auch Einsatz in der Behandlung neuropsychiatrischer Störungen nach **Schädel-Hirn-Trauma**. Positive Effekte auf Verhaltensauffälligkeiten im Sinne eines Frontalhirnsyndroms und kognitive Störungen fanden sich bei einer kleinen Stichprobe von Kindern nach SHT in einer 12-wöchigen, randomisierten Studie (Beers et al. 2005). Sehr ermutigende Ergebnisse wurden aus einer fundierten multizentrischen Studie an schwerstverletzten Erwachsenen berichtet (Whyte et al. 2005).

Der Opiatrezeptorantagonist **Naltrexon** (1 mg/kg KG) reduzierte in kontrollierten Studien Hyperaktivität und Impulsivität bei **Autismusspektrumstörungen** (Riddle et al. 1999). Wegen deutlicher motorischer Verschlechterungen durch Naltrexon bei Patientinnen mit Rett-Syndrom besteht eine absolute Kontraindikation (Percy et al. 1994).

8.3   Rehabilitation, Jugendhilfe und Schwerbehindertenrecht

Körperliche Erkrankungen, die mit Hirnfunktionsstörungen und nachfolgenden psychiatrischen Störungen einhergehen, haben häufig schwere Folgen für eine Vielzahl von Lebensfunktionen und Aktivitäten der betroffenen Kinder. Im Kindes- und Jugendalter spielen zudem die weitreichenden Beeinträchtigungen der künftigen Entwicklung eine entscheidende Rolle. Daher haben die Betroffenen und ihre Familien Anspruch auf umfassende Hilfe zur Teilhabe und Eingliederung. Ihnen stehen dazu Leistungen der medizinischen, schulischen und beruflichen Rehabilitation, der Teilhabe am Arbeitsleben und verschiedene Hilfen zur Eingliederung zur Verfügung. Träger von medizinischen Rehabilitationsmaßnahmen sind in erster Linie die Krankenkassen und die gesetzlichen Unfallversicherungen, in Einzelfällen auch andere Träger. Bei der Eingliederungshilfe können abhängig vom Störungsbild Jugend- oder Sozialhilfe zuständig sein.

8.3.1 Rehabilitation

Stationäre Maßnahmen zur medizinischen, schulischen und ggf. beruflichen Rehabilitation sind bei Kindern mit Hirnfunktionsstörungen immer dann erforderlich, wenn aufgrund von chronischen neurologischen oder neuropsychologischen Folgezuständen sowie extremen kognitiven oder emotionalen Auffälligkeiten eine ambulante und teilstationäre Behandlung nicht hinreichend ist, um eine Reintegration in das jeweilige Lebensumfeld zu ermöglichen. In der Rehabilitation müssen diese Auffälligkeiten genau erfasst und sehr spezifisch behandelt werden. Übergreifend geht es vor allem darum, die Entwicklungspotenziale des Kindes bzw. Jugendlichen zu stabilisieren und zu fördern.

Für psychiatrische Syndrome nach Hirnfunktionsstörungen liegen derzeit keine eigenständigen Leitlinien zur Rehabilitation vor; es existieren aber Leitlinien für die psychosoziale Rehabilitation und die Rehabilitation bei verschiedenen organischen Störungsbildern, die mit Hirnfunktionsstörungen einhergehen (können), z. B. für das Schädel-Hirn-Trauma und onkologische Erkrankungen. Die Darstellung in diesem Absatz stützt sich daher in Teilen auf die allgemeinen Leitlinien für Rehabilitaton in der Kinder- und Jugendmedizin, die psychosoziale Rehabilitation sowie die Leitlinie zur neurologische Rehabilitation im Kindes- und Jugendalter (Bundesarbeitsgemeinschaft für Rehabili-

tation 1998; DGKJP et al. 2007; Fachgesellschaft Rehabilitation in der Kinder- und Jugendmedizin 2003).

Der Gesetzgeber hat im 9. Buch des Sozialgesetzbuches (SGB IX) festgelegt, dass Behinderte oder von Behinderung bedrohte Menschen Anspruch haben auf Leistungen, um ihre Selbstbestimmung und gleichberechtigte Teilhabe am Leben in der Gesellschaft zu fördern und Benachteiligungen zu vermeiden.

Menschen sind dem Gesetz zufolge behindert, wenn ihre körperliche Funktion, ihre geistige Fähigkeit oder seelische Gesundheit mit hoher Wahrscheinlichkeit länger als 6 Monate von dem für das Lebensalter typischen Zustand abweichen und daher ihre Teilhabe am Leben in der Gesellschaft beeinträchtigt ist. Eine drohende Behinderung liegt vor, wenn eine entsprechende Beeinträchtigung, etwa aufgrund des bisherigen Verlaufs zu erwarten ist. Dabei spielt es keine Rolle, ob die genannten Beeinträchtigungen angeboren, Folgen eines Unfalls oder einer Krankheit sind. Maßgeblich ist nicht die Schädigung selbst, sondern deren Auswirkungen in einem oder mehreren Lebensbereichen. Behinderung wird damit individuell sowie insbesondere auch situations- und umfeldabhängig verstanden.

Diese Begriffsdefinition des SGB IX folgt der Internationalen Klassifikation der Funktionsfähigkeit, Behinderung und Gesundheit (International Classification of Functioning, Disability and Health; ICF) der Weltgesundheitsorganisation (WHO 2001).

Die ICF hat das Functional Independence Measure (FIM) abgelöst, das viele Jahre in der Rehabilitationsmedizin verwandt wurde, und ist nun als Analyseschema bei der Planung und Evaluation einer Rehabilitation verbindlich. Ihr kommt zur Planung einer Rehabilitation mindestens ebenso große Bedeutung zu wie dem Bezug auf die jeweiligen ätiologischen Diagnosen nach ICD-10.

Die ICF basiert auf dem biopsychosozialen Modell und ist auf psychisch erkrankte Personen ebenso anwendbar wie auf körperlich kranke und behinderte Menschen. Sie setzt sich aus 9 Bereichen (mit einer Vielzahl von Teilbereichen) zusammen, für die das Vorhandensein von Problemen auf einer 5-stufigen Skala erfasst wird (nicht vorhanden, geringfügig, mittelmäßig, ausgeprägt, extrem stark).

Bereiche der Internationalen Klassifikation der Funktionsfähigkeit, Behinderung und Gesundheit (ICF)

1. Lernen und Wissensanwendung
2. Allgemeine Aufgaben und Leistungsanforderungen
3. Kommunikation
4. Mobilität
5. Selbstversorgung
6. Haushaltsführung
7. Interpersonelle Interaktionen
8. Finanzielle Eigenständigkeit, Berufstätigkeit
9. Soziales und bürgerliches Leben, Freizeitgestaltung

Entsprechend der ICF ist Ziel der Rehabilitation die Wiederherstellung oder wesentliche Besserung der Funktionsfähigkeit insbesondere auf den Ebenen der **Aktivität** (Durchführung einer Aufgabe oder Handlung durch eine Person) und der **Partizipation** (Teilhabe: das Einbezogensein in eine Lebenssituation).

❶ Bevor eine Rehabilitationsmaßnahme begonnen und ein individueller Hilfeplan erstellt wird, aus dem notwendige psychosoziale und medizinische Hilfen abgeleitet werden, muss nach der ICF die Anpassungsleistung des Kindes untersucht werden und eine genaue Verhaltensanalyse erfolgen; dies beinhaltet auch eine Analyse der Krankheitsverarbeitung (Voll 2006).

Nach SBG IX umfasst die medizinischen Rehabilitation auch die psychosoziale Rehabilitation mit psychotherapeutischen, psychologischen und pädagogischen Interventionen. Die psychosoziale Rehabilitation beinhaltet nach Maßgabe des Gesetzgebers insbesondere

- Unterstützung bei der Krankheits- und Behinderungsverarbeitung,
- Aktivierung von Selbsthilfepotenzialen,
- Vermittlung von Kontakten zu örtlichen Selbsthilfe- und Beratungsmöglichkeiten,
- Hilfen zur seelischen Stabilisierung und zur Förderung der sozialen Kompetenz, u. a. durch Training sozialer und kommunikativer Fähigkeiten und im Umgang mit Krisensituationen,
- Training lebenspraktischer Fähigkeiten.

Die Rehabilitation von Kindern und Jugendlichen mit Hirnfunktionsstörungen versteht sich als Baustein in einem langfristigen therapeutischen Gesamtkonzept. Ihre Aufgabe ist die Verbesserung des Krankheitszustandes unter Berücksichtigung körperlicher, psychischer und sozialer Faktoren und die Vermeidung von sekundären Folgeerkrankungen. Darüber hinaus zielt sie auf die Erfassung, Förderung und Optimierung des Potenzials zur zukünftigen Teilhabe am beruflichen Leben und sozialen Umfeld ab.

Im Bereich der **Aktivitäten** strebt die Rehabilitation eine Stärkung und Erweiterung der Autonomie des behinderten Kindes bzw. Jugendlichen an. Zentral sind dabei die sog. Aktivitäten des täglichen Lebens (ADL) wie Essen, Trinken, Fortbewegung, Toilettenbenutzung, Körperpflege u. a. Funktionelle Therapien sind von vornherein auf Verbesserungen in diesen Bereichen hin auszurichten und entsprechend methodisch zu konzipieren. Wichtige Aktivitäten im Kindes- und Jugendalter sind aber auch Lernen und Spielen. Der pädagogischen Arbeit kommt dabei eine große Bedeutung zu. Im Ergebnis führt die Rehabilitation damit auch zu einer Verbesserung der *Partizipationsmöglichkeiten* des Kindes bzw. Jugendlichen als weiterem Ziel. Zur Stärkung der Partizipation sind darüber hinaus eine gezielte Elternarbeit und die Zusammenarbeit mit vor- und weiterbehandelnden Ärzten, Therapeuten, Pädagogen und weiterbetreuenden Institutionen (z. B. Schule, Berufsbildungswerke, Pflegeeinrichtungen) notwendig.

Neurologische Rehabilitation

Einen Spezialfall der medizinischen Rehabilitation stellt die neurologische Rehabilitation von Kindern und Jugendlichen dar. So gilt es etwa bei allen SHT, frühzeitig die Frage der Rehabilitationsbedürftigkeit zu klären. Gemäß den Richtlinien der gesetzlichen Unfallversicherungsträger ist eine Rehabilitationsbehandlung indiziert nach allen:

- Hirnkontusionen mit einer Bewusstlosigkeit von mehr als 24 Stunden,
- offenen Hirnverletzungen (auch ohne Bewusstlosigkeit),
- epiduralen, subduralen und intrazerebralen Blutungen (auch ohne Bewusstlosigkeit oder Operation).

Darüber hinaus auch bei Hirnkontusionen mit einer postraumatischen Bewusstseinsstörung von weniger als 24 Stunden, falls es im weiteren Verlauf zu bleibenden Ausfallserscheinungen kommt. Auch geringe neurologische Herdsymptome können auf eine substanzielle Hirnschädigung mit oft ausgeprägten neuropsychologischen Defiziten hinweisen, die es zu erkennen oder auszuschließen gilt. Bei der neurologischen Rehabilitation findet das Phasenmodell der Bundesarbeitsgemeinschaft für Rehabilitation (1999) Anwendung. Die Phasen B und C werden als sog. Frührehabilitation zusammengefasst. Die neurologische Rehabilitation muss in der Phase der Frührehabilitation und kann in den folgenden Phasen vollstationär durchgeführt werden. Sie sollte sobald möglich als teilstationäre,

dann ambulante Maßnahme fortgeführt werden. Die ambulante Nachsorge erfolgt heimatnah z. B. durch neuropädiatrische Ambulanzen, sozialpädiatrische Zentren sowie niedergelassene Neuropädiater bzw. Kinderärzte.

Phasenmodell der neurologischen Rehabilitation

Phase A — Akutbehandlung, intensivmedizinische Behandlungsbedürftigkeit

Phase B — Patienten, die überwachungspflichtig sind und meist unter schweren Störungen des Bewusstseins, der Wahrnehmung und der Kommunikation leiden

Phase C — Basale Kontakt- und Kommunikationsfähigkeit gegeben, intensivmedizinische Überwachung nicht mehr notwendig, es besteht allerdings hoher pflegerischer Hilfs- und Betreuungsbedarf

Phase D — Patienten in den meisten Aktivitäten des täglichen Lebens (ATL) altersgemäß selbstständig

---

Nach **akuten Hirnfunktionsstörungen** ergibt sich die Notwendigkeit zur Rehabilitation, wenn gegen Ende der Akutbehandlung fortbestehende Störungen körperlicher, geistiger oder seelischer Funktionen erkennbar sind, die nicht lediglich Bagatellcharakter haben und die die familiäre, schulische und soziale Integration in irgendeiner Weise beeinträchtigen können (Sherwin u. O'Shanick 2000). Unter rehabilitativen Gesichtspunkten stellen neuropsychologische Störungen und psychische Verhaltensauffälligkeiten die gravierendsten Wiedereingliederungsbarrieren dar (Lehmkuhl u. Melchers 2001b; Emanuelson et al. 1998; Heubrock u. Petermann 2000). Gerade Störungen kognitiver Funktionen und des Verhaltens werden während der Akutbehandlung häufig übersehen und bedürfen einer genauen Diagnostik in einer dafür spezialisierten Einrichtung.

Bei **chronischen Hirnfunktionsstörungen** ergibt sich die Indikation zu einer stationären Rehabilitation, wenn die Aussicht besteht, durch eine zeitlich umgrenzte Intensivierung der Therapie nachhaltige Funktionsverbesserungen und Integrationsfortschritte zu erreichen oder wesentliche Entwicklungsschritte zu beschleunigen (z. B. Selbstständigkeitsfunktionen im Alltag, Kommunikationsfähigkeit). Weitere Gründe für eine stationäre Rehabilitation können sein: Erarbeitung und Festigung neuer Bewegungs- und Ausdrucksmöglichkeiten nach funktionsverbessernden operativen Eingriffen, probatorische Anwendung für den Patienten neuer, spezialisierter und innovativer Behandlungskonzepte, umfangreiche Hilfsmittelneuversorgungen mit der Möglichkeit der intensiv supervidierten Erprobung und Modifikation, ferner auch der Bedarf für eine spezielle Diagnostik besonders im neuropsychologischen Bereich oder durch gezielte Verhaltensbeobachtung, um daraus gezielte Empfehlungen für die ambulante Weiterbehandlung, Förderung und Betreuung gewinnen zu können.

Bei der Antragstellung auf Rehabilitation wird eine geeignete Analyse der Rehabilitationsbedürftigkeit, der Rehabilitationsfähigkeit und der Rehabilitationsprognose gefordert (zum Prozedere bei der psychosozialen Rehabilitation von Kindern vgl. Voll 2006).

Rehabilitationsprognose

Bei der prognostischen Einschätzung, die auf den Daten der ICF und den Ergebnissen des diagnostischen Prozesses beruht, müssen der bisherige Verlauf der Erkrankung, der psychosozi-

ale Kontext und individuelle Ressourcen berücksichtigt werden.

❗ Gerade bei Patienten mit bleibenden Einschränkungen ihrer Gesundheit ist eine ausführliche Analyse potenziell unterstützender Faktoren im neurologisch-somatischen, emotionalen und sozialen Bereich von Bedeutung.

Grundlagen dafür sind
- eine ausführliche Aufklärung der Eltern über das zugrunde liegende Störungsbild unter zunehmender Einbeziehung des betroffenen Patienten,
- eine Kooperation und Informationsübermittlung mit niedergelassenen Ärzten und Therapeuten, Frühförderstellen, Kindergärten, Schulen, Ämtern und anderen Institutionen,
- eine Darstellung der aktiven und auf das Alter bezogenen Fähigkeiten zur Verrichtung der Alltagstätigkeiten,
- eine adäquate altersentsprechende soziale Anbindung sowie
- die Nutzung aller potenziell sinnvollen Unterstützungsmöglichkeiten.

Prognostische Einschätzungen lassen sich auch bei chronischen Störungen häufig erst im Rehaverlauf stellen, wenn klar wird, wie das Kind oder der Jugendliche auf die jeweiligen Therapien anspricht und welche Ressourcen und Kompensationsmöglichkeiten sich entwickeln lassen.

❗ Wichtig ist die Erarbeitung erreichbarer individueller Ziele. Dabei sind Lebensalter, Entwicklungsstand, Lernpotenziale, Motivation, Aufmerksamkeit und Ausdauer des Kindes oder Jugendlichen zu berücksichtigen. Es gilt häufig, Prioritäten zu setzen und die Zeit nur für relevante Therapieziele einzusetzen.

Die **Rehabilitationsfähigkeit** ist mit den Mitteln der ICF weniger gut zu erfassen (Voll 2006). Das Kind bzw. der Jugendliche sollte aufgrund seiner Verfassung die notwendige Belastbarkeit und Motivation haben, um angemessen bei der Rehabilitation mitwirken zu können. Patienten mit chronischen Hirnfunktionsstörungen sollten für die Rehabilitation im Intervall in einem möglichst stabilen Allgemeinzustand sein. Schwere psychiatrische Störungen, besonders solche mit schweren Beeinträchtigungen des Sozialverhaltens, Suchterkrankungen und akute Suizidalität sind jedoch in der Regel Kontraindikationen für die Rehabilitationsbehandlung.

Therapieplanung

Die Therapieplanung soll zielgerichtet, flexibel korrigierbar und berufsgruppenübergreifend vereinbart sein. Am ehesten gelingt dies durch feste **interdisziplinäre Teams,** die sich zu den Patienten hin organisieren. Entscheidend für den Erfolg einer interdisziplinären Therapie ist die bewusste und positive Gestaltung der Schnittstellen zwischen verschiedenen Berufsgruppen (Straßburg et al. 2002). Im Einzelnen sind folgende Fachdisziplinen an der Rehabilitation von Kindern und Jugendlichen beteiligt:

- Ärztlicher Dienst (Ärzte für Pädiatrie, Neurologie, Kinder- und Jugendpsychiatrie),
- Rehabilitationspflege,
- Neuropsychologie und Psychotherapie,
- Schulpädagogik (Neuropädagogik): Lehrer/innen aller Schulstufen inkl. Sonderschulpädagogen,
- Sozialarbeit,
- Physiotherapie, Sport- und Bewegungstherapie,
- Ergotherapie,
- Logopädie,
- Sozial- und Heilpädagogik, Heilerziehungspflege und Erzieher,
- Musik-, Tanz- und Kunsttherapie.

8.3.2 Jugendhilfe

Bei der Eingliederungshilfe ist die Zuständigkeit der Leistungsträger bei psychiatrisch auffälligen Kindern mit Hirnfunktionsstörungen unübersichtlicher als bei Rehabilitationsbehandlungen. Betroffene Familien (und oft genug auch Behandler) sind gelegentlich unsicher, ob das Jugendamt oder Sozialamt zuständig ist.

Aus kinder- und jugendpsychiatrischer Sicht wurde bei der Novelle des Kinder- und Jugendhilferechts im Sinne einer »großen Lösung« die Eingliederung aller Behindertenpersonenkreise im Kindes- und Jugendalter in die Zuständigkeit der Jugendhilfe angestrebt (Fegert 1996). Der Gesetzgeber fand allerdings nur zu einer »kleinen Lösung«: Die Rechtsansprüche auf Eingliederungshilfe **körperlich und geistig behinderter** junger Menschen sind weiterhin im Bundessozialhilfegesetzes (SGB XII, Sozialhilfe) geregelt, während die Jugendhilfe durch den § 35a des SGB VIII (Kinder- und Jugendhilfe) für Leistungen bei **seelisch behinderten** oder von seelischer Behinderung bedrohten Kindern und Jugendlichen zuständig ist. Dass diese vom Gesetzgeber vorgegebene scharfe Unterscheidung der Behinderungsbegriffe in der Wirklichkeit nicht gegeben ist, da sie eine Ausschließlichkeit von Störungsbildern voraussetzt, wird am Beispiel der psychiatrischen Syndrome nach Hirnfunktionsstörungen unmittelbar deutlich. Bei diesen Syndromen gehen körperliche, geistige und seelische Behinderung fast regelhaft miteinander einher.

Ist zu erwarten, dass durch eine kurzfristige Rehabilitation (bis zu 6 Monaten) eine akzeptable Reintegration in den alterstypischen Lebensbereich erwartet werden kann, so kann zur weiteren Wiedereingliederung Jugendhilfe nach dem Kinder- und Jugendhilfegesetz in Anspruch genommen werden (SGB VIII, KJHG). Bei chronifizierten Störungen, wenn nicht nur vorübergehend mit einer wesentlichen Behinderung zu rechen ist, ist die Zuständigkeit des Bundessozialhilfegesetzes (SGB XII, BSHG) für die Eingliederungshilfe zur Überwindung behinderungsbedingter Nachteile gegeben. Aus fachlicher Sicht ergeben sich im Einzelfall möglicherweise Abgrenzungs- bzw. Zuständigkeitsprobleme. Daher sollten Eltern betroffener Kinder bzw. die antragsberechtigten Jugendlichen darauf hingewiesen werden, ihre Anträge auf Eingliederungshilfe schriftlich zu stellen. Der zuerst mit einem Antrag befasste Leistungsträger hat dann nach gültiger Rechtslage vorläufig Leistungen zu erbringen.

Die Jugendhilfe kann Familien mit verschiedenen Hilfsformen zur Seite stehen, die je nach Bedarf die Familie unterstützen, ergänzen oder auch ersetzen. Die Entscheidung darüber, ob eine Hilfe notwendig und geeignet ist, wird gemeinsam mit den Sorgeberechtigten und dem Kind oder Jugendlichen getroffen. Bei langfristigen Hilfen wird nach ausführlicher Information und Beratung ein Hilfeplan aufgestellt. Kosten für die Hilfe trägt grundsätzlich das Jugendamt. Bei Unterbringungen in Tagesgruppen oder außerhalb der Herkunftsfamilie wird geprüft, ob die Familie Teilkosten selbst tragen muss. Dies richtet sich in etwa nach dem, was die Familie durch die Hilfe finanziell spart. Familien mit geringem Einkommen zahlen nur wenig oder gar nichts.

Formen der Jugendhilfe
- **Familienunterstützend**
  - Erziehungs-, Jugend, Familienberatung
  - Sozialpädagogische Familienhilfe
  - Soziale Gruppenarbeit für ältere Kinder/Jugendliche
  - Erziehungsbeistände
- **Familienergänzend**
  - Tagesgruppen
  - Gemeinsame Wohnformen für Mütter/Väter und Kinder
  - Sozialpädagogische Tagespflege
- **Familienersetzend**
  - Pflegefamilie
  - Heime und Wohngruppen
  - Erlebnispädagogische Projekte
  - Erziehungsstellen (professionelle Erziehung in Familien)
  - Intensive sozialpädagogische Einzelbetreuung
  - Betreutes Einzelwohnen

Für die Familien von Kindern mit psychiatrischen Syndromen nach Hirnfunktionsstörungen sind häufig Eingliederungshilfen für seelisch behinderte Kinder und Jugendliche wichtig. Die Voraussetzungen für die Eingliederungshilfe sind im § 35a des SGB VIII geregelt, das zuletzt 2005 geändert wurde. Kinder und Jugendliche haben demzufolge Anspruch auf Eingliederungshilfe, wenn

1. ihre seelische Gesundheit mit hoher Wahrscheinlichkeit länger als 6 Monate von dem für ihr Lebensalter typischen Zustand abweicht und
2. daher ihre Teilhabe am Leben in der Gesellschaft beeinträchtigt ist oder eine solche Beeinträchtigung zu erwarten ist.

Von einer seelischen Behinderung bedroht sind Kinder und Jugendliche bei denen eine solche Beinträchtigung mit hoher Wahrscheinlichkeit zu erwarten ist. Hinsichtlich der Abweichung der seelischen Gesundheit hat das Jugendamt die Stellungnahme eines Arztes für Kinder- und Jugndpsychiatrie und -psychotherapie, eines Kinder- und Jugendpsychotherapeuten oder eines Arztes oder psychologischen Psychotherapeuten, der über besondere Erfahrungen auf dem Gebiet seelischer Störungen bei Kindern und Jugendlichen verfügt, einzuholen. Die Stellungnahme ist auf der Grundlage der ICD-10 zu erstellen.

8.3.3 Schwerbehindertenrecht

Das Vorliegen der Behinderung und der Grad der Minderung der Erwerbsfähigkeit (MdE) oder der Grad der Behinderung (GdB) werden auf Antrag durch die Versorgungsämter festgestellt. Der GdB wird zwischen 20 und 100 in Zehnerschritten (nicht mehr in Prozent) bemessen. Eine Behinderung liegt vor bei einem GdB von mindestens 20, eine Schwerbehinderung ab einem GdB von 50. MdE und GdB werden nach gleichen Grundsätzen bemessen (◘ Tab. 8.3). Beide Begriffe unterscheiden sich lediglich dadurch, dass die MdE nur auf Schädigungsfolgen und der

GdB auf alle Gesundheitsstörungen unabhängig von ihrer Ursache bezogen ist.

Die Einstufung erfolgt nach den Regeln der sog. Anhaltspunkte (AHP) für die ärztliche Gutachtertätigkeit im sozialen Entschädigungsrecht und nach dem Schwerbehindertenrecht. Diese sind ein Katalog von Begutachtungsrichtlinien, um eine gleichmäßige Beurteilung von Behinderungen sicherzustellen. Sie werden vom Ärztlichen Sachbeirat des Bundesministeriums für Arbeit und Soziales erarbeitet (zuletzt: BMAS 2005). Trotz entsprechender Forderung der Rechtsprechung liegt bisher keine gesetzliche Ermächtigungsgrundlage für die AHP vor. Bis zur Verrechtlichung gelten die Anhaltspunkte weiter als Normen.

Ein Kapitel in den AHP widmet sich Störungen von Nervensystem und Psyche, u. a. Hirnschäden. Bestimmend für die Beurteilung des GdB-/MdE-Grades nach Hirnschäden ist das Ausmaß der bleibenden Ausfallserscheinungen. Dabei sind der neurologische Befund, die Ausfallserscheinungen im psychischen Bereich unter Würdigung der prämorbiden Persönlichkeit und ggf. das Auftreten von zerebralen Anfällen zu beachten. Bei der Mannigfaltigkeit der Folgezustände von Hirnschädigungen kommen für die GdB-/MdE-Beurteilung Sätze zwischen 20 und 100 in Betracht.

◘ Tab. 8.3. Grundsätze der Gesamtbewertung von Hirnschäden

Beeinträchtigung	GdB
Hirnschäden mit geringer Leistungsbeeinträchtigung	30–40
Hirnschäden mit mittelschwerer Leistungsbeeinträchtigung	50–60
Hirnschäden mit schwerer Leistungsbeeinträchtigung	70–100

GdB Grad der Beeinträchtigung

❶ Bei Kindern ist zu berücksichtigen, dass sich die Auswirkungen eines Hirnschadens abhängig vom Reifungsprozess sehr verschieden (Besserung oder Verschlechterung) entwickeln können, sodass in der Regel Nachprüfungen in Abständen von wenigen Jahren angezeigt sind.

Grundsätzlich sollte die Gesamtbewertung im Vordergrund stehen; isoliert vorkommende Syndrome stellen eine ergänzende Hilfe zur Beurteilung dar. Detaillierte GdB-/MdE-Tabellen zur Einstufung nach Hirnschäden sind in den AHB enthalten (http://www.bmas.bund.de).

8.4 Ethische Fragen

Unter ethischen Aspekten besteht für alle Beteiligten am Behandlungsprozess der Kinder und Jugendlichen mit Hirnfunktionsstörung und begleitenden psychopathologischen Symptomen die Verpflichtung, ihren Patienten bei klarer Indikation jene Therapiemöglichkeiten anzubieten, die nach derzeitigem Evidenz- und Erfahrungsstand wirksam und verfügbar sind. Im Vordergrund sollte die nachgewiesene Wirksamkeit des geplanten Vorgehens (»efficacy«) stehen, die aber nicht getrennt werden kann von der Frage nach der »efficiency«, dem Kosten-Nutzen-Verhältnis: Welches Prozedere führt nachgewiesenermaßen effektiv und zugleich effizient zum geplanten Therapieziel? Das Wissen über die jeweilige Indikation, Wirksamkeit und Effizienz einer Intervention ist Grundlage einer rationalen, auch ethisch fundierten Entscheidung für ein psychotherapeutisches, pädagogisches, medikamentöses oder kombiniertes Behandlungskonzept. Vorurteile gegenüber der Möglichkeit, psychotherapeutische, neuropsychologische, pädagogische und medikamentöse Behandlungsmethoden miteinander zu verbinden, gibt es sowohl bei Ärzten als auch bei Psychologen und Pädagogen. Im Interesse der Pati-

enten und auch unter Zeit- und Kostenaspekten ist eine enge und frühzeitige Zusammenarbeit von allen Behandlern, die mit dem Kind arbeiten, geboten. Der Psychologe etwa sollte seinen Patienten bei entsprechenden Symptomen auf die Möglichkeit aufmerksam machen, positive Effekte der Psychotherapie durch die Kombination mit einer medikamentösen Behandlung zu verstärken, einen früheren Wirkungseintritt zu ermöglichen und so insgesamt die Behandlungsdauer zu verkürzen.

❶ Unter ethischen Gesichtspunkten ist stets die durch die Grunderkrankung oft beeinträchtigte Aufklärungs- und Einsichtsfähigkeit zu berücksichtigen.

Ein Aspekt, der zukünftig einer sorgsamen ethischen Abwägung bedarf, ist die Möglichkeit der Genotypisierung zur Identifikation von Hochrisikopatienten. Ein solches genetisches Screening von Verwandten ist schon jetzt bei einigen Störungsbildern, etwa bei der Huntington-Chorea, möglich, aber ethisch umstritten. Neben dem potenziellen Nutzen einer Früherkennung besteht das Risiko, durch ein Offenlegen des Genotyps ohne verfügbare Therapie emotionale Belastungen für die Betroffenen und ihre Angehörigen zu schaffen. Daher gilt es in diesem Zusammenhang sorgsam ethisch abzuwägen, welcher Nutzen derzeit mit einer Genotypisierung von Patienten einhergeht.

Der Blick voraus: Verlauf und Prognose

Der Blick voraus: Verlauf und Prognose

Aussagen zum Verlauf und der Prognose psychiatrischer Syndrome nach Hirnfunktionsstörungen sind in globaler Form kaum möglich. Zum einen finden sich prognostisch sehr unterschiedlich zu bewertende psychopathologische Symptome; andererseits sind auch die zugrunde liegenden Hirnfunktionsstörungen in ihrem Verlauf völlig heterogen. So finden sich in dieser Störungsgruppe sowohl progrediente Erkrankungen, für die derzeit keine Heilungschancen bestehen, als auch transiente oder gut behandelbare Störungen. Am Beispiel der Epilepsien sei verdeutlicht, wie unterschiedlich schon innerhalb einer Störungsgruppe der Verlauf sein kann: Das Spektrum reicht z. B. von den benignen fokalen Epilepsien, deren Anfälle mit der Pubertät sistieren, bis zum oft therapieresistenten Lennox-Gastaut-Syndrom, das mit schweren kognitiven Störungen einhergeht. Angaben zum Verlauf und der Prognose einzelner Syndrome finden sich daher weiter oben bei den Darstellungen der jeweiligen hirnorganischen Erkrankungen.

Trotz dieser Schwierigkeiten bei dem Bemühen um eine prognostische Einschätzung seien einige Fragen gestellt, die Patienten, Familien und Behandler bewegen: Ist die Prognose psychiatrischer Störungen ungünstiger, wenn das Kind oder der Jugendliche zugleich an einer Hirnfunktionsstörung leidet? Können sich psychiatrische Probleme bessern, wenn sie mit einer Erkrankung einhergehen, die sich nicht vollständig bessern wird, wie etwa die Probleme bei der Zerebralparese? Eltern und auch Kliniker neigen wegen der engen Assoziation der neuropsychiatrischen Auffälligkeiten und der Hirnfunktionsstörung womöglich gelegentlich dazu, diese Fragen sehr zurückhaltend und eventuell mit einem pessimistischen Unterton zu beantworten. Der therapeutische Nihilismus, der aus dieser Zurückhaltung entstehen kann, ist nicht gerechtfertigt.

❗ Auch wenn für eine hirnorganische Störung derzeit keine kausale Therapie verfügbar ist, kann die begleitende Psychopathologie trotzdem wirksamen Interventionen zugänglich sein. Oftmals handelt es sich bei der beobachteten Assoziation von Hirnfunktionsstörung und psychiatrischem Syndrom um ein zufälliges Zusammentreffen.

So kann eine Verhaltensauffälligkeit Ausdruck von Belastungen in der Schule oder Familie sein, die nicht mit der organischen Erkrankung in Zusammenhang stehen; wenn die Belastungen weniger werden, kann dies auch für die Verhaltensauffälligkeiten gelten. Selbst wenn die psychiatrischen Probleme wirklich eine Folge der Hirnfunktionsstörung sind, ist die kausale Beziehung möglicherweise indirekt und gut zu beeinflussen (Goodman 2003). Das verbindende Glied zwischen einer Epilepsie und einer depressiven Reaktionen kann etwa die ängstlichüberbehütende Haltung von Eltern sein, die dem Jugendlichen das Gefühl gibt, an einer bedrohlichen Erkrankung zu leiden, über die es keine Kontrolle gibt. Eine entängstigende Beratung und Begleitung der Eltern mit Vermittlung angemessener Verhaltensstrategien, die die Selbstwirksamkeit ihres Kindes fördern, kann sich auf den Verlauf der depressiven Reaktion positiv auswirken.

❗ Auch psychiatrische Symptomatik, die direkte Folge einer Hirnfunktionsstörung ist, kann vorübergehend sein (analog den epileptischen Anfällen, die in bestimmten Phasen einer bleibenden hirnorganischen Störung auftreten und dann wieder abnehmen).

Leider ist das Wissen über den Verlauf der hirnorganischen Grunderkrankungen breiter als das über die Prognose der sie begleitenden psychiatrischen Syndrome. Nur wenige längsschnittliche Studien haben den Verlauf neuropsychiatrischer

Störungen angemessen untersucht. Bei Kindern mit geschlossenem Schädel-Hirn-Trauma konnte gezeigt werden, dass psychiatrische Störungen infolge des Traumas zwar zu höherer Persistenz neigten als psychiatrische Symptome ohne Relation zum Trauma, aber der Unterschied war nicht statistisch signifikant (Brwon et al. 1981). Andere Befunde sprechen dafür, dass psychiatrische Probleme bei Kindern mit hemiplegischer Zerebralparese zumindest über 4 Jahre stabil und anhaltend sind (Yude u. Goodman 1998). Optimistischer stimmen Untersuchungen von Erwachsenen, die an einer Temporallappenepilepsie litten und als Kinder in 85% der Fälle psychiatrische Auffälligkeiten gezeigt hatten: Nach Ausschluss von Probanden mit geistiger Behinderung waren 70% der Erwachsenen psychiatrisch völlig unauffällig (Lindsay et al. 1979).

Die divergierenden Befunde machen deutlich, dass eine verallgemeinernde Aussage zur Prognose der komplexen Wirklichkeit nicht gerecht wird, nicht einmal im Hinblick auf ein einzelnes hirnorganisches Störungsbild. So wie neuropsychiatrische Defizite bisweilen erst im Verlauf einer Hirnfunktionsstörung zum Tragen kommen (»growing into the deficit«), etwa bei der Konfrontation mit zunehmenden Anforderungen, gibt es auch ein »growing out of the psychiatric consequences« durch eine gelungene Bewältigung und Auseinandersetzung mit der neuen Lebenssituationen.

Was wir nicht wissen: Offene Fragen und zukünftige Forschungsdesiderate

10.1   Welche Interventionen wirken

Aufgrund der klinischen Variabilität der psychiatrischen Syndrome nach Hirnfunktionsstörungen und ihrer relativen Seltenheit im Kindes- und Jugendalter liegen nur unzureichende Wirksamkeitsnachweise einzelner Interventionsmaßnahmen und Behandlungsformen vor. Insbesondere Interventionen zu emotionalen und affektiven Störungen sind, im Gegensatz zu externalisierenden Auffälligkeiten, schlecht untersucht (vgl. Willner 2005). Analogschlüsse aus dem Erwachsenenalter sind nur begrenzt möglich. Generell ist zu vielen der weiter oben beschriebenen therapeutischen Schritte und Strategien festzuhalten, dass die wissenschaftliche Bewertung ihrer Wirksamkeit bislang weitgehend auf zusammengetragenem Erfahrungswissen respektierter Experten beruht.

Bisher ist schon die Anzahl kontrollierter Studien zur kombinierten Behandlung »normaler« kinder- und jugendpsychiatrischer Störungsbilder vergleichsweise gering (Baving u. Schmidt 2001). In noch größerem Ausmaß steckt die wissenschaftliche Bewertung der Wirksamkeit einzelner therapeutischer Strategien, Interventionsmaßnahmen und Behandlungsformen bei Kindern mit psychiatrischen Syndromen nach Hirnfunktionsstörungen in den Kinderschuhen. Auch Ergebnisse von Studien zu psychopharmakologischen Interventionen können nicht von anderen Kindern auf solche mit Hirnfunktionsstörungen verallgemeinert werden, da weder Wirksamkeit noch Verträglichkeit übereinstimmen (vgl. etwa die Befunde zu Methylphenidat bei autistischen Störungen). Wenngleich sich erhebliche praktische und ethische Probleme in der Therapieforschung an Kindern und Jugendlichen mit Hirnfunktionsstörungen ergeben, ist die Durchführung gezielter Therapiestudien dringend notwendig.

Eine weitere Aufgabe der kommenden Jahre wird die Entwicklung und Evaluation von weiteren Therapieverfahren sein, die sich aktuelle neuropsychologische Erkenntnisse zunutze machen. Computergestützte Hirnleistungstrainings oder neurologische Biofeedbackverfahren alleine werden den komplexen Anforderungen eines entwicklungsorientierten Vorgehens kaum mehr gerecht (Petermann u. Lepach 2007).

10.2   Wie das Teilhaberecht hirnfunktionsgestörter Patienten in Versorgungskonzepten umgesetzt werden kann

Die kinder- und jugendpsychiatrische Betreuung von Menschen mit Behinderungen, Hirnfunktionsstörungen und begleitenden psychischen Störungen ist immer noch unzureichend und unbefriedigend (Warnke u. Lehmkuhl 2003):

> Dies gilt insbesondere für psychisch kranke Menschen mit Mehrfachbehinderung (…) und für Kinder- und Jugendliche mit schwergradigen umschriebenen Entwicklungsstörungen und solche mit tiefgreifenden Entwicklungsstörungen, die gleichzeitig zusätzliche psychische Störungen aufweisen. Hierzu besteht ein akuter Ausbaubedarf für konsiliarische, teilstationäre und vollstationäre Versorgung und somit auch in Lehre und Forschung.

Nach einer aktuellen, sehr differenzierten Erhebung von Hennicke (2005) ist die Versorgung der genannten Kinder und Jugendlichen weit von einer Flächen- und Bedarfsdeckung entfernt. Auch wenn praktisch alle kinderpsychiatrischen Kliniken in Deutschland geistig Behinderte im Rahmen ihrer Grundversorgung behandeln, halten nur etwa ein Dutzend Kliniken ein spezielles Schwerpunktangebot vor, die Mehrzahl davon überwiegend ambulant. Dies entspricht allenfalls einer Schwerpunktklinik und einer Spezialambulanz pro Bundesland. Die gegenwärtige Versorgungssituation für diese Patienten ist umso bedrückender, als bei ihnen die Prävalenz psychiatrischer Störungen mindestens 3- bis 4-mal so hoch wie in der Allgemeinbevölkerung ist.

Das hohe Risiko psychiatrischer Erkrankungen verbunden mit der defizitären Versorgungssituation legt die Befürchtung nahe, dass diese Bevölkerungsgruppe vielerorts aus der wohnortnahen kinder- und jugendpsychiatrischen und psychotherapeutischen Versorgung ausgeschlossen bleibt. Allerdings ist die Frage, ob und unter welchen Bedingungen die Behandlung von psychiatrischen Auffälligkeiten bei hirnfunktionsgestörten Kindern in eigenen Schwerpunktstationen oder im Rahmen der psychiatrischen Regelversorgung erfolgen sollte, nicht leicht zu beantworten: Während die Bildung von Schwerpunkten unter Umständen ein spezialisierteres und qualifizierteres Angebot ermöglicht, ist dem Integrationsgedanken durch eine gemeinsame Behandlung von psychiatrischen Störungen bei Kindern mit und ohne Hirnfunktionsstörungen eher gedient. Die Integration wird da ihre Grenzen finden, wo die Behandlung so spezielle pflegerische und medizinische Erfahrung erfordert, dass diese nur in Spezialeinrichtungen vorgehalten werden kann.

❶ Jedenfalls sollte die Teilhabebeeinträchtigung von Kindern und Jugendlichen mit Behinderungen dringend innerhalb des Fachgebietes der Kinder- und Jugendpsychiatrie als fachliche und wissenschaftliche Herausforderung aufgegriffen und dann systematisch in den Versorgungskonzepten umgesetzt werden (Hennicke 2005).

Diese Forderung befindet sich in Übereinstimmung mit den programmatischen Aussagen der Europäischen Kommission (1996) im sog. Helios-II-Dokument »Functional Rehabilitation: Supporting persons with mental retardation«. Dort wird gefordert, dass Menschen mit geistiger Behinderung ein angemessenes Angebot hinsichtlich ihrer seelischen Gesundheit erhalten sollten, das darauf gerichtet ist, eine gesunde seelischen Entwicklung und den Schutz der seelischen Gesundheit zu stimulieren sowie seelischen Erkrankungen und Verhaltensstörungen vorzubeugen oder diese zu behandelen. Dies erfordert die Entwicklung spezialisierten professionellen Wissens und die Organisation spezialisierter Dienste für seelische Gesundheit bei geistiger Behinderung.

10.3 Wie Schutzfaktoren im Verlauf von Hirnfunktionsstörungen wirken

Eine Vielzahl unterschiedlicher Faktoren trägt zur Entstehung und Aufrechterhaltung psychiatrischer Syndrome nach Hirnfunktionsstörungen im Kindes- und Jugendalter sowie auch zu ihrer Vorbeugung und Linderung bei. Die individuelle psychische Variation nach der Belastung durch eine hirnorganische Erkrankung wird dabei durch Risiko- und Schutzfaktoren moderiert. Lange Zeit stand im Vordergrund des wissenschaftlichen Interesses das Bemühen um ein besseres Verständnis der Risikofaktoren. So sind beispielsweise bei Schädel-Hirn-Traumata prämorbide Verhaltensauffälligkeiten, anhaltende familiäre Belastungen, jüngeres Alter beim Trauma und die Dauer einer posttraumatischen Bewusstseinsstörung als Risikofaktoren für spätere psychopathologische Auffälligkeiten recht gut belegt, bei Hirntumoren gelten Bestrahlungen als Prädiktoren ungünstiger Entwicklungsverläufe. Vergleicht man unter allen Individuen, die solchen Risikofaktoren ausgesetzt sind, diejenigen, die sich normal entwickeln, mit denen, die einen abweichenden Verlauf nehmen, so lassen sich auch Faktoren identifizieren, die vor einer abweichenden Entwicklung schützen (Holtmann u. Schmidt 2004).

❗ Epidemiologische Befunde zeigen, dass hirnorganische Erkrankungen im weiteren Verlauf nicht naturgemäß zu späteren psychischen Störungen führen. Viele Kinder mit Hirnschäden oder Hirnfunktionsstörungen sind psychiatrisch unauffällig.

In der Isle of Wight-Studie etwa waren 65% der Kinder mit Zerebralparese oder Epilepsie frei von psychiatrischen Störungen. Vergleichbare Befunde ergaben die Untersuchungen an »Risikokindern«, die besonderen organischen Belastungen ausgesetzt waren, etwa aus der Rostocker Risikokinderstudie (Meyer-Probst u. Reis 1999). Das Wissen über die Risiken für die Entwicklung psychischer Störungen nach Hirnfunktionsstörungen ist allerdings bisher deutlich besser entwickelt als der Erkenntnisstand über protektiven Mechanismen oder Schutzfaktoren. Während für eine Vielzahl von emotional herausfordernden oder belastenden Situationen Faktoren belegt sind, die vor der späteren Entwicklung von psychopathologischen Auffälligkeiten (besonders von antisozialen und emotionalen Störungen) schützen, ist dies für Hirnfunktionsstörungen und ihre psychiatrischen Folgen noch nicht der Fall.

Ein potenzieller Nutzen der Identifikation solcher Schutzfaktoren liegt darin, dass davon ausgehend neue Ansatzpunkte für die Entwicklung präventiver Interventionen gefunden werden können, um nach hirnorganischen Erkrankungen das Risiko für eine negative Entwicklung zu verringern.

Die methodisch fundiertesten Befunde zur Schutzfaktoren stammen aus Längsschnittstudien mit Mehrebenendesign. Diese können auch bei der Suche nach protektiven Faktoren im Verlauf von Hirnfunktionsstörungen als Königsweg gelten. In den kommenden Jahren wird zudem

die steigende Zahl von identifizierten Kandidatengenen eine einzigartige Möglichkeit für genetische Assoziationsstudien bieten.

Bei der künftigen Suche nach protektiven Mechanismen sind einige methodisch Regeln zu beachten. Die Annahme eigenständiger Resilienzfaktoren verlangt u. a. den Nachweis einer spezifischen Interaktion von Risiko und Resilienz im Sinne eines Puffereffektes (Holtmann u. Schmidt 2004). Dies bedeutet, dass ein Schutzfaktor besonders dann wirksam ist, wenn eine Gefährdung vorliegt. Bei fehlender Resilienz kommen die risikoerhöhenden Umstände voll zum Tragen; beim Vorhandensein eines protektiven Faktors hingegen werden die entwicklungshemmenden Einflüsse des Risikos gemildert (»gepuffert«). Resilienzmerkmale müssen unterscheiden zwischen Betroffenen und »Widerstandsfähigen«. Daraus ist abzuleiten, dass nur solche Merkmale als risikomindernd bezeichnet werden sollten, die

- besonders oder ausschließlich wirksam sind, wenn auch eine risikoerhöhende Gefährdung vorliegt,
- einen Puffereffekt ausüben,
- bereits zeitlich vor dem risikoerhöhenden Ereignis bestanden haben, um dessen Auswirkungen moderieren zu können.

10.4 Wie das Verständnis biologischer Korrelate verbessert werden kann

Die biologische Basis von kinderpsychiatrischen Syndromen bei Hirnfunktionsstörungen ist noch sehr unzureichend erklärt, u. a. aufgrund der großen Heterogenität des Störungsbildes, die eine einheitliche Ätiologie für die Gesamtgruppe unwahrscheinlich macht. Um umweltbezogene und genetische Risikofaktoren besser spezifizieren zu können, scheint es deshalb sinnvoll, auf der Basis neurowissenschaftlicher Modelle nach Subgruppen der Störung zu suchen. Hier steht mit der funktionellen Bildgebung eine interessante Methode zur Verfügung, um entsprechende Untergruppen zu identifizieren. Hiermit können noch besser als mit neuropsychologischen Verfahren alleine Vorgänge im Gehirn sichtbar gemacht werden. Aber nicht nur für die Identifizierung von neurofunktionell homogenen Subgruppen ist diese Methode interessant, sie hätte längerfristig auch eine Relevanz für die klinische Praxis: So ist vorstellbar, dass eine differenziertere und damit effektivere Behandlung von Hirnfunktionsstörungen im Kindesalter möglich ist, wenn Subgruppen mit umschriebenen Defiziten in bestimmten neuronalen Netzwerken identifiziert werden könnten (vgl. Konrad und Gilsbach 2007). Dies könnte längerfristig sowohl eine gezieltere pharmakologische Behandlung ermöglichen als auch die Anwendung von Neurofeedbackverfahren erleichtern.

10.5 Wie die künftige Klassifikation neuropsychologischer Symptome aussehen könnte

Die ICD-10 erlaubt die Klassifikation spezifischer neuropsychologischer Symptome nur subsumiert unter die weit gefassten Unterkategorien im Kapitel F0. Insbesondere visuell-räumliche und räumlich-konstruktive Wahrnehmungsstörungen, Störungen der exekutiven Funktionen, Gedächtnisstörungen und Aufmerksamkeitsstörungen, die nicht die Kriterien einer hyperkinetischen Störung erfüllen, werden nur undifferenziert erfasst. Alle genannten Störungen sind gut charakterisiert und können weitreichende Beeinträchtigungen zur Folge haben. Bei zukünftigen Revisionen der ICD und des DSM wäre eine verbesserte Klassifikation dieser Störungsbilder wünschenswert.

10.6 Welche Bedeutung organische Befunde bei sog. endogenen Syndromen haben

Angesichts der Fülle von neurobiologischen Befunden aus der psychiatrischen Forschung ist unklar, wie sich endogene Störungen, bei denen mehr und mehr ja auch organische, hirnstrukturelle und hirnfunktionelle Auffälligkeiten belegt sind, von exogenen, »wirklich« durch Hirnfunktionsstörungen bedingten Erkrankungen, trennen lassen.

Möglicherweise werden mit einem zunehmend besseren und detaillierteren Verständnis der organischen Korrelate bisher als »endogen« angesehener psychiatrischer Syndrome die Grenzen zu den eindeutig exogen bedingten Störungen verwischen. Die Unterscheidung zwischen endogenen und exogenen Störungsbildern, die seit mehr als zwei Jahrtausenden mehr oder weniger galt, kann möglicherweise so dann nicht mehr aufrechterhalten bleiben. Ob eine Monographie, wie die vorliegende, die ja schon ihren Titel der herkömmlichen Differenzierung verdankt, in einigen Jahren noch geschrieben (oder zumindest erneut so benannt werden) kann, ist somit offen.

Am Beispiel der Schizophrenie soll diese Überlegung kurz verdeutlicht werden. Bei der Schizophrenie finden sich vielfältige hirnstrukturelle Veränderungen, insbesondere im frontalen und temporalen Kortex. Ätiologisch steht derzeit die sog. entwicklungsbiologische Hypothese im Vordergrund, wonach entwicklungsbedingte, hirnstrukturell erfassbare Gehirnveränderungen im Sinne einer Netzwerkstörung für den späteren Erwerb einer Schizophrenie prädestinieren (Falkai et al. 2001). Von der Hypothese einer Hirnentwicklungsstörung mit nachfolgender psychiatrischer Auffälligkeit ist es nicht mehr allzu weit bis zu den in den vorangegangenen Kapiteln dargestellten Hirnfunktionsstörungen mit konsekutiven kognitiven, emotionalen und behavioralen Auffälligkeiten.

Vor diesem Hintergrund ist möglicherweise das Vorgehen im DSM, das Störungen infolge von Hirnfunktionsstörungen abhängig von ihrer Symptomatik gemeinsam mit den bekannten psychiatrischen Störungsbildern ähnlicher Symptomatik in den entsprechenden Kapiteln abhandelt, hilfreicher als die bisherige ICD-Konzeption.

10.7 Welche Rolle genetische Faktoren spielen

Durch die Identifikation individueller genetischer Merkmale, die die Auswirkungen spezifischer Umgebungsrisiken modifizieren, ist ein verbessertes Verständnis der Interaktion zwischen biologischen und Umweltfaktoren ermöglicht worden, auch für psychiatrische Störungsbilder (vgl. zur Übersicht Holtmann et al. 2004b). So wird etwa die Entwicklung emotionaler Störungen nach belastenden Ereignissen von einer genetischen Disposition moderiert. Inwieweit ähnliche Zusammenhänge auch die Auswirkungen von Hirnfunktionsstörungen auf psychopathologische Auffälligkeiten beeinflussen, ist bei Kindern und Jugendlichen erst vereinzelt Gegenstand der Forschung, etwa bei Untersuchungen zum Einfluss des ApoE-Genotyps auf den Verlauf kognitiver und behavioraler Störungen nach Schädel-Hirn-Trauma (Baz Bartels et al. 2006) oder zum (nicht bestehenden) Zusammenhang zwischen Verhaltensphänotyp und Genotyp (Länge des CGG-Repeats) beim Fragilen-X-Syndrom (Backes et al. 2000).

Zukünftig wird es u. a. darum gehen, den Weg vom Gen zum Symptom aufzuklären, Zellen und Gewebe in Bezug auf die von ihnen exprimierten Proteine zu charakterisieren, den Zusammenhang von Hirnfunktionsstörungen mit Veränderungen der Proteinexpression zu verstehen und die Wechselwirkungen von Gen und Umwelt noch genauer zu erfassen. Ob gezielte Eingriffe in die Regulation der Aktivität von Proteinen therapeutisch nutzbar sein werden, ist nicht nur von den in der Zukunft zu erwartenden Befunden abhängig, sondern wird auch Gegenstand ethischer Debatten sein müssen.

Literatur

Aarts JHP, Binnie CD, Smit AM, Wilkins AJ (1984) Selective cognitive impairment during focal and generalized epileptiform EEG activity. Brain 107:293–308

Achenbach TM (1991) Manual for the Child Behavior Checklist/4–18 and 1991 Profile. University of Vermont, Burlington

Alati R, Al Mamun A, Williams GM, O'Callaghan M, Najman JM, Bor W (2006) In utero alcohol exposure and prediction of alcohol disorders in early adulthood: a birth cohort study. Arch Gen Psychiatry 63(9):1009–1016

Aldenkamp AP, Arends J (2004) Effects of epileptiform EEG discharges on cognitive function: is the concept of »transient cognitive impairment« still valid? Epilepsy Behav 5 (Suppl 1):25–34

Aman M, Tasse M, Rojahn J, Hammer D (1996) The Nisonger CBRF: A child behavior rating form for children with developmental disabilities. Res Dev Disab 17:41–57

Amelang M, Zielinski W (1997) Psychologische Diagnostik und Intervention. Springer, Berlin Heidelberg New York

Anderson VA, Morse SA, Catroppa C, Haritou F, Rosenfeld JV (2004) Thirty month outcome from early childhood head injury: a prospective analysis of neurobehavioural recovery. Brain 127:2608–2620

American Psychiatric Association (2004) Diagnostic and Statistical Manual of Mental Disorders, 4th edn, Text Revision (DSM-IV-TR). American Psychiatric Association, Washington DC

Arbeitsgruppe Deutsche Child Behavior Checklist (1998) Elternfragebogen über das Verhalten von Kindern und Jugendlichen; deutsche Bearbeitung der Child Behavior Checklist (CBCL/4–18). Einführung und Anleitung zur Handauswertung. 2. Aufl. mit deutschen Normen, bearbeitet von M. Döpfner, J. Plück, S. Bölte, K. Lenz, P. Melchers & K. Heim. Arbeitsgruppe Kinder-, Jugend- und Familiendiagnostik (KJFD), Köln

Arnold et al. (2006) Atomoxetine for hyperactivity in autism spectrum disorders: placebo-controlled crossover pilot trial. J Am Acad Child Adolesc Psychiatry 45(10):1196–1205

Arnold PD, Siegel-Bartelt J, Cytrynbaum C, Teshima I, Schachar R (2001) Velo-cardio-facial syndrome: Implications of microdeletion 22q11 for schizophrenia and mood disorders. Am J Med Gen 105:354–362

Artner K, Barthlen-Weis M, Offenberg M (1989) Intelligenzbeurteilung mit der Kaufman Assessment Battery for Children (K-ABC): Pilotstudie an einer Stichprobe sprachentwicklungsgestörter Kinder. Prax Kinderpsychol Kinderpsychiatr 38:299–303

Arzneimittelkommission der deutschen Ärzteschaft (2004) SSRI und Suizidalität? Dtsch Arztebl 101:A2642 [Heft 39]. Langfassung verfügbar unter: http://www.aerzteblatt.de/plus3904

Asato MR, Hardan AY (2004) Neuropsychiatric problems in tuberous sclerosis complex. J Child Neurol 19:241–249

Austin JK, Harezlak J, Dunn DW, Huster GA, Rose DF, Ambrosius WT (2001) Behavior problems in children before first recognized seizures. Pediatrics 107(1):115–22

Backes M, Genc B, Schreck J, Doerfler W, Lehmkuhl G, von Gontard A (2000) Cognitive and behavioral profile of fragile X boys: correlations to molecular data. Am J Med Genet 95:150–156

Bäckman ML, Santavuori PR, Åberg LE, Aronen ET (2005) Psychiatric symptoms of children and adolescents with juvenile neuronal ceroid lipofuscinosis. J Intellec Disabil Res 49:25–32

Baglietto MG, Battaglia FM, Nobili L et al. (2001) Neuropsychological disorders related to interictal epileptic discharges during sleep in benign epilepsy of childhood with centrotemporal or Rolandic spikes. Dev Med Child Neurol 43:407–412

Bakchine S, Lacomblez L, Benoit N, Parisot D, Chain F, Lhermitte F (1989) Manic-like state after bilateral orbitofrontal and right temporoparietal injury: efficacy of clonidine. Neurology 39(6):777–81

Bandelow B, Heise CA, Banaschewski T, Rothenberger A (2006) Handbuch Psychopharmaka für das Kindes und Jugendalter. Dtsch. Bearbeitung der engl. Version von K.Z. Bezchlibnyk–Butler und A.S. Virani. Hogrefe, Göttingen

Bauer J (2002) Epilepsie – Nützliches zu Behandlung und Beratung. Springer, Heidelberg

Baving L, Schmidt MH (2000) Testpsychologie zwischen Anspruch und Wirklichkeit am Beispiel der Intelligenzdiagnostik. Z Kinder Jugendpsychiatr Psychother 28:163–176

Baving L, Schmidt MH (2001) Evaluierte Behandlungsansätze in der Kinder- und Jugendpsychiatrie (I und II). Z Kinder Jugendpsychiatr 29:189–220

Baz Bartels M, Vlaho S, Boda V et al. (2006) Einfluss des Apolipoprotein E-Genotyps auf die psychointellektuelle Entwicklung nach kindlichem Schädelhirntrauma. Poster. 102. Jahrestagung der Deutschen Gesellschaft für Kinder- und Jugendmedizin. Mainz. [Abstract]

Beck M (2006) Mukopolysaccharidosen. Neue therapeutische Wege. Monatsschrt Kinderheilk 154:962–970

Becker K, Holtmann M (2006) The role of EEG in attention-deficit/hyperactivity disorder. Exp Rev Neurotherap 6:731–739

Beers SR, Skold A, Dixon CE, Adelson PD (2005) Neurobehavioral effects of amantadine after pediatric traumatic brain injury. A preliminary report. J Head Trauma Rehabil 20:450–463

Benz B, Ritz A (1996) Verlauf neuropsychologischer Störungen nach Schädel-Hirntrauma im Kindesalter. Kindh Entw 5:201–208

Benz B, Ritz A, Kiesow S (1999) Influences of age-related factors on long-term outcome after traumatic brain injury (TBI) in children: A review of recent literature and some preliminary findings. Restor Neurol Neurosci 14:3–9

Ben-Yishay Y, Daniels-Zide E (2000) Examined lives: Outcomes after holistic rehabilitation. Rehab Psychol 45:112–129

Ben-Yishay Y, Gold J (1990) Therapeutic milieu approach to neuropsychological rehabilitation. In: Wood RL (ed) Neurobehavioural sequelae of traumatic brain injury. Taylor & Francis, New York, pp 194–215

Benkert O, Hippius H (2007) Kompendium der Psychiatrischen Pharmakotherapie, 6., vollst. überarb. u. erw. Aufl. Springer, Berlin

Bertrand J, Floyd LL, Weber MK (2005) Guidelines for identifying and referring persons with fetal alcohol syndrome. MMWR Recomm Rep 54:1–14

Besag FM (2002) Childhood epilepsy in relation to mental handicap and behavioural disorders. J Child Psychol Psychiatry 43:103–131

Besser R, Gross-Selbeck G (2003) Epilepsiesyndrome – Therapiestrategien. Leitfaden für Klinik und Praxis. Thieme, Stuttgart New York

Bijur PE, Stewart-Brown S, Butler N (1986) Child behavior and accidental injury in 11,966 preschool children. Am J Dis Child 140:487–492

Blackman JA, Worley G, Conaway M, Speer MC, Stittmatter WJ (2004) Apolipoprotein E genotype and outcome after traumatic brain injury in children. Dev Med Child Neurol 46 (Suppl 100):26 (Abstract)

Blackman JA, Worley G, Strittmatter WJ (2005) Apolipoprotein E and brain injury: implications for children. Dev Med Child Neurol 47:64–70

Bluestein HG (1987) Neuropsychiatric manifestations of systemic lupus erythematosus. N Engl J Med 317: 309–310

BMAS Bundesministerium für Arbeit und Soziales (2005) Anhaltspunkte für die ärztliche Gutachtertätigkeit im sozialen Entschädigungsrecht und nach dem Schwerbehindertenrecht. [Verfügbar unter: http://www.bmas.bund.de/BMAS/Navigation/Service/publikationen,did=103142.html]

Bohnen N, Twijnstra A, Jolles J (1992) Post-traumatic and emotional symptoms in different subgroups of patients with mild head injury. Brain Inj 6:481–487

Boivin MJ, Bangirana P, Byarugaba J, Opoka RO, Idro R, Jurek AM, John CC (2007) Cognitive impairment after cerebral malaria in children: a prospective study. Pediatrics 119:e360–366

Bonhoeffer K (1908) Zur Frage der Klassifikation der symptomatischen Psychosen. Berl Klin Wochenschr 45: 2257–2260

Borusiak P, Bast T (2007) Oxcarbazepin bei fokalen Epilepsien im Kindesalter: Ergebnisse einer Untersuchung zur Kognition. Neuropädiatr KlinPrax 6:30–35

Bouma PA, Bovenkerk AC, Westendorp RG, Brouwer OF (1997) The course of benign partial epilepsy with centrotemporal spikes: a meta-analysis. Neurology 48: 430–437

Brandt I (1987) Griffith Entwicklungsskalen (GES). Hogrefe, Göttingen

Braun-Scharm H, Bilke O (2006) Differenzielle Diagnostik und Pharmakotherapie der juvenilen Manie – eine Übersicht. Psychiatr Prax 33 (Suppl 1):S40–46

Breslau N (1990) Does brain dysfunction increased children's vulnerability to environmental stress? Arch Gen Psychiatry 47:15–20

Brestan EV, Eyberg SM (1998) Effective psychosocial treatments of conduct-disordered children and adolescents: 29 years, 82 studies, and 5,272 kids. J Clin Child Psychol 27: 180–189

Briegel W (2006) Psychiatrische Aspekte bei Deletion 22q11.2. Waltenhofen, Verein Kinder mit DiGeorge-Syndrom-22q11 Deletion (KiDS-22q11) e.V.

Briegel W, Cohen M (2004) Das 22q11.2-Deletionssyndrom und seine Relevanz für die Kinder- und Jugendpsychiatrie. Ein Überblick über Ätiologie, körperliche Symptomatik, Entwicklungsaspekte und psychiatrische Störungen. Z Kinder Jugendpsychiatr Psychother 32:107–115

Brod CS (2004) Epilepsie im Jugendalter: Lebensqualität, Krankheitsbewältigung und Risikofaktoren. Inaugural-Dissertation. Universitätsklinik für Kinderheilkunde und Jugendmedizin Tübingen

Brown G, Chadwick O, Rutter M, Traub M (1981) A prospective study of children with head injuries III. Psychiatric sequelae. Psychological Medicine 2:63–78

Brunner J, Sergi C, Jungraithmayr T, Zimmerhackl LB (2006) Systemischer Lupus erythematodes im Kindes- und Jugendalter. Monatsschr Kinderheilkd 154:919–929

Buchmann J, Fegert JM (2004) Organische Psychosyndrome. In: Eggers C, Fegert JM, Resch F (Hrsg) Psychiatrie und Psychotherapie des Kindes- und Jugendalters. Springer, Berlin Heidelberg, S 346–382

Budden S, Meyer E, Butler J (1990) Cerebrospinal fluid studies in the Rett syndrome: Biogenic amines and beta-endorphines. Brain Dev 12:81–84

Bundesarbeitsgemeinschaft für Rehabilitation (Hrsg) (1998) Gemeinsames Rahmenkonzept für die Durchführung stationärer medizinischer Maßnahmen der Vorsorge und Rehabilitation für Kinder und Jugendliche. Frankfurt/Main

Bundesarbeitsgemeinschaft für Rehabilitation (Hrsg) (1999) Empfehlungen zur Neurologischen Rehabilitation von Patienten mit schweren und schwersten Hirnschädigungen in den Phasen B und C. Frankfurt am Main

Carpentieri SC, Mulhern RK, Douglas S, Hanna S, Fairclough DL (1993) Behavioral resiliency among children surviving brain tumors: A longitudinal study. Special Issue: The neuropsychological basis of disorders affecting children and adolescents. J Clin Child Psychol 22:236–246

Cattell RB, Weiß RH, Osterland J (1997) Grundintelligenztest Skala 1 (CFT 1). Westermann, Braunschweig

Chua P, Chiu E (2000) Huntington's disease. In: O'Brien J, Ames D, Burns A (eds) Dementia, 2nd edn. Arnold, London, pp 827–843

Cohen D, Pichard N, Tordjman S et al. (2005) Specific genetic disorders and autism: clinical contribution towards their identification. J Autism Dev Disord 35:103–116

Corboz RJ (1966) Les syndromes psycho-organiques de l'enfant et de l'adolescent. Psychiatrie de l'enfant 9:1

Corder EH, Saunders AM, Risch NJ, Strittmatter WJ, Schmechel DE, Gaskell PC, Rimmler JB, Locke PA, Conneally PM et al. (1994) Protective effect of Apolipoprotein E Type 2 Allele for late onset Alzheimer's disease. Nat Genet 7:180–184

Damasio AR, Tranel D, Damasio H (1990) Individuals with sociopathic behavior caused by frontal damage fail to respond autonomically to social stimuli. Behav Brain Res 41:81–94

Danek A, Wahlländer-Danek U, Stenglein-Krapf G, Uttner I (2001) Neurofibromatose Typ I: Ein Modell für die Untersuchung molekularer Grundlagen von Kognition. Nervenarzt 72:963–967

Daseking M, Petermann F (2007) Schlaganfälle im Kindes- und Jugendalter. Neuropsychologische Aspekte. Kindh Entw 16:27–39

Daseking M, Heubrock D, Hetzel A, Petermann F (2003) Schlaganfälle bei Kindern und Jugendlichen: Epidemiologie – Ätiologie – neurologische Defizite – neuropsychologische Beeinträchtigungen. Nervenarzt 74:1088–1097

Debbane M, Glaser B, David MK, Feinstein C, Eliez S (2006) Psychotic symptoms in children and adolescents with 22q11.2 deletion syndrome: neuropsychological and behavioral implications. Schizophr Res 84(2–3):187–93

Deegener E, Dietel B, Kassel H, Matthaei R, Nödl H (1998) Neuropsychologische Diagnostik bei Kindern und Jugendlichen: Handbuch zur TÜKI. Tübinger Luria-Christensen neuropsychologische Untersuchungsreihe für Kinder, 2. Aufl. Psychologie-Verlags-Union, Weinheim

Dekker MC, Koot HM, van der Ende J, Verhulst FC (2002) Emotional and behavioral problems in children and adolescents with and without intellectual disability. J Child Psychol Psychiatry 43:1087–1098

Deonna T, Zesiger P, Davidoff V, Maeder M, Mayor C, Roulet E (2000) Benign partial epilepsy of childhood: a longitudinal neuropsychological and EEG study of cognitive function. Dev Med Child Neurol 42:595–603

Descheemaeker MJ, Ghesquiere P, Symons H, Fryns JP, Legius E (2005) Behavioural, academic and neuropsychological profile of normally gifted Neurofibromatosis type 1 children. J Intellect Disabil Res 49:33–46

Deutsche Gesellschaft für Kinder- und Jugendmedizin (2003) Leitlinien Kinderheilkunde und Jugendmedizin. Urban & Fischer, München

de Vries P, Humphrey A, McCartney D, Prather P, Bolton P, Hunt A; TSC Behaviour Consensus Panel (2005) Consensus clinical guidelines for the assessment of cognitive and behavioural problems in Tuberous Sclerosis. Eur Child Adolesc Psychiatry 14(4):183–90

de Vries PJ, Hunt A, Bolton PF (2007) The psychopathologies of children and adolescents with tuberous sclerosis complex (TSC) : A postal survey of UK families. Eur Child Adolesc Psychiatry 2007 Jan 31; [Epub ahead of print]

Dewhurst K, Oliver JE, McKnight AL (1970) Soci-psychiatric consequences of Huntington's disease. Br J Psychiatry 116:255–258

Deutsche Gesellschaft für Kinder- und Jugendpsychiatrie, Psychotherapie und Psychosomatik (DGKJP) et al. (2007) Leitlinien zur Diagnostik und Therapie von psychischen Störungen im Säuglings-, Kindes- und Jugendalter. Deutscher Ärzte Verlag, Köln

DiFiglia M (2000) Genetics of childhood disorders. X. Huntington disease. J Am Acad Child Adolesc Psychiatry 39:120–122

Dion MH, Novotny EJ Jr, Carmant L, Cossette P, Nguyen DK (2007) Lamotrigine Therapy of Epilepsy with Angelman's Syndrome. Epilepsia. 2007 Feb 22; [Epub ahead of print]

DiScala C, Lescohier I, Barthel M, Li G (1998) Injuries to children with attention deficit hyperactivity disorder. Pediatrics 102:1415–1420

Döpfner M, Lehmkuhl G, Heubrock D, Petermann F (2000) Diagnostik psychischer Störungen im Kindes- und Jugendalter. Hogrefe, Göttingen

Döpfner M, Schmeck K, Berner W, Lehmkuhl G, Poustka F (1994) Zur Reliabilität und faktoriellen Validität der Child Behavior Checklist – eine Analyse in einer klinischen und einer Feldstichprobe. Z Kinder Jugendpsychiatr 22:189–205

Donders J (1992) Premorbid behavioral and psychosocial adjustment of children with traumatic brain injury. J Abnorm Child Psychol 20:233–246

Doose H, Brigger-Heuer B, Neubauer B (1997) Children with focal sharp waves: clinical and genetic aspects. Epilepsia 38: 788–796

Dreisörner T (2004) Zur Wirksamkeit von Trainings bei Kindern mit Aufmerksamkeitsstörungen. Dissertation. Göttingen: Mathematisch-Naturwissenschaftliche Fakultäten der Georg-August-Universität zu Göttingen

Dykens EM (1995) Measuring behavioral phenotypes: Provocations from the »new genetics«. Am J Ment Retard 99:522–532

Eggers C (1975) Die akute optische Halluzinose im Kindesalter. Fortschr Neurol Psychiatr 43:441–470

Eggert D, Schuck KD (1971) Gruppenintelligenztest für lernbehinderte Sonderschüler (CMM-LB). Beltz, Weinheim

Einfeld S, Tonge B (1995) The Developmental Behavior Checklist: the development and validation of an instrument to assess behavioral and emotional disturbance in children and adolescents with mental retardation. J Autism Dev Disord 25:81–104

Einfeld S, Tonge B, Steinhausen HC (2006) Handbuch für den Verhaltensfragebogen für Kinder mit Entwicklungsstörungen (VFE). Hogrefe, Göttingen

Elger C, Brockhaus A, Lendt M, et al. (1997) Behaviour and cognition in children with temporal lobe epilepsy. In: Tuxhorn I, Holthausen H, Boenigk HE (eds) Pediatric epilepsy syndromes and their surgical treatment. John Libbey, London, pp 311–325

Emanuelson I, von Wendt L, Beckung E, Hagberg I (1998) Late outcome after severe traumatic brain injury in children and adolescents. Pediatr Rehabil 2:65–70

Erdmann G, Heindorf R (ohne Jahresangabe) Psychotherapeutische Behandlung schwerer Verhaltensstörungen nach Hirnschädigungen. [Verfügbar unter: http://www.friedehorst.de/nrz/nrz_wachkoma_akad.pdf]

Erickson CA, Posey DJ, Stigler KA, Mullett J, Katschke AR, McDougle CJ (2007) A retrospective study of memantine in children and adolescents with pervasive developmental disorders. Psychopharmacology (Berl) 191:141–147

Esser G, Schmidt MH (1987) Minimale cerebrale Dysfunktion – Leerformel oder Syndrom? Enke, Stuttgart

Europäische Kommission (1996) Helios II Programme: Functional Rehabilitation; Supporting persons with mental retardation. European Commission, Bruxelles

Ezrachi O, Ben-Yishay Y, Kay T, Diller L, Rattock J (1991) Predicting employment status in traumatic brain injury following neuropsychological rehabilitation. J Head Trauma Rehabil 6:71–84

Fachgesellschaft Rehabilitation in der Kinder- und Jugendmedizin (2003) Leitlinien für Rehabilitaton in der Kinder- und Jugendmedizin und Leitlinie zur Neurologische Rehabilitation im Kindes- und Jugendalter. [Verfügbar unter http://www.uni-duesseldorf.de/AWMF/]

Fakhoury TA, Barry JJ, Mitchell Miller J, Hammer AE, Vuong A (2007) Lamotrigine in patients with epilepsy and comorbid depressive symptoms. Epilepsy Behav 10:155–162

Falkai P, Vogeley K, Maier W (2001) Hirnstrukturelle Veränderungen bei Patienten mit schizophrenen Psychosen. Von der fokalen Pathologie zur Netzwerkstörung. Nervenarzt 72:331–341

Fegert JM (1996) Kinder- und Jugendhilfegesetz: Bessere Versorgung psychisch kranker und behinderter Kinder. Dtsch Ärztebl 93:2286–2289

Feldmann R, Denecke J, Grenzebach M, Schuierer G, Weglage J (2003) Neurofibromatosis type 1: motor and cognitive function and T2–weighted MRI hyperintensities. Neurology 61(12):1725–1728

Fernandez T, Yan WL, Hamburger S et al. (1999) Apolipoprotein E alleles in childhood–onset schizophrenia. Am J Med Genet 88: 211–213

Finegan JA (1998) Study of behavioral phenotypes: goals and methodological considerations. Am J Med Genet 81:148–155

Finger S, Stein DG (1982) Brain damage and recovery. Academic Press, New York

Fleminger S, Greenwood RJ, Oliver DL (2006) Pharmacological management for agitation and aggression in people with acquired brain injury. Cochrane Database Syst Rev:CD003299

Flehmig I et al. (1983) Denver Entwicklungskalen (DES). Thieme, Stuttgart

Flint J, Yule W (1994) Behavioral phenotypes. In: Rutter M, Taylor E, Hersov L (eds). Child and Adolescent Psychiatry. Blackwell, Oxford, pp 666–687

Frank R und Doerr HG (1989). Mania in a girl with cushing's disease. J the Am Acad Child Adolesc Psychiatry 28:610–611

Franulic A, Horta, E, Maturana R, Scherpenisse J, Carbonell C (2000) Organic personality disorder after traumatic brain injury: Cognitive, anatomical, and psychosocial factors. A six months follow-up. Brain Inj 14: 431–439

Fraser J, Wraith JE, Delatycki MB (2002) Sleep disturbance in mucopolysaccharidosis type III (Sanfilippo syndrome): a survey of managing clinicians. Clin Genet 62: 418–421

Freeman JM, Nelson KB (1988) Intrapartum asphyxia and cerebral palsy. Pediatrics 82:240–249

Freeman SFN, Kasari C (1998) Friendships in children with developmental disability. Early Educ Dev 9:341–355

Freud S (1893) Zur Kenntnis der zerebralen Diplegien des Kindesalters. In: Gesammelte Werke, Bd I. Fischer, Frankfurt am Main, S 477–479 (1977)

Friedman G, Froom P, Sazbon L et al. (1999) Apolipoprotein E-epsilon4 genotype predicts a poor outcome in survivors of traumatic brain injury. Neurology 52:244–248

Fryer SL, McGee CL, Matt GE, Riley EP, Mattson SN (2007) Evaluation of psychopathological conditions in children with heavy prenatal alcohol exposure. Pediatrics 119(3):e733–741

Ganesan V, Hogan A, Shack N, Gordon A, Isaacs E, Kirkham FJ (2000) Outcome after ischemic stroke in childhood. Dev Med Child Neurol 42:455–461

Gartner J, Barun A, Holzinger A, Roerig P, Lenard HG, Roscher AA (1998) Clinical and genetic aspects of X-linked adrenoleukodystrophy. Neuropediatrics 29: 3–13

Gasser T, Verleger R, Bacher P, Sroka L (1988) Development of the EEG of school-age children and adolescents. I. Analysis of band power. Electroencephal Clin Neurophysiol 69:91–99

Gasteiger-Klicpera B, Klicpera C, Schabmann A (2006) Der Zusammenhang zwischen Lese-, Rechtschreib- und Verhaltensschwierigkeiten: Entwicklung vom Kindergarten bis zur vierten Grundschulklasse. Kindh Entw 15:55–67

Gath A (1990) Down syndrome children and their families. Am J Med Genet Suppl 7:314–316

Gauggel S (2003) Grundlagen und Empirie der Neuropsychologischen Therapie: Neuropsychotherapie oder Hirnjogging? Z Neuropsychologie 14:217–246

Gauggel S, Konrad K, Wietasch AK (1998) Neuropsychologische Rehabilitation. Psychologie Verlags Union, Weinheim

Gaynor JW, Gerdes M, Zackai EH et al. (2003) Apolipoprotein E genotype and neurodevelopmental sequelae of infant cardiac surgery. J Thorac Cardiovasc Surg 126:1736–1745

Gemeinsame Ethikkommission der DGKJP, BKJPP und BAG (2001) Ethische Grundsätze in der Kinder- und Jugendpsychiatrie und -psychotherapie. Z Kinder Jugendpsychiatr 29:150–151

Gerdes M, Solot C, Wang PP, McDonald-McGinn DM, Zackai EH (2001) Taking advantage of early diagnosis: preschool children with the 22q11.2 deletion. Genet Med 3:40–44

Gerlach M, Baving L, Fegert JM (2006) Therapie mit Lithiumsalzen in der Kinder- und Jugendpsychiatrie – Klinische Wirksamkeit und praktische Empfehlungen. Z Kinder Jugendpsychiatr Psychother 34:181–189

Gerlach M, Warnke A, Wewetzer C (2004) Neuro-Psychopharmaka im Kindes- und Jugendalter. Grundlagen und Therapie. Springer, Wien New York

Gerring JP, Slomine B, Vasa RA et al. (2002) Clinical predictors of posttraumatic stress disorder after closed head injury n children. Am Acad Child Adolesc Psychiatry 41(2):157–65

Glauninger G, Kapitany T, Baumgartner C, Kasper S (2001) Die Psychosen bei Epilepsie. J Neurol Neurochir Psychiatr 2:47–57

Goodman R (2003) Brain disorders. In: Rutter M, Taylor E (eds) Child and adolescent psychiatry, 4th edn. Blackwell, Oxford, pp 241–260

Goodman R (1997) The Strengths and Difficulties Questionnaire: a research note. J Child Psychol Psychiatry 38:581–586

Goodman R, Graham P (1996) Psychiatric problems in children with hemiplegia: cross sectional epidemiological survey. Br Med J 312:1065–1069

Goodman R, Yude C (1997) Do unilateral lesions of the developing brain have side-specific psychiatric consequences in childhood? Laterality 2: 103–115

Gordon NS, Fois A, Jacobi G, Minns RA, Seshia SS (1983) The management of the comatose child. Neuropediatrics 14:3–5

Gordon N, Sillanp M (1997) Epilepsy and prejudice with particular relevance to childhood. Dev Med Child Neurol 39:777–881

Gothelf D, Gruber R, Presburger G et al. (2003) Methylphenidate treatment for attention-deficit/hyperactivity disorder in children and adolescents with velocardiofacial syndrome: an open-label study. J Clin Psychiatry 64:1163–1169

Gothelf D, Eliez S, Thompson T et al. (2005) COMT genotype predicts longitudinal cognitive decline and psychosis in 22q11.2 deletion syndrome. Nat Neurosci 8:1500–1502

Gross-Tsur V, Manor O, vd Meere J, Joseph A, Shalev RS (1997) Epilepsy and attention deficit hyperactivity disorder: Is methylphenidate safe and effective. J Pediatr 130:670–674

Grützmacher (2001) Unfallgefährdung bei Aufmerksamkeits- und Hyperaktivitätsstörung. Dtsch Ärztebl 98:A 2195– 2197

Gutjahr P (1987) Krebs bei Kindern und Jugendlichen. Deutscher Ärzte Verlag, Köln

Hagberg B, Witt-Engerstrom I (1986) A suggested staging system for prescribing impairment profile with increasing age towards adolescence. Am J Med Genet 24: 377–382

Hagenah U, Coners H, Kotlarek F, Herpertz-Dahlmann B (1999) Tuberöse Sklerose und organische bipolare Störung bei einer 15jährigen Jugendlichen. Z Kinder Jugendpsychiatr Psychother 27(4):283–289

Hall NA, Lake BD, Patrick AD (1991) Recent biochemical and genetic advances in our understanding of Batten's Disease (ceroid-lipofuscinosis). Dev Neurosci 13:33–344

Harding D, Baines PB, Brull D et al. (2002) Severity of meningococcal disease in children and the angiotensin-converting enzyme insertion/deletion polymorphism. Am J Respir Crit Care Med 165:1103–1106

Harper PS, Clarke A (1990) Should we test children for adult genetic diseases? Lancet 335:1205–1206

Hartwich P, Barocka A (Hrsg) (2006) Organisch bedingte psychische Störungen. Diagnostik und Therapie. Verlag Wissenschaft & Praxis, Sternfels

Hazell P, O'Connell D, Heathcote D, Henry D (2003) Tricyclic drugs for depression in children and adolescents. The Cochrane Library, Issue 3

Heller KA, Kratzmeier H, Lengfelder A (1998) Matrizen-Test-Manual Band 1 (SPM). Beltz-Test, Göttingen

Heilä H, Turpeinen P, Erkinjuntti T (1995) Case study: mania associated with multiple sclerosis. J the American Academy of Child and Adolescent Psychiatry 34:1591–1595

Hellbrügge T (1994) Münchener Funktionelle Entwicklungsdiagnostik, 4., korr. u. erw. Aufl. Göttingen, Hogrefe

Hennicke K (2005) Stationäre und ambulante Versorgung von Menschen mit Intelligenzminderung und psychischen Störungen in den Kliniken für Kinder- und Jugendpsychiatrie/ Psychotherapie in Deutschland – Erste Ergebnisse einer Fragebogenuntersuchung. In: Seidel M (Hrsg) Die stationär-psychiatrische Versorgung von psychisch erkrankten Menschen mit geistiger Behinderung. Dokumentation der Arbeitstagung der DGSGB am 3.12.2004 in Kassel. Materialien der DGSGB Band 10, Berlin, 17–39. [Verfügbar unter http://www.dgsgb.de]

Heubrock D (1992) Der Auditiv-Verbale Lerntest (AVLT) in der klinischen und experimentellen Neuropsychologie. Durchführung, Auswertung und Forschungsergebnisse. Z Diff Diagn Psychol 13:161–117

Heubrock D, Lahusen K (1994) Das Adaptive Intelligenz Diagnosticum (AID) und der revidierte Hamburg-Wechsler-Intelligenztest für Kinder (HAWIK-R) als Paralleltests in der neuropsychologischen Verlaufsdiagnostik. Z Neuropsychol 5:4–14

Heubrock D, Petermann F (2000) Lehrbuch der Klinischen Kinderneuropsychologie. Grundlagen, Syndrome, Diagnostik und Intervention. Hogrefe, Göttingen

Heubrock D, Petermann F (2001) Ambulante Klinische Kinderneuropsychologie – Eine Bestandsaufnahme und erste empirische Befunde einer ambulanten kinderneuropsychologischen Inanspruchnahmepopulation. Z Neuropsychol 12:207–220

Heubrock D, Petermann F, Jacobs C, Muth D (2001) Effizienz neuropsychologischer Therapie bei Kinder mit räumlich-konstruktiven Störungen: Psychometrische und psychosoziale Effekte. Kindh Entw 10:105–113

Heun R, Kölsch R (2003) Genetik der Alzheimer Demenz. psychoneuro 29:175–178

Hyman SL, Gill DS, Shores EA, Steinberg A, Joy P, Gibikote SV, North KN (2003) Natural history of cognitive deficits and their relationship to MRI T2–hyperintensities in NF1. Neurology 60(7):1139–1145

Hyman SL, Shores A, North KN (2005) The nature and frequency of cognitive deficits in children with neurofibromatosis type 1. Neurology. 65(7):1037–1044

Hochberg MC (1997) Updating the American College of Rheumatology revised criteria for the classification of systemic lupus erythematosus. Arthritis Rheum 40:1725

Hodapp RM, Leckman JF, Dykens EM, Sparrow SS, Zelinsky DG, Ort SI (1992) K-ABC profiles in children with fragile X syndrome, Down syndrome, and nonspecific mental retardation. Am J Ment Retard 97(1):39–46

Holthausen H (2001) Epileptische Anfälle im Kindesalter. Übersicht, Terminologie und Klassifikation. Monatsschr Kinderheilkd 149:1154–1161

Holtmann M, Becker K, El-Faddagh M, Schmidt MH (2004a) Benigne epilepsietypische Potentiale des Kindesalters (Rolando-Spikes) -neurobiologische und neuropsychologische Befunde und ihre klinische Bedeutung in der Kinder- und Jugendpsychiatrie. Z Kinder Jugendpsychiatr 32:117–129

Holtmann M, Poustka F, Schmidt MH (2004b) Biologische Korrelate der Resilienz im Kindes- und Jugendalter. Kindh Entw 13(4):201–211

Holtmann M, Becker K, Kentner-Figura B, Schmidt MH (2003) Increased frequency of rolandic spikes in ADHD-children. Epilepsia 44:1241–1244

Holtmann M, Bölte S, Poustka F (2006a) Suizidalität bei depressiven Kindern und Jugendlichen unter Behandlung mit Selektiven Serotonin-Wiederaufnahmehemmern (SSRI) – Review und Meta-Analyse verfügbarer doppelblind, Plazebo-kontrollierter Studien. Nervenarzt 77:1332–1337

Holtmann M, Bölte S, Poustka F (2006c) Genetik des Autismus. Z Med Gen 18:42–46

Holtmann M, Bölte S, Wöckel L, Poustka F (2005) Antidepressive Therapie bei Kindern und Jugendlichen: Anwendung und Stellenwert der Selektiven Serotonin-Wiederaufnahmehemmer. Dtsch Ärztebl 102(14):976–978

Holtmann M, Matei A, Hellmann U, Becker K, Poustka F, Schmidt MH (2006b) Rolandic spikes increase impulsivity in ADHD – a neuropsychological pilot study. Brain Dev 28:633–640

Holtmann M, Schmidt MH (2004) Resilienz im Kindes- und Jugendalter. Kindh Entw 13:195–200

Holtmann M, Schmidt MH (2007) Kombination von Verhaltenstherapie und Pharmakotherapie bei Kindern und Jugendlichen. In: Borg-Laufs M (Hrsg) Verhaltenstherapie bei Kindern und Jugendlichen. Bd.2: Interventionsmethoden, 2. überarb. Aufl. DGVT, Tübingen, S 901–923

Holzhausen SP, Guerreiro MM, Baccin CE, Montenegro MA (2007) Use of risperidone in children with epilepsy. Epilepsy Behav. 2007 Mar 21 [Epub ahead of print]

Horn W, Lukesch H, Kormann A, Mayrhofer S (2002). Prüfsystem für Schul- und Bildungsberatung für 4. bis 6. Klassen – revidierte Fassung (PSB-R 4–6). Hogrefe, Göttingen

Horn W, Lukesch H, Mayrhofer S, Kormann A (2003). Prüfsystem für Schul- und Bildungsberatung für 6. bis 13. Klassen – revidierte Fassung (PSB-R 6–13). Hogrefe, Göttingen

Ingram TTS (1955) A study of cerebral palsy in the childhood population of Edinburgh. Arch Dis Child 30: 85–98

Jacobs C, Petermann F (2007a) Training für Kinder mit Aufmerksamkeitsstörungen. Das neuropsychologischen Gruppenprogrammes ATTENTIONER. 2., völlig veränd. Aufl. Hogrefe, Göttingen

Jacobs C, Petermann F (2007b) Aufmerksamkeitsstörungen bei Kindern: Langzeiteffekte des neuropsychologischen Gruppenprogrammes ATTENTIONER. Kindh Entw 16:40–49

Jacobsen B, Kinney DK (1980) Perinatal complications in adopted and non-adopted schizophrenics and their controls: preliminary results. Acta Psychiatr Scand Suppl 285: 337–346

Janke N, Petermann F (2006) Zur klinischen Aussagekraft des SON-R 2½-7. Kindh Entw 15:83–92

Jorge RE (2005) Neuropsychiatric consequences of traumatic brain injury: a review of recent findings. Curr Opin Psychiatry 18:289–299

Jung M, Gabriel KH, Stolle D (2000) Das ESES-Syndrom in der Kinder- und Jugendpsychiatrie. Z Kinder Jugendpsychiatr Psychother 28: 17–24

Kahlbaum KL (1884) Über jugendliche Nerven- und Gemühtserkrankungen und ihre pädagogische Behandlung in der Heilanstalt. Allg Z Psychiatr 40: 863–873

Kampfl A, Schmutzhard E, Franz G et al. (1998) Prediction of recovery from post-traumatic vegetative state with cerebral magnetic-resonance imaging. Lancet 351:1763–1767

Kapfhammer HP (2001) Organisches Psychosyndrom. Internist 42: 1387–1406

Karayiorgou M, Morris MA, Morrow B et al. (1995) Schizophrenia susceptibility associated with interstitial deletions of chromosome 22q11. Proc Natl Acad Sci 92:7612–7616

Kennedy CR, Leyland K (1999) Comparison of screening instruments for disability and emotional/behavioral disorders with a generic measure of health-related quality of life in survivors of childhood brain tumors. Int J Cancer 12 (Suppl):106–111

Kim E, Bijlani M (2006) A pilot study of quetiapine treatment of aggression due to traumatic brain injury. J Neuropsychiatry Clin Neurosci 18(4):547–9

Kirkham FJ, Prengler M, Hewes DKM, Ganesan V (2000) Risk factors for arterial ischemic stroke in children. J Child Neurol 15:299–307

Klonoff H, Clark C, Klonoff PS (1993) Long-term outcome of head injuries: A 23 year follow-up study of children with head injuries. 56: 410–415

Klusmann A, Dehmel T, Gärtner J (2003) X-chromosomale Adrenoleukodystrophie. Eine peroxisomale Stoffwechselerkrankung der Gruppe II. Monatsschr Kinderheilkd 151:444–458

Knight C, Rutterford NA, Alderman N, Swan LJ (2002) Is accurate selfmonitoring necessary for people with acquired neurological problems to benefit from the use of differential reinforcement methods? Brain Inj 16:75–87

Kolb B, Whishaw IQ (1996) Neuropsychologie, 2. Aufl. Spektrum, Heidelberg

Kohlschütter A, Goebel HH, Schulz A, Lukacs Z (2005) Die neuronalen Ceroid-Lipofuszinosen. Demenzerkrankungen bei Kindern und Jugendlichen. Dtsch Ärztebl 102, A 284–288

Kolakowsky-Hayner SA, Kreutzer JS (2001) Return to work after brain injury: a self-directed approach. Neuro Rehabil 16:41–47

Konrad K, Gauggel S (2001) Kognitive, behaviorale und psychosoziale Langzeitfolgen nach pädiatrischen Hirntumoren. Kindh Entw 10:78–86

Konrad K, Gauggel S, Jansen HT (1998) Hirntumorerkrankungen im Kindesalter: Kognitive, affektive und psychosoziale Langzeitfolgen. Kindh Entw 7:154–162

Konrad K, Gilsbach S (2007) Aufmerksamkeitsstörungen im Kindesalter – Erkenntnisse funktioneller Magnetresonanztomographie. Kindh Entw 16:7–15

Koocher GP, O'Malley JE (1981) The Damokles syndrome. Psychosocial consequences of surviving cancer. McGraw-Hill, New York

Korenke GC, Christen HJ, Kruse B, Hunneman DH, Hanefeld F (1997) Progression of X-linked adrenoleukodystrophy under interferon b therapy. J Inher Metab Dis 20: 59–66

Kratzmeier H, Horn R (1987) Standard Progressive Matrices (SPM). Manual, 3. Aufl. Beltz, Weinheim

Kratzmeier H, Heller KA (1996) Advanced Progressive Matrices (APM), 2. Aufl. Hogrefe, Göttingen

Krenn M, Bonelli RM, Niederwieser G, Reisecker F, Költringer P (2001) Adrenoleukodystrophie kann Multiple Sklerose imitieren. Nervenarzt 72:794–797

Krowatschek D (1994) Marburger Konzentrationstraining. Verlag Modernes Lernen, Dortmund

Kubinger KD, Wurst E (1991) Adaptives Intelligenz Diagnostikum (AID). Beltz, Weinheim

Kurihara M, Kumagai K, Yagishita S (1996) Sanfilippo syndrome type C: a clinicopathological autopsy study of a long-term survivor. Pediatr Neurol 14:317–321

Kuroda MM, Weck ME, Sarwark JF, Hamidullah A, Wainwright MS (2007) Association of Apolipoprotein E Genotype and Cerebral Palsy in Children. Pediatrics 119:306–313

Laskowitz DT, Horsburgh K, Roses AD (1998) Apolipoprotein E and the CNS response to injury. J Cereb Blood Flow Metab 18: 465–471

Laucht M, Esser G, Schmidt MH (2000) Längsschnittforschung zur Entwicklungsepidemiologie psychischer Störungen: Zielsetzung, Konzeption und zentrale Befunde der Mannheimer Risikokinderstudie. Z Klein Psychol Psychother 29:246–262

Lauth G (2001) Konzentrations- und Aufmerksamkeitstrainings. In: Borg-Laufs M (Hrsg) Verhaltenstherapie bei Kindern und Jugendlichen. Bd.2: Interventionsmethoden. DGVT, Tübingen, S 577–603

Lauth G, Schlottke P (1999) Training mit aufmerksamkeitsgestörten Kindern, 4. Aufl. Psychologie Verlags Union, Weinheim

Lehmkuhl G, Melchers P (2001a) Hirnfunktionsstörungen. In: Steinhausen HC (Hrsg) Entwicklungsstörungen im Kindes- und Jugendalter. Ein interdisziplinäres Handbuch. Kohlbrenner, Stuttgart, S 216–229

Lehmkuhl G, Melchers P (2001b) Psychische und neuropsychologische Folgen von Schädel-Hirn-Traumen im Kindesalter. Kindh Entw 10:70–77

Lehmkuhl G, Thoma W (1987) Langfristige Verhaltens- und Leistungsänderungen nach einem Schädel-Hirn-Trauma im Kindesalter. Monatsschr Kinderheilkd 135:402–405

Lehmkuhl G, Thoma W (1989) Gibt es ein spezifisches hirnorganisches Psychosyndrom nach Schädel-Hirn-Traumen im Kindes- und Jugendalter? Nervenarzt 60:106–114

Lempp R (1964) Frühkindliche Hirnschädigung und Neurose. Huber, Bern Stuttgart

Lempp R (1988) Ist die MCD tatsächlich nur eine Leerformel? Ein wissenschaftstheoretisches Problem. Z Kinder Jugendpsychiatr 16:31–36

Lepach AC, Petermann F (2007) Memory and Learning Testbattery for Children (MLT-C). Huber, Bern

Leviton A, Dammann O (2002) Brain damage markers in children. Neurobiological and clinical aspects. Acta Paediatr 91:9–13

Levin HS, Hanten G (2005) Executive functions after traumatic brain injury in children. Pediatr Neurol 33:79–93

Levine B, Robertson IH, Clare L, Carter G, Hong J, Wilson BA, Duncan J, Stuss DT (2000) Rehabilitation of executive functioning: An experimental – clinical validation of Goal Management Training. J Int Neuropsychol Soc 6:299–312

Leyfer OT, Folstein SE, Bacalman S, Davis NO, Dinh E, Morgan J, Tager-Flusberg H, Lainhart JE (2006) Comorbid psychiatric disorders in children with autism: interview development and rates of disorders. J Autism Dev Disord 36(7):849–61

Leyhe T, Haarmeier T, Dufke A, Giedke H (2002) Mikrodeletion 22q11.2. Nervenarzt 73:452–457

Lezak MD, Howieson DB, Loring DW (2004) Neuropsychological assessment, 4th edn. Oxford University Press, New York

Liaquat I, Dunn LT, Nicoll JAR, Teasdale GM, Norrie JD (2002) Effect of apolipoprotein E genotype on hematoma volume after trauma. J Neurosurg 96:90–96

Limond J, Leeke R (2005) Practitioner review: Cognitive rehabilitation for children with acquired brain injury. J Child Psychol Psychiatry 46: 339–352

Lincoln NB, Flannaghan T (2003) Cognitive behavioral psychotherapy for depression following stroke: a randomized controlled trial. Stroke 34:111–115

Lindsay J, Ounsted C, Richards P (1979) Long-term outcome in children with temporal lobe seizures. III: Psychiatric aspects in childhood and adult life. Dev Med Child Neurol 21(5):630–636

Lishman WA (1987) Organic psychiatry.The psychological consequences of cerebral disorder, 2nd edn. Blackwell Science, Abingdon

Löhrer F, Kaiser R (1999) Biogene Suchtmittel. Neue Konsumgewohnheiten bei jungen Abhängigen? Nervenarzt 70:1029–1033

Lösslein H, Deike-Beth C (2000) Hirnfunktionsstörungen bei Kindern und Jugendlichen. Neuropsychologische Untersuchungen für die Praxis. Deutscher Ärzteverlag, Köln

Luigs P (2004) Schlaganfall im Kindesalter: Zusammenhang zwischen prothrombotischen Risikofaktoren in Bezug auf Ersterkrankung und Rezidiv. Inaugural-Dissertation. Münster: Medizinische Fakultät der Westfälischen Wilhelms-Universität

Lyon MR, Cline JC, Totosy de Zepetnek J, Shan JJ, Pang P, Benishin C (2001) Effect of the herbal extract combination Panax quinquefolium and Ginkgo biloba on attention-deficit hyperactivity disorder: a pilot study. J Psychiatry Neurosci 26(3):221–228

Macha T, Petermann F (2006) Entwicklungsdiagnostik. In: Petermann F, Eid M (Hrsg) Handbuch der Psychologischen Diagnostik. Hogrefe, Göttingen, S 594–602

Malec JF (1999) Goal Attainment Scaling in rehabilitation. Neuropsychol Rehabil 9:253–275

March J, Silva S, Petrycki S et al. (2004) Fluoxetine, cognitive-behavioral therapy, and their combination for adolescents with depression: Treatment for Adolescents With Depression Study (TADS) randomized controlled trial. J Am Med Assoc 292:807–820

Marx M, Beck JD, Müller H, Kuhl J, Langer T, Dörr HG (2000) Späte hormonelle Komplikationen nach der Behandlung von Hirntumoren bei Kindern und Jugendlichen: Eine Literaturübersicht und ein Modell für die integrative Hormonnachsorge. Klin Pädiatr 212:224–228

Masanic CA, Bayley MT, VanReekum R, Simard M (2001) Open-label study of donepezil in traumatic brain injury. Arch Phys Med Rehabil 82(7):896–901

Mathews KD (1994) Stroke in Neonates and Children: Overview. In: Biller J (ed) Stroke in children and young adults. Butterworth-Heinemann, Boston, pp 15–29

Maurer K, Wetterling T (2006) Organische psychische Störungen – Eine Übersicht. In: Hartwich P, Barocka A (Hrsg) Organisch bedingte psychische Störungen. Diagnostik und Therapie. Verlag Wissenschaft & Praxis, Sternfels, S 11–24

Mautner VF, Kluwe L, Thakker SD, Leark RA (2002) Treatment of ADHD in neurofibromatosis type 1. Developmental Medicine and Child Neurology 44:164–70

Max JE, Robin DA, Lindgren SD, Smith WL Jr, Sato Y, Mattheis PJ, Stierwalt JA, Castillo CS (1998) Traumatic brain injury in children and adolescents: psychiatric disorders at one year. J Neuropsychiatry Clin Neurosci 10(3):290–297

May TW, Pfäfflin M (2002) The efficacy of an educational treatment program for patients with epilepsy (MOSES): results of a controlled, randomized study. Epilepsia 43:539–549

McCracken JT, McGough J, Shah B et al. (2002) Research Units on Pediatric Psychopharmacology Autism Network. Risperidone in children with autism and serious behavioral problems. New England J Medicine 347:314–321

McDougle et al. (2005) Risperidone for the core symptom domains of autism: results from the study by the autism network of the RUPP. Am J Psychiatry 162(6):1142–8

Mehnert WH, Krause G (2005) Surveillance of Lyme borreliosis in Germany, 2002 and 2003. Euro Surveill 10:83–85

Melchers P, Lehmkuhl G (2000) Neuropsychologische Diagnostik im Kindes- und Jugendalter. Z Kinder Jugendpsychiatr Psychother 28: 177–187

Melchers P, Preuß U (1994) Kaufman-Assessment Battery for Children (K-ABC). Swets, Lisse

Mengel E (2006) Sphingolipidosen. Monatsschr Kinderheilkd 154:945–954

Meyer-Probst B, Reis O (1999) Von der Geburt bis 25: Rostocker Längsschnittstudie (ROLS). Kindh Entw 8:59–68

Michaelis R, Niemann G (2004) Entwicklungsneurologie und Neuropädiatrie. Grundlagen und diagnostische Strategien, 3. Aufl. Thieme, Stuttgart

Miller G (1989) Minor congenital anomalies and ataxic cerbral palsy. Arch Dis Child 64:557–562

Morrison KE, Steers G, Dubowitz V (1999) No evidence of association between apolipoprotein E genotype and phenotypic severity in childhood onset proximal spinal muscular atrophy. Neuromuscul Disord 9:372–375

Mostow EN, Byrne J, Connelly RR, Mulvihill JJ (1991). Quality of life in long-term survivors of CNS tumors of childhood and adolescence. J Clin Oncol 9: 592–599

MTA Cooperative Group (1999) A 14–month randomized clinical trial of treatment strategies for attention-deficit/hyperactivity disorder. The MTA Cooperative Group. Multimodal Treatment Study of Children with ADHD. Arch Gen Psychiatry 56:1073–1086

Muir CA, Rosenthal M, Diehl LN (1990) Methods of family intervention. In: Rosenthal M, Griffith ER, Bond MR & Miller JD (eds) Rehabilitation of the adult and child with traumatic brain injury, 2nd edn. Davis, Philadelphia, pp. 433–448

Mulhern RK, Carpentieri S, Shema S, Stone P, Fairclough D (1993) Factors associated with social and behavioral problems among children recently diagnosed with brain tumor. J Pediatr Psychol 18:339–350

Murphy KC (2002) Schizophrenia and velo-cardio-facial syndrome. Lancet 359:426–30

Muth D, Heubrock D, Petermann F (2001) Training für Kinder mit räumlich-konstruktiven Störungen. Das neuropsychologische Gruppenprogramm DIMENSIONER. Hogrefe, Göttingen

Nass R, Koch D (1987) Temperament differences in toddlers with early unilateral right- and left-brain damage. Dev Neuropsychol 3:93–99

Neuhäuser G (1985) Psychische Störungen nach entzündlichen Erkrankungen des Zentralnervensystems. In: Remschmidt H, Schmidt MH (Hrsg) Kinder- und Jugendpsychiatrie in Klinik und Praxis, Bd. II. Thieme, Stuttgart

Neuhäuser G, Heubrock D (2000) Neuropsychologische Störungen. In: Petermann F (Hrsg) Lehrbuch der klinischen Kinderpsychologie und -psychotherapie, 4. Aufl. Hogrefe, Göttingen. S 323–357

Neumärker KJ, Bzufka MW (1989) Berliner Luria-Neuropsychologisches Verfahren für Kinder (BLN-K). Hogrefe, Göttingen

Niklasson L, Rasmussen P, Oskarsdottir S, Gillberg C (2005) Attention deficits in children with 22q.11 deletion syndrome. Dev Med Child Neurol 47:803–807

Nissen G (1990) Bedeutungswandel zerebraler Erkrankungen bei Kindern und Jugendlichen. In: Nissen G (Hrsg) Somatogene Psychosyndrome und ihre Therapie im Kindes- und Jugendalter. Huber, Bern, S 10–18

North K (2000) Neurofibromatosis type 1. Am J Med Genet 97:119–127

O'Callaghan F (1999) Tuberous sclerosis. Br Med J 318:1019–1020

Olbrich R (1999) Psychologische Verfahren zur Reduktion kognitiver Defizite. Fortschr Neurol Psychiatr 67:74–76

Oliver C, Murphy G, Crayton L, Corbett J (1993) Self-injurious behavior in Rett syndrome: interactions between features of Rett syndrome and operant conditioning. J Autism Dev Disord 23:91–109

Papolos DF, Faedda GL, Veit S et al. (1996) Bipolar spectrum disorders in patients diagnosed with velo-cardio-facial syndrome: Does a hemizygous deletion of chromosome 22q11 result in bipolar affective disorder? Am J Psychiatry 153:1541–1547

Pearson DA, Santos CW, Roache JD et al. (2003) Treatment effects of methylphenidate on behavioral adjustment in children with mental retardation and ADHD. J Am Acad Child Adolesc Psychiatry 42:209–216

Pennington L, McConachie H (2001) Predicting patterns of interaction between children with cerebral palsy and their mothers. Dev Med Child Neurol 43:83–90

Percy AK, Glaze DG, Schultz RJ et al. (1994) Rett syndrome: controlled study of an oral opiate antagonist, naltrexone. Ann Neurol 35(4):464–470

Perry A, Sarlo-McGarvey N, Haddad C (1991) Brief report: cognitive and adaptive functioning in 28 girls with Rett syndrome. J Autism Dev Disord 21(4):551–556

Petermann F (2001) Unterstützende Maßnahmen zur Krankheitsbewältigung. Monatsschr Kinderheilkd 149:601–611

Petermann F, Lepach AC (2007) Klinische Kinderneuropsychologie. Kindh Entw 16:1–6

Petermann F, Renziehausen A (2005) Neuropsychologisches Entwicklungs-Screening. Huber, Bern

Pompili M, Girardi P, Tatarelli R (2006a) Death from suicide versus mortality from epilepsy in the epilepsies: a meta-analysis. Epilepsy Behav 9(4):641–8

Pompili M, Girardi P, Tatarelli G, Angeletti G, Tatarelli R (2006b) Suicide after surgical treatment in patients with epilepsy: a meta-analytic investigation. Psychol Rep 98(2):323–38

Pott W, Remschmidt H (1996) Fokale hypersynchrone Aktivität im EEG bei Kindern mit Teilleistungsstörungen: besteht eine klinische Relevanz? Z Kinder Jugendpsychiatr 24:272–281

Poustka F, Bölte S, Feineis-Matthews S, Schmötzer G (2004) Autistische Störungen. Leitfaden Kinder- und Jugendlichen Psychotherapie (Band 5). Hogrefe, Göttingen

Poustka F (2006) Organisch bedingte Verhaltensstörungen bei Kindern und Jugendlichen. In: Hartwich P, Barocka A (Hrsg) Organisch bedingte psychische Störungen. Diagnostik und Therapie. Verlag Wissenschaft & Praxis, Sternfels, S 25–36

Poustka F (1979) Ist ein Syndrom »minimale cerebrale Dysfunktion« allein psychopathologisch diagnostizierbar? In: Müller-Küppers M, Specht F (Hrsg) Recht – Behörde – Kind. Huber, Bern, S 235–251

Prather P, de Vries PJ (2004) Behavioral and cognitive aspects of tuberous sclerosis complex. J Child Neurol 19:666–674

Radcliffe J, Bunin GR, Sutton LN, Goldwein JW, Philipps PC (1994) Cognitive deficits in long-term survivors of childhood medulloblastoma and other noncortical tumors: Age-dependent effects of whole brain radiation. International J Dev Neurosci 12:327–334

Raiford KL, Shao Y, Allen IC et al. (2004) No association between the APOE gene and autism. Am J Med Genet 125B: 57–60

Rantakallio P, von Wendt L (1985) Risk factors for mental retardation. Arch Dis Child 60: 946–952

Rappley MD (1997) Safety issues in the use of methylphenidate. An American perspective. Drug Safety 17:143–148

Raven JC, Bulheller S, Häcker H (2003) Coloured Progressive Matrices (CPM). Manual. 3. Aufl. Hogrefe, Göttingen

Reddickaij WE, Russell JM, Glass JO et al. (2000) Subtle white matter volume differences in children treated for medulloblastoma with conventional or reduced dose craniospinal irradiation. Magn Reson Imaging 18:787–793

Reiss S, Levitan G, Szysko J (1982) Emotional disturbance and mental retardation: Diagnostic overshadowing. Am J Ment Deficiency 86:567–574

Remschmidt H (1990) Verlauf und Prognose traumatischer Psychosyndrome im Kindes- und Jugendalter. In: Nissen G (Hrsg) Somatogene Psychosyndrome und ihre Therapie im Kindes- und Jugendalter. Huber, Bern, S 109–134

Remschmidt H (2004) Psychische Störungen im Zusammenhang mit Hirnschädigungen. In: Reinhardt D (Hrsg) Therapie der Krankheiten im Kindes- und Jugendalter, 7., vollst. überarb. Aufl. Springer, Berlin, S 1770–1777

Remschmidt H, Schmidt MH, Poustka F (2001) Multiaxiales Klassifikationsschema für psychische Störungen des Kindes- und Jugendalters nach ICD-10 der WHO, 4. Aufl. Huber, Bern Göttingen Toronto Seattle

Remschmidt H, Stutte H (1980) Neuropsychiatrische Folgen nach Schädel-Hirn-Traumen im Kindes- und Jugendalter. Huber, Bern Stuttgart Wien

Remschmidt H, Walter R (1990) Psychische Auffälligkeiten bei Schulkindern. Hogrefe, Göttingen

Remschmidt H, Walter R, Kampert K, Henninghausen K (1988) Minimale zerebrale Dysfunktion – Zur Revision eines klinischen Konzepts. Erhebungen an einer vollständigen kinder- und jugendpsychiatrischen Inanspruchnahmepopulation. Fortschr Neurol Psychiatr 56: 241–248

Renziehausen A, Petermann F (2007) Zur prädiktiven Validität des neuropsychologischen Entwicklungs-Screenings NES. Kindh Entw 16:62–72

Riddle MA, Bernstein GA, Cook EH, Leonard HL, March JS, Swanson JM (1999) Anxiolytics, adrenergic agents, and naltrexone. J Am Acad Child Adolesc Psychiatry 38(5):546–556

Riikonen R, Amnell G (1981) Psychiatric disorders in children with earlier infantile spasms. Dev Med Child Neurol 23(6):747–760

Ris MD, Noll RB (1994) Long-term neurobehavioral outcome in pediatric brain-tumor patients: Review and methodological critique. J Clinical and Experimental Neuropsychology 16:21–42

Rispens J, Swaab H, van den Oord EJ, Cohen-Kettenis P, van Engeland H, van Yperen T (1997) WISC profiles in child psychiatric diagnosis: Sense or nonsense? J the Am Acad Child Adolesc Psychiatry 36:1587–1594

Ritz A, Benz B (2003) Besonderheiten bei der neurologischen Rehabilitation von Kindern und Jugendlichen. Seminar Neurologische Rehabilitation von Kindern und Jugendlichen. Bundesarbeitsgemeinschaft für Rehabilitation, 7.–9. Oktober 2003 Bremen. [Verfügbar unter: http://www.friedehorst.de/nrz/nrz_Ritz-Benz_et_al.pdf]

Riva D, Pantaleoni C, Milani N, Belani FF (1989) Impairment of neuropsychological functions in children with medulloblastomas and astrocytomas in the posterior fossa. Childs Nervous System 5:107–110

Romero B, Eder G (1992) Selbst-Erhaltungs-Therapie (SET): Konzept einer neuropsychologischen Therapie bei Alzheimer-Kranken. Z Gerontopsychol Psychiatr 5:267–282

Rosenberg MH, Deerfield LJ, Baruch EM (2003) Two Cases of Severe Gamma-Hydroxybutyrate Withdrawal Delirium on a Psychiatric Unit: Recommendations for Management. Am J Drug Alc Abuse 29:487–496

Roses AD (1996) Apolipoprotein E in neurology. Curr Opin Neurol 9:265–270

Rothenberger A, Woerner W (1985) Langzeitstabilität des EEG bei Schulkindern mit psychiatrischen Auffälligkeiten. 30. Jahrestagung Deutsche EEG-Gesellschaft, München

Rothenhäusler HB (2006) Klinik, Diagnostik und Therapie epilepsieassoziierter depressiver Verstimmungen und Psychosen. Nervenarzt 77:1381–1392

Rourke B, Bakker DJ, Fisk J, Strang J (1983) Child neuropsychology. Guilford, New York

Rühl D, Werner K, Poustka F (1995) Untersuchungen zur Intelligenzstruktur autistischer Personen. Z Kinder Jugendpsychiatr 23:95–103

RUPP Autism Network (2005) Randomized, controlled, crossover trial of methylphenidate in pervasive developmental disorders with hyperactivity. Arch Gen Psychiatry 62(11):1266–1274

Rutter M, Chadwick O, Shaffer D (1983) Head Injury. In: Rutter M (ed) Developmental neuropsychiatry. Guilford, New York, pp 83–111

Rutter M, Graham P, Yule W (1970) A neuropsychiatric study in childhood. Clin Dev Med No. 35/36

Rutter M, Tizard J, Yule W, Graham P, Whitmore K (1976) Isle of Wight Studies, 1964–1974. Psychol Med 6:313–332

Rutter M (1977) Brain damage syndromes in childhood: Concepts and findings. J Child Psychol Psychiatry 18:1–21

Samatovicz RA (2000) Genetics and brain injury: apolipoprotein E. J Head Trauma Rehabil 15: 869–874

Sansom D, Krishnan V, Corbett J, Kerr A (1993) Emotional and behavioural aspects of Rett syndrome. Dev Med Child Neurol 35:340–345

Sarimski K (1997) Behavioural phenotypes and family stress in three mental retardation syndromes. Eur Child Adolesc Psychiatry 6:26–31

Sarimski K (2002) Entwicklungspsychologische Aspekte der Verhaltensphänotypen. Theoretische Grundlagen und praktische Erfahrungen. In: Seidel M (Hrsg) Das Konzept der Verhaltensphänotypen. Ein klinisch-genetischer Beitrag zur Erklärung bestimmter Verhaltensauffälligkeiten bei Menschen mit geistiger Behinderung? Dokumentation der Arbeitstagung der Deutschen Gesellschaft für seelische Gesundheit bei Menschen mit geistiger Behinderung e.V. (DGSGB) am 14.04.2002 in Kassel. Materialien der DGSBG, Band 3. Berlin, 9–18

Sarimski K (2003) Entwicklungspsychologie genetischer Syndrome, 3. Aufl. Hogrefe, Göttingen

Sarimski K (2004) Beurteilung problematischer Verhaltensweisen bei Kindern mit intellektueller Behinderung mit der »Nisonger Child Behavior Rating Form«. Prax Kinderpsychol Kinderpsychiatr 53:319–332

Sarimski K (2007) Psychische Störungen bei behinderten Kindern und Jugendlichen – Übersicht und Schlussfolgerungen für die Psychodiagnostik. Z Kinder Jugendpsychiatr Psychother 35:19–31

Sarimski K, Steinhausen HC (2007) KIDS – Geistige Behinderung uns schwere Entwicklungsstörungen (KIDS Kinder-Diagnostik-System Band 2). Hogrefe, Göttingen

Satz P, Zaucha K, McCleary C, Light R, Asarnow R, Becker D (1997) Mild head injury in children and adolescents: A review of studies (1970–1995). Psychol Bull 122:107–131

Savic I, Lindstrom P, Gulyas B, et al. (2004) Limbic reductions of 5–HT1A receptor binding in human temporal lobe epilepsy. Neurology 62:1343–1351

Scheithauer H, Mehren F, Petermann F (2003) Entwicklungsorientierte Prävention von aggressiv-dissozialem Verhalten und Substanzmissbrauch. Kindh Entw 12:84–99

Schiefermeier M, Kollegger H, Madl C, Schwarz C, Holzer M, Kofler J, Sterz F (2000) Apolipoprotein E polymorphism: survival and neurological outcome after cardiopulmonary resuscitation. Stroke 31:2068–2073

Schlegel H (Hrsg) (1999) NCL: Zur Lebenssituation von blinden Kindern und Heranwachsenden mit einer unheilbaren Abbauerkrankung. Beiträge aus Pädagogik, Therapie und Medizin. Theorie und Praxis der Blinden und Sehbehindertenpädagogik. Hannover: Verlag Landesbildungszentrum für Blinde

Schmidt JK, Plück J, von Gontard A (2002) Verzicht auf eine EEG-Diagnostik vor Beginn und unter einer Therapie mit Methylphenidat: gefährlich oder gerechtfertigt? Z Kinder Jugendpsychiatr Psychother 30:295–302

Schmidt MH (1992) Das MCD-Konzept ist überholt. Dtsch Ärztebl 89:239–242

Schmidt MH, Esser G, Allehoff W, Geisel B, Laucht M, Woerner W (1987) Evaluating the significance of minimal brain dysfunction – results of an epidemiological study. J Child Psychol Psychiatry 28(6):803–821

Schreck J, Backes M, von Gontard A, Lehmkuhl G (1998) Das fragile-X-Syndrom. Kindh Entw 7:79–85

Schröder G (2003) Aufgaben der Neuropädagogik – Schulische Belastungserprobung und Integration. Seminar Neurologische Rehabilitation von Kindern und Jugendlichen. Bundesarbeitsgemeinschaft für Rehabilitation, 7. – 9. Oktober 2003 Bremen. [Verfügbar unter: http://www.friedehorst.de/nrz/nrz_Ritz-Benz_et_al.pdf]

Schüle H (1978) Seelenstörung im Kindesalter. In: Schüle H (Hrsg) Handbuch der Geisteskrankheiten. Vogel, Leipzig

Seidel M (2002a) Das Konzept der Verhaltensphänotypen. Eine Einführung aus psychiatrischer Sicht. In: Seidel M (Hrsg) Das Konzept der Verhaltensphänotypen. Ein klinisch-genetischer Beitrag zur Erklärung bestimmter Verhaltensauffälligkeiten bei Menschen mit geistiger Behinderung? Dokumentation der Arbeitstagung der Deutschen Gesellschaft für seelische Gesundheit bei Menschen mit geistiger Behinderung e.V. (DGSGB) am 14.04.2002 in Kassel. Materialien der DGSBG, Band 3. Berlin, 3–8

Seidel M (Hrsg) (2002b) Das Konzept der Verhaltensphänotypen. Ein klinisch-genetischer Beitrag zur Erklärung bestimmter Verhaltensauffälligkeiten bei Menschen mit geistiger Behinderung? Dokumentation der Arbeitstagung der Deutschen Gesellschaft für seelische Gesundheit bei Menschen mit geistiger Behinderung e.V. (DGSGB) am 14.04.2002 in Kassel. Materialien der DGSBG, Band 3. Berlin. [Verfügbar unter http://www.dgsgb.de]

Seiffge-Krenke I (1996) Chronisch kranke Jugendliche und ihre Familien: Belastung, Bewältigung und psychosoziale Folgen. Kohlhammer, Stuttgart

Seligman MEP (1974) Depression and learned helplessless. In: Friedman RJ & Katz MM (eds) The psychology of depression: contemporary theory and research. Winston-Wiley, Washington DC, pp 83–125

Sherwin ED, O'Shanick GJ (2000) The trauma of paediatric and adolescent brain injury: issues and implications for rehabilitation specialists. Brain Inj 14:267–284

Shields N, Loy Y, Murdoch A, Taylor NF, Dodd KJ (2007) Self-concept of children with cerebral palsy compared with that of children without impairment. Dev Med Child Neurol 49:350–354

Siddall OM (2005) Use of methylphenidate in traumatic brain injury. Ann Pharmacother 39:1309–1313

Siegel DJ, Minshew NJ, Goldstein G (1996) Wechsler IQ profiles in diagnosis of high-functioning autism. J Autism Dev Disord 26:389–406

Siemes H, Bourgeois BFD (2001) Anfälle und Epilepsien bei Kindern und Jugendlichen. Thieme, Stuttgart

Silverman CL, Palkes H, Talent B, Kovnar E, Clouse JW, Thomas PR (1984) Late effects of radiotherapy on patients with cerebellar medulloblastoma. Cancer 54:825–829

Sitzmann FC (2006) Duale Reihe Pädiatrie, 3. Aufl. Thieme, Stuttgart

Smalley SL, Burger F, Smith M (1994) Phenotype variation of tuberous sclerosis in a single extended pedigree. J Med Gen 31: 761–765

Snijders JT, Tellegen PJ, Laros JA (1997) Snijders-Oomen Non-verbaler Intelligenztest (SON-R 5½-17). Swets Test Services, Frankfurt

Sollee ND, Kindlon DJ (1987) Lateralized brain injury and behavior problems in children. J Abn Child Psychol 15:479–490

St. James-Roberts J (1979) Neurological plasticity, recovery fom brain insult and child development. In: Reese HW, Lipsitt LP (eds) Advances in child development and behaviour. Academic Press, New York, Vol 14, 255–319

Stachnik JM, Nunn-Thompson C (2007) Use of atypical antipsychotics in the treatment of autistic disorder. Ann Pharmacother 41(4):626–34

Steinhausen HC (1984) Risikokinder. Ergebnisse der Kinderpsychiatrie und -psychologie. Kohlhammer, Stuttgart

Steinhausen HC (Hrsg) (2001) Entwicklungsstörungen im Kindes- und Jugendalter. Ein interdisziplinäres Handbuch. Kohlhammer, Stuttgart

Steinhausen HC, Winkler Metzke C (2005) Der Verhaltensfragebogen für Kinder mit Entwicklungsstörungen: psychometrische Kennwerte und Normierung. Z Klin Psychol 34:266–276

Steinlin MI, Blaser SI, Gilday DL et al. (1995) Neurologic manifestations of pediatric systemic lupus erythematodes. Am J Neuroradiol 22:1117–1124

Stores G (1977) Behavior disturbance and type of epilepsy in children attending ordinary school. In: Penry JK (ed)

Epilepsy: the eighth international symposium, Raven, New York, pp 245–249

Strain JJ, Karim A, Caliendo G et al. (2002) Neurologic drug-psychotropic drug update. Gen Hosp Psychiatry 24:290–310

Straßburg HM, Dacheneder W, Kreß W (2002) Entwicklungsstörungen bei Kindern: Grundlagen der interdisziplinären Betreuung, 2. Aufl. Gustav Fischer, Lübeck

Strehlow U, Haffner J (2002) Definitionsmöglichkeiten und sich daraus ergebende Häufigkeit der umschriebenen Lese- bzw. Rechtschreibstörung – theoretische Überlegungen und empirische Befunde an einer repräsentativen Stichprobe junger Erwachsener. Z Kinder Jugendpsychiatr Psychother 30:113–126

Stumpf DA, Alksne JF, Annegers JF et al. (1988) Neurofibromatosis. Conference statement. National Institutes of Health Consensus Development Conference. Arch Neurol 45:575–578

Sturm W, Hartje W, Orgaß B, Willmes K (1994) Effektivität eines computergestützten Trainings von vier Aufmerksamkeitsfunktionen. Z Neuropsychol 5:15–28

Szatmari P, Saigal S, Rosenbaum P, Campbell D, King S (1990) Psychiatric disorders at five years among children with birthweights less than 1000g: a regional perspective. Dev Med Child Neurol 32:954–62

Taylor E (1991) Developmental neuropsychiatry. J Child Psychol Psychiatry 32(1):3–47

Teasdale G, Jennett B (1974) Assessment of coma and impaired consciousness. Lancet 2:81–84

Teasdale GM, Murray GD, Nicoll JA (2005) The association between APOE epsilon4, age and outcome after head injury: a prospective cohort study. Brain 128:2556–2561

Teasdale GM, Nicoll JAR (1997) Association of apolipoprotein E polymorphism with outcome after head injury. Lancet 350:1069–1071

Teeter PA, Semrud-Cleikman N (1997) Child neuropsychology. Assessment and interventions for neurodevelopmental disorders. Allyn & Bacon, Boston

Tellegen PJ, Winkel M, Laros JA, Wijnberg-Williams BJ (1998) Snijders-Oomen Non-verbaler Intelligenztest (SON-R 2½-7). Swets Test Services, Frankfurt

Tenovuo O (2005) Central acetylcholinesterase inhibitors in the treatment of chronic traumatic brain injury-clinical experience in 111 patients. Prog Neuropsychopharmacol Biol Psychiatry 29(1):61–67

Tewes U, Rossmann P, Schallberger U (1999) Hamburg-Wechsler-Intelligenztest für Kinder, Revision 1999: HAWIK-III. Huber, Bern

Thome-Souza MS, Kuczyki E, Valente KD (2007) Sertraline nad fluoxetine: Safe treatment for children and adolescents with epilepsy and depression. Epilepsy Behav 2007 Feb 14 (epub ahead of print)

Tremmel L, Holtmann M, Schmidt MH, Brandl U (2006) Beeinträchtigen subklinische epileptische Entladungen wirklich das Kurzzeitgedächtnis bei Kindern? Z Kinder Jugendpsychiatr 34:139–148

Tsiouris JA, Cohen IL, Patti PJ, Korosh WM (2003) Treatment of Previously Undiagnosed Psychiatric Disorders in Persons with Developmental Disabilities Decreased or Eliminated Self-Injurious Behavior. J Clin Psychiatry 64(9):1081–1090

Turic D, Fisher PJ, Plomin R, Owen MJ (2001) No association between apolipoprotein E polymorphisms and general cognitive ability in children. Neurosci Lett 299: 97–100

Usiskin SI, Nicolson R, Krasnewich DM et al. (1999) Velocardiofacial syndrome in childhood-onset schizophrenia. J Am Acad Child Adolesc Psychiatry 38:1536–43

Uttner I, Danek A, Wahlländer-Danek U (2003) Kognitive Einschränkungen bei Erwachsenen mit Neurofibromatose Typ 1. Fortschr Neurol Psychiatr 71:157–162

Van Geel MB, Assies J, Haverkort EB et al. (1999) Progression of abnormalities in adrenomyeloneuropathy and neurologically asymptomatic X-linked adrenoleucodystrophy during treatment with »Lorenzo's oil«. J Neurol Neurosurg Psychiatry 67:290–299

Vannatta K, Gartstein MA, Short A, Noll RB (1998) A controlled study of peer relationships of children surviving brain tumors: Teacher, peer, and self ratings. J Pediatr Psychol 23:279–287

Vasa RA, Gerring JP, Grados M et al. (2002) Anxiety after severe pediatric closed head injury. J Am Acad Child Adolesc Psychiatry 41:148–156

Voeller KKS (1986) Right-hemisphere deficit syndrome in children. Am J Psychiatry 143: 1004–1009

Voll R (2006) Psychosoziale Rehabilitation von Kindern und Jugendlichen mit körperlicher und/oder psychischer Erkrankung. Monatsschr Kinderheilk 154:810–816

Vorstman JA, Morcus ME, Duijff SN et al. (2006) The 22q11.2 deletion in children: high rate of autistic disorders and early onset of psychotic symptoms. J Am Acad Child Adolesc Psychiatry 45:1104–1113

Wagner A, Lecavalier L, Arnold LE et al. (2007) Developmental disabilities modification of the Children's Global Assessment Scale. Biol Psychiatry 61(4):504–511

Walker W, Seel R, Gibellato M, Lew H, Cornis-Pop M, Jena T, Silver T (2004) The effects of Donepezil on traumatic brain injury acute rehabilitation outcomes. Brain Inj 18(8):739–750

Warnke A, Lehmkuhl G (2003) Kinder- und Jugendpsychiatrie und Psychotherapie in der Bundesrepublik Deutschland. Die Versorgung von psychisch kranken Kindern, Jugendlichen und ihren Familien, 3. Aufl. Schattauer, Stuttgart New York

Wehman PH, Revell WG, Kregel J, Kreutzer JS, Callahan M, Banks PD (1991) Supported employment: an alternative model for vocational rehabilitation of persons with severe neurologic, psychiatric, or physical disability. Arch Phys MedRehabil 72:101–105

Weidlich S, Lamberti G (1993) DCS: Diagnosticum für Cerebralschädigung, 3., vollst. neubearb. Aufl. Huber, Bern

Weiß RH (1997) Grundintelligenztest Skala 2 (CFT 20). Hogrefe, Göttingen

Werneke U, Horn O, Taylor DM (2004) How effective is St John's wort? The evidence revisited. J Clin Psychiatry 65: 611–617

Wetterling T (2005) Organische psychische Störungen. Hirnorganische Psychosyndrome. Steinkopff, Darmstadt

Whitaker AH, van Rossem R, Feldman JF et al. (1997) Psychiatric outcomes in low-birth-weight children at age six years: relation to neonatal cranial ultrasound abnormalities. Arch Gen Psychiatry 54:847–856

Whyte J, Katz D, Long D, et al. (2005) Predictors of outcome in prolonged posttraumatic disorders of consciousness and assessment of medication effects: a multicenter study. Arch Phys Med Rehabil 86:453–462

Wilens TE, Waxmonsky J, Scott M et al. (2005) An open trial of adjunctive donepezil in attention-deficit/hyperactivity disorder. J Child Adolesc Psychopharmacol 15(6):947–955

Williams C, Angelman H, Clayton-Smith J et al. (1995) Angelman syndrome: Consensus for diagnostic criteria. Am J Med Genet 56:237–238

Willner P (2005) The effectiveness of psychotherapeutic interventions for people with learning disabilities: a critical overview. J Intellect Disabil Res 49:73–85

Winterkorn EB, Pulsifer MB, Thiele EA (2007) Cognitive prognosis of patients with tuberous sclerosis complex. Neurology 68(1):62–64

Wittling W (1983) Neuropsychologische Diagnostik. In: Groffmann KJ & Michel S (Hrsg) Psychologische Diagnostik, Verhaltensdiagnostik. Hogrefe, Göttingen, S 193–335

Woerner W, Becker A, Friedrich C, Klasen H, Goodman R, Rothenberger A (2002) Normierung und Evaluation der deutschen Elternversion des Strengths and Diffi-

culties Questionnaire (SDQ): Ergebnisse einer repräsentativen Felderhebung. Z Kinder Jugendpsychiatr Psychother 30:105–112

Wolke D (1998) Psychological development of prematurely born children. Arch Dis Child 78:567–570

World Health Organisation (WHO) (1992) The ICD-10 Classification of Mental and Behavioural Disorders. Clinical descriptions and diagnostic guidelines. WHO, Geneva

World Health Organization (WHO) (2001) International Classification of Functioning, Disability and Health (ICF). Geneva: WHO

Yan W, Jacobsen LK, Krasnewich DM et al. (1998) Chromosome 22q11.2 interstitial deletions among childhood-onset schizophrenics and »multidimensionally impaired«. Am J Med Gen 81:41–43

Yude C, Goodman R (1998) Peer problems of children with hemiplegia in mainstream primary schools. J Child Psychol Psychiatry 39:533–554

Ziegeler S, Kleinschmidt S, Collard CD (2004) Genpolymorphismen beim Intensivpatienten: Ist der Krankheitsverlauf vorbestimmt? Anaesthesist 53:213–227

Zimmermann P, Fimm B (1994) Testbatterie zur Aufmerksamkeitsprüfung (TAP). Psy-Test, Herzogenrath

Zschocke S (1995) Klinische Elektroenzephalographie. Springer, Berlin Heidelberg

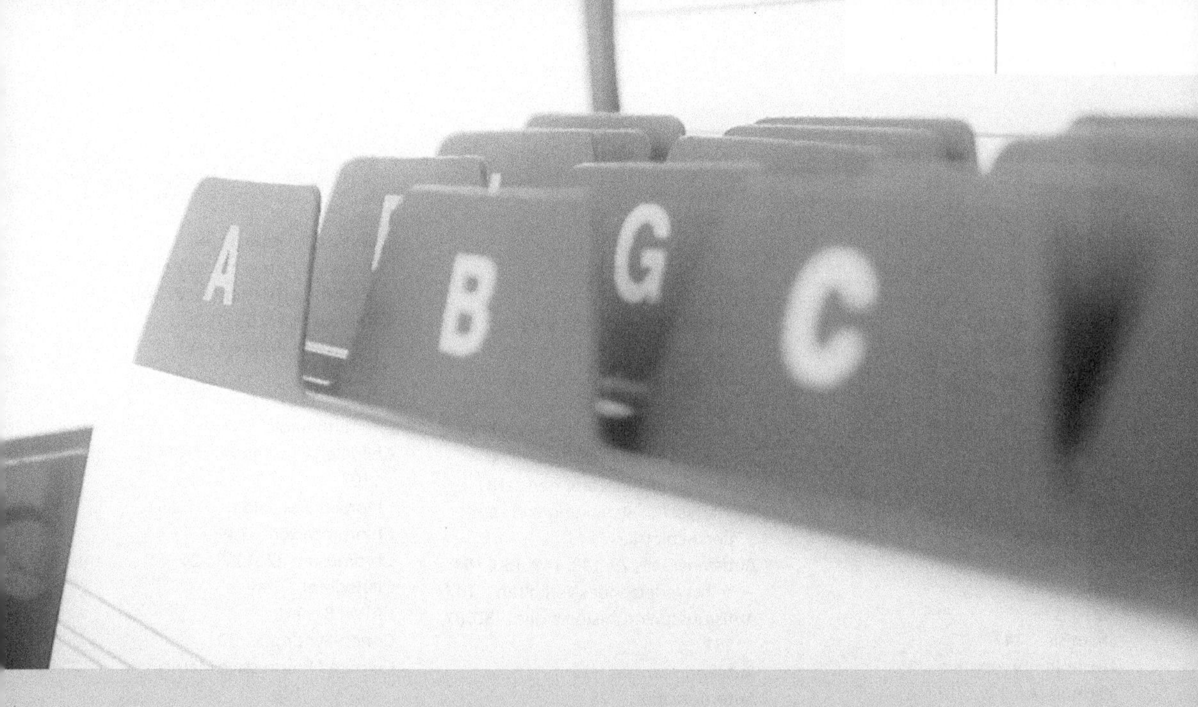

Sachverzeichnis

Druck: Krips bv, Meppel, Niederlande
Verarbeitung: Stürtz, Würzburg, Deutschland